现代口腔医学基础与实践

付 爽 主编

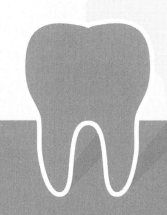

中国纺织出版社有限公司

图书在版编目（CIP）数据

现代口腔医学基础与实践 / 付爽主编. -- 北京：
中国纺织出版社有限公司, 2022.9
ISBN 978-7-5180-9814-9

Ⅰ.①现… Ⅱ.①付… Ⅲ.①口腔科学 Ⅳ.①R78

中国版本图书馆CIP数据核字（2022）第158133号

责任编辑：樊雅莉　　责任校对：高　涵　　责任印制：王艳丽

中国纺织出版社有限公司出版发行
地址：北京市朝阳区百子湾东里A407号楼　邮政编码：100124
销售电话：010—67004422　传真：010—87155801
http://www.c-textilep.com
中国纺织出版社天猫旗舰店
官方微博 http://weibo.com/2119887771
三河市宏盛印务有限公司印刷　各地新华书店经销
2022年9月第1版第1次印刷
开本：787×1092　1/16　印张：12.75
字数：296千字　定价：88.00元

编 委 会

前　言

　　近年来，医学紧随生物科学之后，以前所未有的速度不断取得进展。口腔医学作为医学的一个组成部分，既有医学属性，又与现代科技紧密相连。随着现代科学研究的发展、技术的进步，新设备和新器材不断涌现，这些也促进了口腔医学的发展。临床医务工作者需要不断学习新知识，掌握新技术，才能跟上口腔医学发展的步伐。

　　本书重点阐述口腔科常见疾病的诊断与治疗要点，主要包括牙齿发育异常、龋病、牙体牙髓病、牙龈疾病、口腔黏膜病、口腔颌面部肿瘤、错𬌗畸形及种植修复等方面的内容。针对各种疾病从病因学、临床类型及诊断、治疗原则及方案设计、治疗方法及步骤等方面进行详细介绍。希望本书能为口腔科医师处理相关问题提供参考，也可作为医学院校学生学习之用。

　　本书参编人员较多，编写风格不尽一致，再加上当今医学发展迅速，书中难免会有不足之处，诚恳希望广大读者不吝指正。

编　者

2022 年 6 月

目　录

第一章

牙齿发育异常

牙齿发育异常是指牙齿数目异常、牙齿形态异常、牙齿结构异常和牙齿萌出异常。牙齿发育异常的病因目前还不十分清楚，有的来自遗传或家族性的因素，有的来自环境或局部性的因素。其中，遗传因素在牙齿发育异常中起着重要作用。有一些牙齿发育异常，既有明显的家族遗传倾向，还有环境因素的作用。有一些牙齿发育异常，是牙胚发育时期各种外来有害因素影响的结果。

第一节　牙齿数目异常

牙齿数目异常表现为牙齿数目不足和数目过多。

一、牙齿数目不足

牙齿数目不足又称先天缺牙。先天缺牙是在牙胚形成过程中未能发育和未形成牙齿，或是发生在牙胚发育早期，即牙蕾形成期的先天性异常。先天缺牙可分为个别牙缺失、多数牙缺失和先天无牙症。个别牙缺失指先天性个别牙齿缺失，通常不伴有全身其他组织器官的发育异常。部分牙缺失指多个牙先天性缺失。先天性无牙症指先天性多数牙缺失的一种严重表现，多数全口无牙。

（一）个别牙或部分牙先天缺失

个别牙或部分牙先天缺失是先天缺失1颗牙或数颗牙。

1. 病因

个别牙缺失的病因尚不明确，可能与下列因素有关：①牙板生成不足；②牙胚增殖受到抑制；③遗传因素；④胚胎早期受有害物质影响。在牙胚发育早期受到X线照射影响可引起局部牙齿缺失，大多数先天缺牙与遗传因素有关。近年来，随着分子遗传学、基因工程和人类基因组计划的研究进展，对先天性缺牙遗传因素的研究更加深入。牙齿的发育是多基因调控的复杂生理过程，这些基因中的一个或几个发生突变，都有可能使牙胚发育停止，导致牙齿的先天缺失。目前，有关突变基因和突变位点的研究仍在进行中。

2. 临床表现

（1）先天缺牙：可发生在乳牙列，也可发生在恒牙列，恒牙较乳牙多见。存在明显的种族差异。

（2）恒牙列中任何一颗牙都有先天缺失的可能：除第三磨牙外最常缺失的牙齿是下颌第二前磨牙、上颌侧切牙、上颌第二前磨牙。最少缺失的牙齿是第一磨牙，其次是第二磨牙。

（3）缺失牙位多呈对称性分布：缺牙数目以 2 颗最常见，其次是 1 颗牙，缺牙 5 颗以上的较少见。

（4）乳牙列的牙缺失情况较少：最常缺失的牙齿是下颌乳切牙、上颌乳切牙和乳尖牙。

（5）乳牙列与恒牙列的牙数异常有一定关系：乳牙列缺牙者，恒牙列有 75% ±15% 的缺牙；乳牙列多牙者，恒牙列有 30% 多牙。

3. 诊断要点

（1）牙齿数目、牙体解剖形态、缺牙位置、间隙情况以及有无拔牙史。

（2）经根尖 X 线片或全口牙位曲面体层 X 线片等检查确诊。

4. 治疗

先天缺牙的治疗原则是恢复咀嚼功能，保持良好的关系。

（1）少数牙缺失可不处理。

（2）多数牙缺失可做活动性义齿修复体，修复体必须随儿童牙颌的生长发育而不断更换。一般每年更换一次义齿，以免妨碍患儿颌骨的发育。

（3）上颌侧切牙先天缺失在对𬌗关系进行分析后，可用间隙保持器，或者通过咬合诱导方法将恒尖牙近中移动到侧切牙位置，然后对尖牙牙冠进行调磨改形替代侧切牙。

（4）恒牙先天缺失：①当恒牙列较拥挤时，缺继承恒牙的乳牙可以拔除，为拥挤的恒牙提供间隙；②当恒牙排列较稀疏有间隙时，则可保留滞留的乳牙，以维持完整的牙列和咀嚼功能，待滞留乳牙脱落后再进行修复治疗。

（二）先天性无牙症

先天性无牙症（外胚叶发育不全综合征）是先天完全无牙或大多数牙齿先天缺失，常是外胚叶发育不全综合征的一种表现。它是口腔科较多见的一类遗传性疾病，表现为牙齿先天缺失、毛发稀疏和皮肤异常等多种综合征。分为无汗型外胚叶发育不全、有汗型外胚叶发育不全。无汗型患者皮肤无汗腺或少汗腺，故体温调节障碍。有汗型患者汗腺正常，但牙齿、毛发和皮肤等结构异常。

1. 病因

本病为遗传性疾病，遗传方式尚未完全明了，多数病例伴 X 隐性遗传，也可为常染色体显性或隐性遗传。男性多于女性。不同的外胚叶发育不全综合征的遗传方式不同。外胚叶发育不全在家族内或家族之间存在着临床异质性。

2. 临床表现

无汗型外胚叶发育不全的临床表现如下。

（1）患儿全身汗腺缺失或缺少，无汗或少汗，不能耐受高温。

（2）患儿缺少毛囊和皮脂腺，皮肤干燥多皱纹，尤其眼周围皮肤。

（3）毛发、眉毛、汗毛干枯稀少，指（趾）甲发育不良。

（4）患儿躯体发育迟缓，矮小，前额部和眶上部隆凸而鼻梁下陷，口唇突出，耳郭较大。

（5）性发育正常，30% ~50% 有智能低下。

（6）先天缺牙，乳牙和恒牙常全部缺失，或仅有几个，余留牙间隙增宽、距离稀疏，牙体小，呈圆锥状。

（7）无牙部位无牙槽嵴，但颌骨发育不受影响。

（8）有的患儿涎腺发育不良，唾液少，口干。

有汗型外胚叶发育不全（又称毛发-指甲-牙齿综合征）的临床表现如下。

（1）患儿汗腺发育正常。

（2）毛发和眉毛纤细、色浅、稀疏，指甲发育迟缓，菲薄脆弱，有条纹而无光泽，常出现甲沟感染而使指（趾）甲基质崩解，或指甲缺失或变厚。

（3）牙齿先天缺失，缺失数目不等，或形态发育畸形，前牙多呈锥形牙，或釉质发育不良，釉质薄，横纹明显或出现小陷窝。

3. 诊断要点

（1）牙齿数目、牙体解剖形态、缺牙位置、间隙情况以及有无拔牙史。

（2）经根尖片或全口牙位曲面体层片等确诊。

4. 治疗

为了恢复咀嚼功能，促进颌面骨骼和肌肉的发育，可做活动义齿修复体。修复体必须随患儿牙颌的生长发育和年龄的增长而不断更换。

二、牙齿数目过多

牙齿数目过多是指除了正常牙齿，还有多于正常牙类、牙数以外的额外牙，又称为多生牙。

1. 病因

尚不清楚。存在以下推测：①可能是牙源性上皮活性亢进的结果；②与发育缺陷或遗传有关系，如颅骨锁骨发育不全、Gardner综合征、口-面-指综合征、腭裂患儿颌骨内可有多个埋伏额外牙；③是一种返祖现象。

2. 临床表现

（1）可在牙列中多生一个或几个牙：多见于混合牙列和恒牙列，较少见于乳牙列。其顺序是混合牙列 > 恒牙列 > 乳牙列。发生率为 1% ~3% 。

（2）好发部位及性别：好发于上颌中切牙间、第三磨牙之后，男性多于女性。

（3）可位于颌骨的任何部位：可萌出于口腔内，也可埋伏于颌骨内。可发生于牙弓外，甚至鼻腔、上颌窦内。

（4）牙齿形态变异很多：多数呈较小的圆锥形、圆柱形、三棱形，其次为数尖融合形、结节形，有的与正常牙形态相似。

（5）X线检查：为确定额外牙的数目和在颌骨内的位置，应先拍X线片，必要时还需拍全口牙位曲面体层X线片或额外牙定位X线片。

3. 治疗

（1）萌出的额外牙：应及时拔除。

（2）埋藏的额外牙：如果不产生任何病理变化，可以不处理。

（3）额外牙近似正常牙或牙根有足够长度：若因多生牙的存在造成正常切牙的牙根吸收或弯曲畸形，可拔除正常切牙保留额外牙来代替正常切牙。

（4）减少额外牙对恒牙或恒牙列的影响：应尽早发现，及时处理。若需要拔除，手术必须仔细小心，切勿因拔除额外牙而损伤正在发育的切牙牙根，必要时需等切牙牙根发育完成后再拔除额外牙。

（付　爽）

第二节　牙齿形态异常

牙齿形态异常受遗传因素的影响，但环境因素也起一定的作用。临床常见的牙齿形态异常有：牙内陷、畸形中央尖、过大牙、过小牙、锥形牙、双牙畸形、弯曲牙和牙髓腔异常等。

一、牙内陷

1. 诊断

牙内陷为牙发育期成釉器过度卷叠或局部过度增殖，深入到牙乳头中所致。临床根据牙内陷深浅程度及其形态变异，分为畸形舌侧尖、畸形舌侧窝、畸形根面沟和牙中牙。诊断要点如下。

（1）畸形舌侧尖：可发生于恒牙也可发生于乳牙，恒牙多见于上颌侧切牙，偶发于上颌中切牙或尖牙。乳牙多见于乳中切牙，其次为乳侧切牙。牙中牙只发生于恒牙。畸形舌侧尖除舌侧窝内陷外，舌隆突呈圆锥形突起，有时突起成一牙尖。

（2）畸形舌侧窝：是牙内陷最轻的一种，牙齿形态无明显变异，只是舌窝较深，呈囊状深陷。

（3）畸形根面沟：可与畸形舌侧窝同时出现。为一条纵形裂沟，向舌侧可越过舌隆突，并向根方延伸，严重者可达根尖部，甚至将根一分为二，形成一个额外根。

（4）牙中牙：是牙内陷最严重的一种。牙呈圆锥状，且较其固有形态稍大，X线片显示其深入凹陷部好似包含在牙中的一个小牙，陷入部分的中央不是牙髓，而是含有残余成釉器的空腔。

2. 治疗

（1）畸形舌侧尖。

1）畸形舌侧尖较圆钝不妨碍咬合：可以不处理。

2）舌侧尖较高妨碍咬合：可采用分次磨除法，早期可在局部麻醉下去除舌侧尖，做间接盖髓术或直接盖髓术。

3）乳牙畸形舌侧尖已折断：根据牙髓感染程度，选择冠髓切断术或根管治疗。年轻恒牙的畸形舌侧尖，若牙髓感染坏死，需选择根尖诱导成形术。

（2）畸形舌侧窝：早期进行窝沟封闭或预防性充填，以预防龋病的发生。若已形成龋坏，需及时充填治疗。对于露髓者，应根据牙髓状态和牙根发育情况，选择进一步处理的方法。

（3）畸形根面沟。

1）牙髓活力正常，腭侧有牙周袋：先做翻瓣术，暴露牙患侧根面，沟浅可磨除，修整外形；沟深制备固位，常规玻璃离子黏结剂或复合树脂黏接修复，生理盐水清洗创面，缝

· 4 ·

合，上牙周塞治剂，7 天后拆线。

2）牙髓无活力，腭侧有牙周袋：根管治疗术后即刻行翻瓣术兼裂沟处理。

3）裂沟达根尖部，牙周组织广泛破坏：预后不佳，应拔除。

4）牙外形有异常：在进行上述治疗后酌情进行冠修复，以恢复牙齿正常的形态和美观。

二、畸形中央尖

畸形中央尖是指在前磨牙的中央窝处，或接近中央窝的颊尖三角嵴上，突起一个圆锥形的牙尖。最多见于下颌第二前磨牙，其次为下颌第一前磨牙、上颌第二前磨牙、上颌第一前磨牙，常为对称性发生。畸形中央尖又称东方人或蒙古人前磨牙，发生率为 1% ~ 5%，女性多于男性。

1. 病因

为常染色体显性遗传。一般认为发生此种畸形是由于牙发育期，牙乳头组织向成釉器突起，在此基础上形成釉质和牙本质。

2. 诊断要点

（1）部位与形态：一般位于𬌗面中央窝，为圆锥形、圆柱形或半球形。高度为 1 ~ 3 mm。半数的中央尖有髓角伸入。

（2）髓角：当中央尖折断或磨损后，表现为圆形或椭圆形黑环，中央有浅黄色或褐色的牙本质轴，在轴的中央为黑色小点，即髓角，但使用极细的探针也不能探入。

（3）折断痕迹：一般无临床症状，当中央尖折断并发牙髓和根尖周炎症时表现出相应的临床症状。仔细检查，可找到折断痕迹。

3. 治疗

（1）低而圆钝的中央尖：可不做处理，让其自行磨损。

（2）尖而长的中央尖：为防止中央尖折断和并发症发生，可采用分次磨除法或充填法。分次磨除法每次磨除厚度不超过 0.5 mm，磨去后涂以 75% 氟化钠甘油，间隔 4 ~ 6 周一次，直到完全磨去。髓角高的中央尖则有露髓的危险，不宜采用此法。充填法是在局部麻醉下一次磨除中央尖，制备洞形，行间接盖髓术或直接盖髓术。

（3）中央尖折断并出现轻度牙髓炎症：可行活髓切断术。

（4）牙根尚未发育完成而牙髓已经感染坏死或伴有根尖周病变：应进行根尖诱导成形术。

（5）牙根过短且根尖周病变范围过大的患牙：可予以拔除。

三、过大牙、过小牙及锥形牙

（一）过大牙

过大牙是指大于正常牙的牙齿，又称为牙过大。过大牙有个别牙过大和普遍性牙过大。

1. 病因

（1）个别牙过大的病因尚不清楚。

（2）普遍性牙过大多见于巨人症。

（3）环境与遗传因素共同决定牙的大小。

2. 临床表现

（1）过大牙的形态与正常牙相似，但体积较正常牙显著过大。

（2）个别牙过大多见于上颌中切牙和下颌第三磨牙。

（3）普遍性牙过大表现为全口所有牙齿都较正常的牙齿大。

3. 治疗

个别牙过大对身体健康无影响可不做处理，或进行适当调磨，调磨应以不引起牙髓敏感症状为原则。

（二）过小牙

过小牙是指小于正常牙的牙齿，又称为牙过小，过小牙的形态常呈圆锥形，又称锥形牙。过小牙或锥形牙统称牙过小畸形。过小牙有个别牙过小和普遍性牙过小。

1. 病因

（1）遗传：多与遗传有关。

（2）其他：普遍性牙过小多见于侏儒症、外胚层发育不良、Down 综合征。

2. 临床表现

（1）过小牙的体积，较正常牙显著过小，与邻牙之间有间隙，但钙化正常。

（2）多发部位，多见于上颌侧切牙、上颌第三磨牙、多生牙。

（3）综合征表现，若为综合征的一种表现，除某些牙齿过小之外，还有口腔或全身其他相应的异常现象。

3. 治疗

（1）前牙区的过小牙：常影响美观，可用复合树脂或冠修复，以改善美观；也可不做处理。

（2）过大牙冠而牙根小者：导致菌斑积聚和牙周疾病发生，加上又有碍美观，可考虑拔牙后修复。

四、双牙畸形

双牙畸形是指牙齿在发育时期，由于机械压力等因素的影响，使 2 个正在发育的牙胚融合或结合为一体的牙齿形态异常。根据形态和来源，可分为融合牙、结合牙和双生牙。

（一）融合牙

融合牙是由 2 个正常牙胚的牙釉质或牙本质融合在一起而成。

1. 病因

（1）牙齿发育受压力因素影响如外伤、牙列拥挤。

（2）遗传因素引起者有报道，亲代有融合牙，子代也会出现融合牙。

2. 临床表现

融合时间的早晚根据融合时间的早晚，可以形成冠根完全融合，也可以形成冠部融合而根部分离，或冠部分离而根部融合，根管可为 1 个或 2 个。

乳牙、恒牙均可以出现融合：①乳牙列比恒牙列多见；②可乳牙与乳牙融合，也可恒牙与恒牙融合；③乳牙多见于下颌乳中切牙与乳侧切牙，或乳侧切牙与乳尖牙融合；④恒牙多见于多生牙和正常牙融合，也见有恒侧切牙与恒尖牙融合，双侧下颌额外牙与恒前牙融合较少见；⑤乳牙的融合多发生于单侧，也可在双侧对称出现；⑥融合牙一般为 2 个牙的融合。

乳牙融合牙常伴继承恒牙先天缺牙：其先天缺失率为 61.74%，缺失的均为侧切牙。

3. 治疗

（1）对牙列无任何影响：可不做处理。

（2）做窝沟封闭或光固化树脂修复：由于形态异常，或融合处呈沟状、嵴状，或在切缘处有不同程度的局限性分离，有碍美观，并容易患龋病，应早做窝沟封闭或光固化树脂修复。

（3）拔除：乳前牙区的融合牙可能影响后继恒牙萌出，应定期观察。参考 X 线片，已达到后继恒牙萌出时间，但融合牙仍滞留，可考虑拔除。

（二）结合牙

结合牙是 2 个或 2 个以上基本发育完成的牙齿，由于牙齿拥挤或创伤，使 2 个牙根靠拢，由增生的牙骨质将其结合在一起而成。可发生在牙齿萌出前或萌出后。

1. 病因

结合的原因是由于创伤或牙拥挤，以致牙间骨吸收，使两邻牙靠拢，以后增生的牙骨质将两牙粘连在一起。

2. 诊断要点

（1）结合牙的牙本质是完全分开的，与融合牙不同。

（2）偶见于上颌第二磨牙和第三磨牙区。

3. 治疗

易造成菌斑滞留，引起龋病或牙周组织炎症，必要时可考虑切割分离并拔除非功能牙。

（三）双生牙

双生牙是牙胚在发育期间，成釉器内陷将牙胚分开而形成的畸形牙，表现为牙冠的完全或不完全分开，但有一个共同牙根和根管。双生牙与融合牙，尤其是与牙列中正常牙和额外牙之间形成的融合牙难以区分，有的分类已取消双生牙。

1. 诊断要点

（1）牙冠完全或不完全分开，有一个共同牙根和根管。

（2）乳牙列和恒牙列均可发生，双生乳牙常伴继承恒牙缺失。

2. 治疗

（1）乳牙列的双生牙有时可延缓牙根的生理性吸收，从而阻碍其继承恒牙的萌出。因此，若已确定有继承恒牙，应定期观察，及时拔除。

（2）发生在上颌前牙区的恒牙双生牙由于牙大且在联合处有深沟，影响美观，可用复合树脂处理。也可适当调磨，使牙略微变小，以改进美观。

（3）引起功能障碍时可做根管治疗并切除非功能牙。

五、弯曲牙

弯曲牙是牙冠和牙根形成一定弯曲角度的牙齿，多指的是前牙弯曲。

1. 病因

（1）外伤：主要是乳牙外伤，尤其是挫入性外伤。

（2）根尖周炎：乳牙慢性根尖周炎影响了恒牙牙胚的发育。

（3）多生牙或牙瘤：造成邻近恒牙的弯曲畸形。

（4）手术创伤：拔除多生牙时手术创伤，损害恒牙牙胚。

2. 临床表现

（1）弯曲的部位：多见于上颌中切牙，发生弯曲的部位取决于先行乳牙受伤的时间，可在牙冠部弯曲，也可在牙根中部或近根尖处弯曲。

（2）萌出困难：因弯曲牙的冠根形成一定角度，多数出现萌出困难或不能自动萌出。

3. 诊断

弯曲牙需通过 X 线片确诊。

4. 治疗

（1）弯曲不严重而牙根尚未发育完成的弯曲牙：可手术开窗助萌，待牙冠萌出后，再行牙齿牵引复位法，使患牙排入牙列的功能位置上。

（2）弯曲严重而不宜保留的弯曲牙：应拔除，间隙是否保留，根据患儿牙列的具体情况而定。

六、牙髓腔异常

牙髓腔异常的牙齿是指牙体长而牙根短小，牙髓腔大而长，或髓室顶至髓室底的高度高于正常，根分歧移向根尖处的牙齿，Keith 认为此种牙形态似有蹄类牙，故称为牛牙样牙。Show 根据牙体和髓室延长的程度将牛牙样牙分为 3 度：比正常牙的髓室稍长的为轻度牛牙样牙，分歧接近根尖的为重度牛牙样牙，处于两者之间的为中度牛牙样牙。

1. 病因

尚不清楚。有人推测可能是一种原始型；也有人推测可能与遗传有关，例如口-面-指综合征 Ⅱ 型、无汗的外胚叶发育异常、毛牙骨综合征和多发性。肾功能障碍性难治佝偻病等都有可能出现牛牙样牙的现象。

2. 临床表现

（1）牙体长，牙根短，根分歧到颈部交界的距离大于𬌗面到牙颈部的距离，髓室底的位置比正常牙齿明显移向根尖方向。

（2）乳恒牙均可发生，并以恒牙列为多。

（3）恒牙列中多见于下颌第二磨牙，乳牙列中多见于下颌第二乳磨牙。

（4）无明显临床症状，通常在拍摄 X 线片时方发现该牙牙髓腔的异常表现。

3. 治疗

髓腔异常牙齿对身体健康无明显影响，可不做处理。但给根管治疗带来了困难，在有条件的情况下，可利用显微镜探寻根管口。

（付　爽）

第三节　牙齿结构异常

牙齿结构异常通常指的是在牙齿发育期间，在牙基质形成或钙化时，受到各种障碍造成牙齿发育的不正常，并在牙体组织留下永久性的缺陷或痕迹。临床常见的牙齿结构异常有牙釉质发育不全、牙本质发育不全、氟牙症和四环素着色牙。

一、牙釉质发育不全

牙釉质发育不全是在牙齿发育期间，由于全身疾患、营养障碍或严重的乳牙根尖周感染导致的釉质结构异常。根据致病的性质不同，有釉质发育不全和釉质矿化不全2种类型。前者是釉质基质形成障碍所致，临床上常有实质缺损；后者则为基质形成正常而矿化不良所致，临床上一般无实质缺损。发育不良和矿化不良可单独发病，也可同时存在。

1. 病因

牙釉质发育不全的病因和发病机制尚不完全清楚，通过动物实验或临床调查，认为与下列因素有关。

（1）严重营养障碍：维生素A、维生素C、维生素D以及钙、磷缺乏，均可影响成釉细胞分泌釉质基质和矿化。

（2）内分泌失调：甲状旁腺与钙磷代谢有密切关系。甲状旁腺功能低下时，临床上牙可能出现发育缺陷。

（3）婴儿和母体的疾病影响：小儿的一些疾病，如水痘、猩红热等均可使成釉器细胞发育发生障碍。严重的消化不良也可成为釉质发育不全的原因。孕妇患风疹、毒血症等也可能使胎儿出现釉质发育不全。

（4）局部因素：常见于乳牙根尖周严重感染导致继承恒牙釉质发育不全。这种情况往往见于个别牙，以前磨牙居多，又称特纳牙。

（5）遗传因素：釉质发育不全也可由遗传基因引起。遗传性釉质发育不全可累及乳牙列和恒牙列，可以单独出现，也可作为综合征的一个表现出现。如眼-齿-指发育异常综合征、局限性真皮发育不全综合征、大疱性表皮松解症和Rieger综合征等。

2. 临床表现

受累牙呈对称性，乳牙与恒牙一样多见。乳牙根尖感染所致继承恒牙的釉质发育不全，表现为牙冠小，形态不规则，呈灰褐色改变。

牙釉质发育不全是既往牙齿发育状态的记录，根据各牙发育期先后不一和釉质发育不全的部位，可以推断影响其的全身性因素发生的时间。如中切牙、尖牙、第一恒磨牙和下颌侧切牙的切缘和牙尖处出现釉质缺损，表示发育障碍发生在1岁以内；如果上侧切牙的切缘也累及，表示发育障碍发生在或延续到2岁；如前牙无影响，只在前磨牙和第二恒磨牙出现釉质发育不全，则表示发育障碍发生在3岁以后。

（1）轻症：釉质形态基本完整，仅有色泽和透明度改变，形成白垩状釉质。一般无自觉症状。表面较疏松粗糙，这种釉质的渗透性高，外来色素沉着，故呈黄褐色。釉质矿化不良多属此类轻症。

（2）重症：釉质有实质性缺损，其表面呈带状、窝状，严重者整个牙面呈蜂窝状，甚至无釉质覆盖。前牙切缘变薄，后牙牙尖缺损或消失。

3. 治疗

（1）对釉质发育不全的牙齿：应注意涂氟化钠、防龋制剂早期防龋。

（2）无实质性缺损或只有很表浅的小陷窝：可不做处理。

（3）牙齿发生着色，釉质缺损严重者：可做光固化复合树脂、树脂冠或烤瓷冠修复。

二、牙本质发育不全

牙本质发育不全是一种牙本质发育异常的常染色体显性遗传性疾病，根据临床表现可分为3种亚型。Ⅰ型：伴有全身骨骼发育不全的牙本质发育不全；Ⅱ型：又名遗传性乳光牙本质；Ⅲ型：被称为"壳状牙"的牙本质发育不全。本节仅讨论第Ⅱ型，即遗传性乳光牙本质。因其具有遗传性，牙外观有一种特殊的半透明乳光色而得名。其发病率为1/8 000~1/6 000。

1. 病因

本病属常染色体显性遗传。

2. 临床表现

牙齿变化主要表现在牙本质，而牙釉质基本正常。牙齿变化的特征如下。

（1）色泽异常：全口牙齿呈半透明的灰蓝色、棕黄色或棕红色，或呈半透明的琥珀色，牙冠多呈钝圆球形，故又称"乳光牙"或"遗传性乳光牙本质"。

（2）磨损明显：全口牙齿磨损明显，牙齿萌出不久，切缘或𬌗面釉质因咀嚼而碎裂或剥离。釉质剥脱后牙本质外露，暴露的牙本质极易磨损而使牙冠变短，有的患儿的牙齿可磨损到齿槽嵴水平。由于全口牙齿磨损严重，而造成患儿面部垂直距离降低。

（3）牙髓腔变化：早年宽大，而后由于牙本质堆积使其狭窄或完全闭锁。牙髓腔变化几乎遍及全部牙齿。

（4）X线特征：X线片显示牙髓腔明显缩小，根管呈细线状，严重时可完全阻锁。牙根短而向根尖迅速变细，有时根尖部可见有骨质稀疏区。

3. 诊断要点

（1）遗传与性别：本病属常染色体显性遗传，可连续出现几代或隔代遗传。男、女患病率均等。

（2）乳牙、恒牙：均可受累，乳牙列病损更严重。

（3）牙冠色泽：牙冠呈微黄色或半透明，光照下呈现乳光。

（4）病损表现：釉质易从牙本质表面脱落而使牙本质暴露，牙齿出现严重的咀嚼磨损。

（5）X线特征：X线片显示牙根短，牙萌出不久髓室和根管完全闭锁。

4. 治疗

（1）乳牙列：在乳牙列，需用覆盖𬌗面和切缘的𬌗垫以预防牙列的磨损。

（2）恒牙列：在恒牙列，为防止过度磨损，可用烤瓷冠、𬌗垫或覆盖义齿修复。

三、氟牙症

氟牙症又称斑釉或氟斑牙，是一种特殊类型和原因明确的釉质发育不全，也是一种地方性慢性氟中毒症状。

1. 病因

氟牙症的形成主要原因是过多的氟损害了牙胚的成釉细胞，使牙釉质的形成和矿化发生障碍，导致釉质发育不全。6~7岁之前长期生活在高氟区会发生氟牙症。

2. 临床表现

同一时期萌出的牙釉质上呈现白垩色、黄褐色斑块或条纹，严重者不仅牙面呈广泛的黄褐色，而且出现点状、带状或窝状的实质缺损，有的甚至使牙冠形态发生变异。临床上常按其轻、重而分为轻度、中度和重度 3 个类型。

（1）轻度：在多数牙齿表面有白垩色斑块，但仍保持硬而有光泽，无实质缺损。

（2）中度：在多数牙表面有由白垩色至黄褐色或棕色的斑块，以上颌前牙最为明显，但牙面仍光滑坚硬，无实质缺损。

（3）重度：多数牙甚至全口牙出现黄褐色或深褐色斑块，同时有点状、线状或窝状凹陷缺损，牙面失去光泽，凹陷内均有较深的染色。氟牙症多见于恒牙，发生在乳牙甚少，程度也较轻。患牙耐摩擦性差，耐酸性强。严重的慢性氟中毒患者，可有骨骼的增殖性变化，骨膜、韧带等均可钙化，从而产生腰、腿和全身关节症状。急性中毒症状为恶心、呕吐、腹泻等。由于血钙与氟结合，形成不溶性的氟化钙，可引起肌痉挛、虚脱和呼吸困难，甚至死亡。

3. 诊断要点

（1）生活史：6～7 岁之前有高氟区生活史。

（2）病损表现：同一时期萌出的釉质上有白垩色至褐色斑块，严重者伴釉质实质性缺损。多见于恒牙，发生在乳牙甚少，程度也较轻。

4. 鉴别诊断

本病主要应与牙釉质发育不全相鉴别。牙釉质发育不全，白垩色斑边界较明确，其纹线与釉质的生长发育线相平行或吻合；氟牙症，斑块呈散在云雾状，边界不明确，并与生长发育线不相吻合。釉质发育不全发生在单个牙或一组牙；氟牙症发生在多数牙，尤以上颌前牙多见。氟牙症患者有高氟区的生活史。

5. 预防和治疗

最理想的预防方法是选择新的含氟量适宜的水源，或分别应用活性矾土或药用炭去除水源中过量的氟。我国现行水质标准氟浓度（0.5～1）×10^{-6}应是适宜的。对已形成的氟牙症可用以下方法处理。

（1）磨除、酸蚀涂层法：适用于无实质性缺损的氟牙症。步骤如下：①洁治患牙；②选择精细的尖形金刚砂牙钻均匀磨除染色层 0.1～0.2 mm，磨除时注意牙外形，不宜在着色斑块区加深而留下凹痕，磨毕，用流水冲净；③患牙隔湿，擦干牙面，用 35% 磷酸酸蚀牙面 3 分钟，流水冲洗干净，气枪轻轻吹干牙面；④涂黏结剂，吹至薄层，用可见光固化灯光照 40 秒；⑤用酒精拭去厌氧层，使牙面光滑且有光泽。

（2）复合树脂修复：适用于有实质性缺损的氟牙症。具体步骤如下：①磨去唇侧着色或疏松的釉质，厚度一般在 0.3～0.5 mm；②酸蚀患牙，在隔湿条件下，以专用小毛刷蘸 35% 磷酸均匀涂擦牙面 15～30 秒，酸蚀后用蒸馏水或流水反复冲洗，最后再用不含油雾的压缩空气轻轻吹干牙面；③涂黏结剂，用气枪轻吹，使之均匀，以可见光照射 20 秒；④光固化复合树脂修复，抛光。

（3）牙漂白：可采用过氧化氢进行漂白。

（4）烤瓷冠修复：将患牙牙体预备后制作烤瓷冠修复体，恢复患牙美观。

四、四环素着色牙

四环素着色牙是在牙齿发育期间服用了四环素类药物而引起的牙齿内源性着色现象。

1. 病因

牙齿发育期服用了四环素类药物。

2. 临床表现

四环素着色牙的主要表现是牙齿变色，还可能出现釉质发育不全和牙齿的实质性缺损。其变色程度分为以下 3 度。

（1）轻度：呈均匀乳黄色或淡黄色。

（2）中度：呈浅灰色或黄褐色。

（3）重度：呈深浅不等的黄褐色、棕褐色、灰色、黑色。

3. 诊断要点

（1）服用过四环素类药物：母亲妊娠、哺乳期间或出生后 8 岁以前服用过四环素类药物。

（2）牙齿色泽异常：全口牙呈均匀一致的黄色或灰色改变，阳光照射下呈荧光。另外，还可能可并发釉质发育不全和牙齿的实质性缺损。

4. 预防和治疗

为防止四环素着色牙的发生，妊娠期和哺乳期的妇女以及 8 岁以下的小儿不宜使用四环素类药物。轻度着色牙可不做处理。重度着色牙可采用光固化复合树脂修复、烤瓷冠修复或漂白等方法进行治疗。

五、先天性梅毒牙

先天性梅毒牙是在胚胎发育后期和出生后第 1 年内牙胚受梅毒螺旋体侵害而造成牙釉质和牙本质发育不全。

1. 病因

母体的梅毒螺旋体致胎儿发生梅毒性炎症，影响了发育期的牙胚，引起牙齿发育障碍。

2. 临床表现

10%～30% 的先天性梅毒患儿有牙齿表现，包括半圆形切牙或桶状牙、桑葚状磨牙或蕾状磨牙等。主要发生在上中切牙和第一恒磨牙，有时也可见于上尖牙和下切牙。

（1）半圆形切牙或桶状牙：①半月形切牙的切缘窄小，切缘中央有半月形凹陷，似新月状；②桶状牙的切缘比牙颈部窄小，切角圆钝，牙冠形态如木桶状。

（2）桑葚状磨牙：牙冠表面粗糙，牙尖皱缩，𬌗面呈多数颗粒状结节和坑窝凹陷，形似桑葚。

（3）蕾状磨牙：牙冠短小，表面光滑，牙尖向中央聚拢，𬌗面缩窄，无颗粒状结节和坑窝凹陷，形似花蕾。

3. 诊断要点

（1）病史：双亲中有梅毒史。

（2）血清试验：患者本人梅毒血清试验阳性。

（3）牙齿表现：恒中切牙、第一恒磨牙形态及结构异常。

（4）其他病损：有的患者有听力和视力障碍。

4. 治疗

（1）抗梅毒治疗：最根本的治疗和预防是妊娠早期用抗生素进行抗梅毒治疗。

（2）病损牙齿处理：形态及结构异常的梅毒牙可用复合树脂、树脂冠修复，第一磨牙可做高嵌体或金属冠修复。

六、牙根发育不良

牙根发育不良又称短根异常，是指牙齿根部生理性发育障碍的疾病，是一类先天性发育异常疾病。其牙根短小、牙根缺失，严重者造成牙齿过早脱落。

1. 病因

牙根发育不良的病因尚不明确，可能与以下因素有关。

（1）遗传性因素：临床所见的牙根发育不良病例中，多数无家族遗传史，为散发病例，可能是一种隐性遗传病。美国孟德尔人类遗传病数据库收录了多种与牙根发育不良相关的遗传病，如低磷酸酯酶症。

（2）全身性疾病：某些全身性疾病可出现牙根发育不良或短根异常现象。

（3）医源性因素：如放疗和化疗。

2. 临床表现

（1）牙齿表现：①牙根发育不良的牙齿变化主要表现在牙根部，牙冠部基本正常；②乳、恒牙均可累及，但在乳牙的牙根病损更为严重；③有的牙齿松动，松动度不一，有的牙齿已脱落缺失，无牙龈炎和牙周袋，松动明显的患牙有的龈缘出现轻度肿胀及充血现象。

（2）X线检查：全口牙位曲面体层X线片显示如下。①上下颌骨发育不如同龄儿童，牙槽骨骨质稀疏；②多数乳、恒牙牙冠矿化均匀，层次分明，但有的髓腔大、牙根短小、管壁薄，或牙根缺如；③有的牙冠组织结构不清，髓室模糊，牙根短小，甚至无牙根。

（3）血清碱性磷酸酯酶活性检查：低碱性磷酸酯酶症的患儿碱性磷酸酶活性连续3次检测的平均值低于正常参考值（30~110 IU/L）。

3. 诊断依据

（1）萌出不久或处于牙根稳定期的乳牙渐渐松动与脱落。

（2）松动的乳牙无明显的牙龈炎和牙周袋。

（3）过早脱落的牙齿牙根短小或无牙根。

（4）低碱性磷酸酯酶症患者，血清碱性磷酸酯酶持续降低。

（5）其他，如先天性发育异常疾病或综合征者可伴其他组织、器官的发育缺陷征象。

4. 鉴别诊断

（1）年龄：出现松动或脱落的乳牙是否处于乳牙根生理吸收尚未开始的年龄。

（2）X线检查：X线片显示患牙的继承恒牙牙胚、牙冠尚未发育完成或仅有牙尖的影像，此时的乳牙根是不出现生理吸收的。

5. 治疗

（1）牙齿脱落后：可做活动义齿修复体，修复体需随患儿的年龄增长和牙颌系统的发育而不断更换。

（2）针对低碱性磷酸酯酶症的治疗：每周静脉注射适量同型正常人血浆，3个疗程后可达到一定效果，但临床尚未常规实施。

（付　爽）

第四节　牙齿萌出异常

牙齿萌出异常一般多见于恒牙。临床上常见的萌出异常有：牙齿萌出过早、牙齿萌出过迟、牙齿异位萌出和乳牙滞留。

一、牙齿萌出过早

牙齿萌出过早又称牙齿早萌，是指牙齿萌出的时间超前于正常萌出的时间，而且萌出牙齿的牙根发育尚不足根长的 1/3。

（一）乳牙早萌

乳牙早萌较少见，有以下 2 种早萌现象：一种称为诞生牙，另一种称为新生牙。诞生牙是指婴儿出生时口腔内已有的牙齿；新生牙是指出生后不久萌出的牙齿，一般是生后 30 天内。

1. 病因

乳牙早萌的原因不明，可能有 2 种原因。

（1）由于牙胚距口腔黏膜很近，而过早萌出。

（2）与种族特性有关，如美国黑人比白人的婴儿乳牙早萌的发生率高。

2. 临床表现

（1）多见于下颌中切牙，偶见于上颌切牙和第一乳磨牙。

（2）诞生牙多数是正常牙，少数是多生牙。

（3）早萌的乳牙牙冠形态基本正常，但釉质、牙本质薄并钙化不良，牙根尚未发育或牙根发育很少，且只与黏骨膜联结而无牙槽骨支持，松动或极度松动。

（4）早萌牙常影响吸吮。

（5）舌系带摩擦下切牙可形成创伤性溃疡。

（6）极松的早萌牙自行脱落容易误吸入气管。

3. 鉴别诊断

乳牙早萌应与上皮珠鉴别。

（1）上皮珠是新生儿牙槽黏膜上出现的角质珠，为白色或灰白色的突起，米粒大小。

（2）上皮珠并非早萌牙，不是真正的牙齿，是牙板上皮剩余所形成的角化物。

（3）上皮珠常常多发，可出现一个、数个至数十个。

（4）出生几周后自行脱落，不需处理。

4. 治疗

（1）极度松动的早萌牙：应及时拔除。

（2）松动不明显的早萌牙：应尽量保留。

（3）形成创伤性溃疡：可暂停哺乳改用匙喂，溃疡处涂药。

（二）恒牙早萌

1. 病因

主要与先行的乳磨牙根尖周病变或过早脱落有关。

2. 临床表现

（1）前磨牙多见，下颌多于上颌。

（2）早萌牙松动多伴有釉质发育不全。

（3）牙根形成不足根长的1/3，根呈开阔状。

3. 治疗

（1）控制炎症：控制乳磨牙根尖周炎症是防止恒牙早萌的重要治疗环节。控制早萌牙周围的严重感染，促使早萌牙继续发育。

（2）必要时做阻萌器：如早萌牙松动不明显，则可不阻萌。

（3）预防龋病：对早萌牙局部涂氟，预防龋病的发生。

二、牙齿萌出过迟

牙齿萌出过迟又称牙齿迟萌，是牙齿萌出期显著晚于正常萌出期。全部乳、恒牙或个别牙均可发生。

（一）乳牙萌出过迟

1. 病因

婴儿出生后超过1周岁仍未见第一颗乳牙萌出，超过3周岁乳牙尚未全部萌出为乳牙迟萌。个别乳牙萌出过迟较少见。全口或多数乳牙萌出过迟或萌出困难多与下列因素有关：①无牙畸形；②某些全身因素如佝偻病、甲状腺功能低下、营养缺乏、良性脆骨症等。

2. 治疗

查明原因，而后针对全身性疾病进行治疗，以促进乳牙萌出。

（二）恒牙萌出过迟

1. 病因

（1）局部因素：①乳牙病变、早失、滞留，最常见上颌中切牙萌出迟缓；②多生牙、牙瘤和囊肿的阻碍；③恒牙发育异常，牙根弯曲；④乳磨牙、乳尖牙早失等各种原因造成间隙缩窄引起恒牙萌出困难而迟萌。

（2）全身因素：如颅骨及锁骨发育不全、先天性甲状腺分泌减少症等。

2. 治疗

首先拍牙片确定有无恒牙及恒牙的情况。

（1）开窗助萌术：乳切牙早失，牙龈肥厚阻碍恒切牙萌出致过迟者，可在局部麻醉下，施行开窗助萌术。

（2）开展间隙：乳尖牙或乳磨牙早失，间隙缩窄造成恒牙萌出困难而迟萌应开展间隙。

（3）开窗牵引：如恒牙萌出道异常应去除萌出阻力，开窗牵引。

（4）保持间隙观察：恒牙牙胚发育异常应保持间隙观察。

（5）摘除牙瘤：由于牙瘤、额外牙或囊肿等阻碍牙齿萌出者，须拔除多生牙，摘除牙瘤。

（6）针对全身性疾病进行治疗：与全身性疾病有关者，应查明原因，针对全身性疾病进行治疗。

三、牙齿异位萌出

牙齿异位萌出是指恒牙在萌出过程中未在牙列的正常位置萌出。牙齿异位萌出多发生在上颌尖牙和上颌第一恒磨牙，其次是下颌侧切牙和第一恒磨牙。

（一）第一恒磨牙异位萌出

第一恒磨牙异位萌出是指第一恒磨牙萌出时近中阻生，同时伴随第二乳磨牙牙根吸收和间隙丧失。

1. 病因

（1）第一恒磨牙和第二乳磨牙牙体均较大，儿童颌骨较小，特别是上颌结节发育不良。

（2）恒牙萌出角度异常，特别是近中萌出角度增加。

2. 临床表现

一般在 8 岁以后，第一恒磨牙仍未萌出受阻部位，即可判断为不可逆性异位萌出。

第一恒磨牙异位萌出的发生率为 2%～6%，其中 2/3 发生在上颌，可发生在单侧或双侧。有 60% 以上的异位萌出的第一恒磨牙，可自行调整其位置而正常萌出，故称为可逆性异位萌出。仍有 1/3 不能萌出，称为不可逆性异位萌出。

临床上可见，第一恒磨牙的近中边缘嵴阻生于第一乳磨牙的远中颈部之下，而其远中边缘嵴萌出，并使牙冠倾斜。

X 线片显示：第二乳磨牙远中根面有小的吸收区或有非典型性弧形根吸收，第一恒磨牙近中边缘嵴嵌入吸收区，第二乳磨牙间隙开始缩小。

3. 治疗

（1）早期：早期发现可以不处理，追踪观察。

（2）治疗措施：如果 8 岁以后仍不能萌出到正常位置，应采用如下治疗措施。①钢丝分离法：用 0.5～0.7 mm 的钢丝，在上颌的第一恒磨牙和第二乳磨牙间进行结扎分离。②截冠修复法：当下颌第二乳磨牙的远中根被完全吸收，而近中根完好时，在近中根做根管充填后，截除远中部分牙冠，并用金属冠修复剩余牙冠。当第二乳磨牙牙根吸收严重时，拔除第二乳磨牙，并做导萌器，引导恒牙萌出到正常位置。

（二）低位乳牙

低位乳牙又称乳牙下沉或乳牙粘连，常常指乳牙牙根一度发生吸收，而后吸收间歇中沉积的牙骨质又和牙槽骨粘连，形成骨性愈合，使该乳牙高度不能达到咬合平面所致。

1. 病因

（1）牙根吸收中的修复活动过于活跃，在乳牙牙根吸收过程中又可沉积新的牙骨质和牙槽骨，如果这种修复过程过于活跃，产生过多的牙槽骨就有可能使牙根和骨质愈合，结果使乳牙粘连下沉而长期不脱。

（2）其他还有外伤、邻牙邻接面形态异常、邻牙丧失、缺失等。

2. 临床表现

（1）低位乳牙好发于下颌第二乳磨牙。

（2）患牙无自觉症状，正常的生理动度消失，叩诊呈高调音。

（3）患牙平面低于邻牙平面 1～4 mm，严重时在邻牙牙颈部以下。

（4）X 线片显示，患牙牙周膜间隙消失，牙根面和牙槽骨融为一体。

3. 治疗

（1）定期观察，如导致继承恒牙萌出受阻或异位萌出，应及时拔除该低位乳牙。

（2）恢复𬌗面高度。

（3）拔除患牙，保持间隙。

四、乳牙滞留

乳牙滞留是指继承恒牙已萌出，未能按时脱落的乳牙，或恒牙未萌出，保留在恒牙列中的乳牙。

1. 病因

（1）先天缺失恒牙、埋伏阻生。

（2）乳牙根尖病变破坏牙槽骨使恒牙早萌，而乳牙也可滞留不脱落。

（3）继承恒牙萌出方向异常。

（4）继承恒牙萌出无力。

（5）全身性因素及遗传因素，如佝偻病、侏儒症、外胚叶发育异常等。

（6）多数或全部乳牙滞留，原因不清。

2. 临床表现

（1）乳牙滞留：常见于 1 个乳牙，其次是 2 个乳牙。2 个乳牙滞留往往是对称性的。多发性乳牙滞留较少见。

（2）混合牙列时期：最常见的是下颌乳中切牙滞留，后继恒中切牙于舌侧萌出，乳牙滞留于唇侧，呈双排牙现象。其次是第一乳磨牙的残根和残冠滞留于萌出的第一前磨牙颊侧或舌侧。第二乳磨牙滞留多是后继恒牙牙胚的先天缺失或埋伏阻生。

3. 诊断要点

已到达替换时期尚未替换的乳牙，而且该乳牙根部或唇、颊、舌侧又有继承恒牙萌出。也有因无后继恒牙而致先行乳牙很久滞留于牙列中，乃至呈现在恒牙列中。

4. 治疗

当恒牙异位萌出，滞留的乳牙应尽早拔除。虽已过替换期，但 X 线片显示无继承恒牙牙胚，则不予处理。

（付　爽）

龋病

第一节　龋病病因

一、牙菌斑

牙萌出至口腔后，在很短时间内有一些有机物沉积于牙面，这些后天获得的沉积物含有各种底物，如有机酸、细菌抗原、细胞毒性物质、水解酶等，这些物质可以导致龋病或牙周病。涉及牙面有机物的命名甚多，各有其功能或影响，其中最具有临床意义的牙面沉积物是牙菌斑。

牙菌斑是牙面菌斑的总称，依其所在部位可分龈上菌斑和龈下菌斑。龈上菌斑位于龈缘上方，在牙周组织相对正常的情况下，革兰阳性菌占 61.5%；龈下菌斑位于龈缘下方，以革兰阴性菌为主，占 52.5%。

（一）结构

牙菌斑结构有显著的部位差异，平滑面菌斑、窝沟菌斑的结构各具特征。

1. 平滑面菌斑

为了描述方便，通常人为地将平滑面菌斑分为 3 层，即菌斑—牙界面、中间层和菌斑表层。

（1）菌斑—牙界面：最常见的排列是细菌位于获得性膜上方。获得性膜可以是完整的一层，并有相当厚度和连续性，细菌细胞呈扇贝状排列于获得性膜表面。获得性膜也可为一菲薄不连续的电子稠密层，有些部位看不见获得性膜，微生物与釉质羟磷灰石晶体直接接触。釉质表面呈扇贝状外观，表明细菌对釉质呈活动性侵犯状态。

（2）中间层：包括稠密微生物层和菌斑体部。在界面外方有稠密的球菌样微生物覆盖，又称稠密微生物层，该层为 3~20 个细胞深度。虽然有时可见一些细菌细胞壁较厚，表明这些微生物繁殖率很低，但活性分裂细胞多见。有些微生物呈柱形外观，可能是由于侧向生长受限或营养供应不足，只能垂直生长所致。

稠密微生物层外方为菌斑体部，占菌斑的最大部分。由各种不同的微生物构成，通常呈丛状。有时丝状微生物排列呈栅栏状，垂直于牙面。

（3）菌斑表层：菌斑表层较其他部分更为松散，细胞间间隙较宽，菌斑的表面微生物差异很大，可能是球菌状、杆菌状、玉米棒或麦穗样形式的微生物。

牙菌斑中除了细胞成分外，还有细胞间基质。基质可以呈颗粒状、球状或纤维状，由蛋白质和细胞外多糖构成，其中一些在细菌附着过程中具有重要作用。在菌斑—牙界面，菌斑基质与获得性膜连续。

2. 窝沟菌斑

窝沟中的菌斑与平滑面菌斑显著不同，窝沟中滞留有微生物和食物分子，微生物类型更为有限。在均质性基质中以革兰阳性球菌和短杆菌为主，偶尔可见酵母菌。缺少栅栏状排列的中间层，分枝丝状菌罕见，在一些区域仅见细胞躯壳，在细菌细胞内及其周围可能发生矿化。

（二）组成

菌斑由约80%水和20%固体物质构成。固体物质包括糖类、蛋白质、脂肪及无机成分，如钙、磷和氟等。蛋白质是其主要成分，它占菌斑干重的40%～50%，糖类为13%～18%，脂肪为10%～14%。

1. 糖类

在菌斑的水溶性抽提物中，葡萄糖是主要的糖类成分。另外，可检测出一定数量的阿拉伯糖、核糖、半乳糖和岩藻糖。许多糖类以胞外聚合物形式存在，如葡聚糖、果聚糖和杂多糖。所有这些多糖均由菌斑微生物合成。

葡聚糖和果聚糖均用作菌斑代谢的糖类贮库，同时，葡聚糖还具有促进细菌附着至牙面及细菌间选择性黏附的功能。除胞外聚合物外，菌斑糖类也以细菌细胞壁肽聚糖和细胞内糖原形式存在。在外源性可发酵糖类缺乏时，微生物通过降解其胞内多糖产酸。

2. 蛋白质

菌斑中的蛋白质来源于细菌、唾液、龈沟液。从菌斑中已鉴定出一些唾液蛋白质如淀粉酶、溶菌酶、IgM、IgA、IgG和清蛋白等。IgG、IgA和IgM主要来源于龈沟液。

通过免疫荧光抗体技术或菌斑中的酶活性试验已对菌斑中的细菌蛋白质有所认识。细菌酶包括葡糖基转移酶、葡聚糖水解酶、透明质酸酶、磷酸酶和蛋白酶。菌斑中这些酶的意义尚不清楚。抗体可能具有免疫功能，蛋白质有缓冲作用。

3. 无机成分

菌斑中无机成分的含量取决于菌斑的部位和年龄。菌斑中含有钙、磷酸盐和高浓度的氟。菌斑中氟化物浓度为14～20 ppm（1 ppm = 1 mg/L），大大高于唾液中浓度（0.01～0.05 ppm）和饮水中浓度（0～1 ppm）。大多数氟化物与无机成分或细菌结合。细菌发酵糖类时，菌斑pH下降，释放出游离的氟离子，这将阻止pH进一步下降和（或）形成氟磷灰石，有利于龋病停滞。

（三）形成和发育

在形态学和微生物学系列分析的基础上，对菌斑形成已有了充分认识。可将菌斑形成过程分为3个阶段：获得性膜形成和初期聚集、细菌迅速生长繁殖和菌斑成熟。这些阶段具有连续性，在实际情况下很难决然分开。

牙菌斑形成的先驱是获得性膜形成，细菌黏附于获得性膜上形成牙菌斑。

1. 获得性膜形成

（1）形成过程：唾液蛋白或糖蛋白吸附于牙面所形成的生物膜称获得性膜。获得性膜的形成部位不仅仅限于牙，也可在玻璃珠表面、各种修复材料及义齿上形成。

清洁并抛光牙面后，20 分钟内牙表面即可由无结构物质形成拱形团块，厚度为 5 ~ 20 μm，这便是获得性膜。1 小时后，拱形沉积物数量增加，并开始互相融合；24 小时后，散在沉积物完全融合，牙面被这些不定型物质完全覆盖。

获得性膜厚度的个体差异很大，为 30 ~ 60 μm。在羟磷灰石表面形成的获得性膜有 3 种形态，分别为球状、毛状和颗粒状。然而羟磷灰石表面结构与釉质不尽相同，固体表面性质对蛋白吸附类型有重要影响，各种形态学类型与此有关。

牙面获得性膜可人为地分为两层：外层为表面膜，其下方为表面下膜。表面下膜由树枝状突起构成，扩散至釉质晶体间隙，进入釉质深度为 1 ~ 3 μm。

（2）组成：获得性膜由蛋白质、糖类和脂肪组成。获得性膜中蛋白质的总体特征是有高含量的甘氨酸、丝氨酸和谷氨酸，它们占氨基酸总量的 42%；其次为天冬氨酸、脯氨酸、丙氨酸、亮氨酸。迄今为止，从获得性膜中已鉴定出了 10 余种不同类型的蛋白质，其比例取决于受试者个体情况。典型的唾液蛋白质如淀粉酶、溶菌酶和 IgA，在获得性膜和牙菌斑中均能恒定地检出。清蛋白、IgG 和 IgM 在获得性膜中也能经常发现。

上述的化学分析结果提示获得性膜组成成分与全唾液或唾液糖蛋白具有相似性。三者之间的相似性从某种程度上证实了获得性膜的来源是唾液蛋白质对牙选择性吸附的结果。

获得性膜的糖类成分包括葡萄糖、半乳糖、葡糖胺、半乳糖胺、甘露糖和岩藻糖。脂肪含量约为 20%，其中主要是糖脂（13%），中性脂肪和磷脂共占 5%。

（3）功能获得性膜的功能：包括修复或保护釉质表面；为釉质提供有选择的渗透性；影响特异性口腔微生物对牙面的附着；作为菌斑微生物的底物和营养等。

2. 细菌黏附

牙面获得性膜形成后，很快便有细菌附着。细菌附着至获得性膜的具体时间，各研究结果报道不一，由数分钟至数小时不等。最初附着至牙面的细菌为球菌，其中主要是血链球菌。不同的菌种以不同的速率吸附至获得性膜上。细菌选择性吸附的部分原因是由于细菌表面成分中有与获得性膜互补的受体。

由于变异链球菌在龋病发病过程中的重要性，故对变异链球菌早期附着进行了大量研究。变异链球菌的附着包括两个反应过程：初期时在细菌细胞壁蛋白与获得性膜的唾液糖蛋白之间产生微弱的吸附，此后是由葡聚糖与细胞表面受体以配位体形式结合。口腔链球菌的选择性附着开始是非特异性、低亲和力、非常迅速的结合反应，之后才是特异性、高亲和力、缓慢然而对获得性膜强有力的附着。

在细菌附着至牙面过程中，唾液黏蛋白也发挥了重要作用。目前已证实唾液中有两种不同类型的黏蛋白，分别为 MG1 和 MG2。MG1 是构成获得性膜的主要成分。一方面，MG1 黏蛋白作为获得性膜的主体形式接受细菌的选择性附着；另一方面，它可以作为营养底物供细菌生长和分裂。但是唾液中的 MG2 黏蛋白能够结合至细菌表面的附着素上，导致细菌凝聚，使细菌从口腔中清除。

牙面经清洁处理后 8 小时至 2 天细菌迅速生长，已在获得性膜上牢固附着的细菌自身繁殖，细菌在局部聚集为若干层。约 2 天后菌斑开始成形，由于细菌团块是不稳定的实体，因此能连续无限制形成，在这一阶段，微生物总量仍然相对恒定，但其组成变得更为复杂。总的模式是早期以链球菌为主，继之有较多更为厌氧的细菌和丝状菌丛，特别是放线菌数量增加。早期菌斑中链球菌、奈瑟菌和放线菌是主要微生物，至第9天时链球菌仍然是主体；其次是放线菌，同时两种厌氧微生物韦永菌和梭状杆菌增加；接着各种革兰阴性菌如类杆菌、梭状杆菌和密螺旋体增加，各种细胞类型形成具有高度特异性和有秩序的共集桥。

（四）微生物学

口腔中存在天然菌群，其种类繁多，目前已知至少有700多种。口腔各部位的微生物群体差异很大，牙面沟裂、牙邻面、口腔黏膜表面和牙龈沟均有不同的菌群分布，在口腔疾病发生发展过程中分别起到不同作用。临床观察证实，不是所有的牙面都易受到龋病损害，龋病的产生取决于一些重要条件，即在牙表面有比较隐蔽的部位；保持高浓度的致龋菌；能使致龋菌持续发挥损害作用的因素。这一过程只有依靠牙菌斑才能介导和完成。

1. 微生物与龋病

为了阐明微生物的致龋机制，动物实验是重要的方法和手段。1946年，证实了青霉素能抑制大鼠龋病，这一发现是对龋病细菌学病因的重要支持。

Orland等于1954年首次进行龋病研究的悉生动物试验。他们的研究表明，使用高糖类饮食，无菌鼠不发生龋病，然而在同样条件下饲养的动物，在饲料中加入细菌后，动物口腔就具有代谢单糖和双糖产酸的能力，并造成磨牙龋病损害。其后又证实了一些产酸的口腔细菌能导致无菌鼠发生龋病。

由无菌鼠的实验研究证实：没有微生物存在就不会发生龋病；龋病损害只在饲以糖类饮食的动物中发生；凡能造成龋病损害的微生物均能代谢蔗糖产酸；但不是所有能产酸的微生物均能致龋。

大量的动物实验研究结果证实：动物口腔中具有天然菌群，外源性细菌定居将很困难；能诱发动物产生龋病的微生物主要是变异链球菌，但某些唾液链球菌、黏性放线菌、发酵乳杆菌和唾液乳杆菌、血链球菌也能诱导日常大鼠产生龋病；这些微生物均能产酸，能与口腔中其他的天然菌群竞争，最后在牙面附着；各菌种诱导龋病形成的能力存在差异。

另一项研究涉及多糖。大量研究注意到人类牙菌斑中胞外多糖的合成，其中 $\alpha-1，3$ 链的不溶性葡聚糖又称变聚糖，在龋病发病过程中意义最大。龋活跃患者牙菌斑中分离出的不溶性葡聚糖较无龋患者显著增多。变异链球菌、血链球菌、轻链球菌、黏性放线菌、内氏放线菌均能合成胞外不溶性葡聚糖。此外，上述细菌还具有合成细胞内多糖的能力，这类细菌的比例与龋病发病呈正相关。当外源性糖原长期缺乏时，这类细菌能在牙菌斑内维持并继续产酸。

对人类龋病微生物的研究还发现，产碱细菌能减轻牙菌斑中酸的有害影响。如牙菌斑中的韦永菌能利用其他细菌产生的乳酸，将其转变为丙酸或其他弱酸，反应的结果导致酸分子总量降低，减少牙脱矿。

2. 菌斑微生物

龈上牙菌斑中大多为革兰阳性菌兼性厌氧菌，主要为链球菌属。在链球菌属中最常见的是血链球菌，约占细菌总量的10%。此外，几乎所有标本中均能发现黏性放线菌、内氏放线菌和衣氏放线菌。能规律性分离的其他革兰阳性菌株为轻链球菌、变异链球菌、罗氏龋齿菌、消化链球菌和表皮葡萄球菌。革兰阴性菌包括有产碱韦永菌和口腔类杆菌。

菌斑结构和微生物组成受到局部微环境因素影响，平滑面和窝沟内菌斑的微生物组成不尽相同。

3. 致龋微生物

牙菌斑中的微生物与龋病发生密切相关，随着龋病的发生，牙菌斑内细菌比例可不断发生变化，某些菌种数量增加时，另一些细菌数量可能减少。

常见的致龋微生物包括链球菌属、乳杆菌属、放线菌属等。

（1）链球菌属：口腔中所有部位均能分离出链球菌，该菌群多数为革兰阳性菌兼性厌氧菌。在口腔天然菌群中链球菌所占比例很大，链球菌在口腔各部位所分离的比例不同，在菌斑内占28%，龈沟中占29%，舌面占45%，唾液中占46%。

1）血链球菌：血链球菌是最早在牙面定居的细菌之一，也是口腔中常分离到的链球菌。目前已证实血链球菌在动物模型中具有致龋性，但人类患龋者口腔中血链球菌的检出率并不增加。

2）变异链球菌：该菌于1924年由Clarke首先描述为致龋菌。经反复研究证实，变异链球菌可以造成啮齿类动物和灵长类动物实验性龋，同时也有证据表明该菌与人类龋病密切相关。变异链球菌的致龋性主要取决于其产酸性和耐酸性。在菌斑中生存的变异链球菌可使局部pH下降至5.5以下，从而造成局部脱矿，龋病病变过程开始。

3）轻链球菌：轻链球菌可能是牙菌斑中最常分离到的细菌。轻链球菌能储存多糖，这一特征使菌斑在缺乏糖类的情况下继续产酸。但目前尚无报道证实轻链球菌与龋病的正相关关系。

（2）乳杆菌属：乳杆菌属包括一些革兰阳性菌兼性厌氧菌和专性厌氧杆菌。可将其分为两组：一为同源发酵菌，利用葡萄糖发酵后主要产生乳酸，比例超过65%，这一类乳杆菌的代表为干酪乳杆菌和嗜酸乳杆菌，这两种乳杆菌与龋病密切相关；另一类为异源发酵菌，发酵后产生乳酸和较大量的乙酸、乙醇和CO_2，该菌种的代表为发酵乳杆菌。在唾液样本中最常分离到的菌种为嗜酸乳杆菌，在牙菌斑中最常见者为发酵乳杆菌。

某些乳杆菌在动物实验中具有致龋性，但次于变异链球菌，且仅能导致窝沟龋。乳杆菌对人类的致龋作用较弱，它更多地涉及牙本质龋，在龋病发展过程中作用较大。有些学者认为，乳杆菌数量增加不是导致龋病开始的原因，而是龋病进展的结果。

（3）放线菌属：放线菌是一种革兰阳性菌不具动力、无芽孢形成的微生物，呈杆状或丝状，其长度有显著变化。丝状菌通常较长、较细并可能出现分支。在口腔中发现的放线菌可分为两类：一类为兼性厌氧菌，包括内氏放线菌和黏性放线菌；另一类为厌氧菌，包括依氏放线菌、迈氏放线菌和溶牙放线菌。

所有的放线菌均能发酵葡萄糖产酸，主要产生乳酸，少量乙酸、琥珀酸及痕量甲酸。在悉生动物实验中证实，接种黏性放线菌和内氏放线菌后，可在实验动物中造成根部龋、窝沟龋和牙周组织破坏，因此目前有关放线菌的研究多集中在这两种细菌。黏性放线菌可分为两种血清型，内氏放线菌可分为4种血清型。

（4）龋病进程中的微生物组成变化及影响：新清洁过的牙面最初定植者为高度选择性口腔微生物，主要是血链球菌、口腔链球菌和轻链球菌。但还有其他细菌，如放线菌。令人吃惊的是，无论个体的龋活性如何，变异链球菌在最初定植的链球菌中仅占2%或更少。血链球菌、放线菌和其他的草绿色链球菌常被称为"非变异链球菌性链球菌"，以与变异链球菌相区别。釉质出现白垩色病损时，牙菌斑中的变异链球菌比例高于临床上正常的牙面部位。然而，非变异链球菌在白垩色病损中依然是主要微生物。即使在变异链球菌和乳杆菌缺

第二章 龋病

乏的条件下，早期定植的微生物群也可导致釉质溶解。在牙本质龋病损中，包括猖獗龋（猛性龋），变异链球菌约占整个菌群的30%，提示变异链球菌与龋病的进展密切相关。乳杆菌、普氏菌和双歧杆菌也较常见。

牙菌斑微生物的菌斑形成和成熟过程中不断发生变化，从以非变异链球菌和放线菌为主，到以变异链球菌和产酸性非变异链球菌、乳杆菌和双歧杆菌为主。

（五）物质代谢

菌斑中的物质代谢，包括糖代谢、蛋白质代谢和无机物代谢。这些代谢活动可能对牙的各种成分造成影响，其中最重要的是糖代谢。

菌斑细菌致龋的基础是糖代谢。变异链球菌等致龋菌以糖作为能源，通过分解代谢和合成代谢两条途径致龋。

1. 糖的分解代谢

口腔及牙菌斑是口腔细菌生长代谢的外环境，饮食中的糖类是其能量代谢的底物。细菌通过酶的作用如 α 淀粉酶、糖苷酶等切断多糖链上各单糖之间的糖苷键，将多糖转变为单糖。多糖降解成单糖或双糖后才能被菌体利用。此外，胞外蔗糖酶（又称转换酶）也可将胞外的蔗糖直接转化为葡萄糖和果糖，以利于菌体细胞提取能源。

口腔细菌通过透性酶转运系统和磷酸转移酶系统（PTS）完成糖的主动转运过程，实现糖的吸收，将糖由胞外转入胞内。

口腔链球菌细胞内糖代谢途径包括有氧氧化和无氧酵解，两种途径有一共同过程是产生丙酮酸。在有氧的条件下，丙酮酸完全氧化生成 CO_2 和 H_2O，并产生大量能量。在无氧条件下，丙酮酸则通过酵解方式最终生成有机酸。牙菌斑中生成的有机酸可为乳酸、乙酸、甲酸、丙酸等，细菌种类不同，发酵的最终产物也不同。

2. 糖的合成代谢

（1）胞内聚合物：口腔细菌通过分解代谢获得能量的同时，还进行合成代谢，形成细胞内聚合物储存能源。在外源性能源缺乏时，细胞内聚合物便发挥作用，维持细菌细胞生存。口腔细菌的胞内聚合物包括细胞内多糖（糖原）、聚 β-羟丁酸、聚磷酸盐等。胞内多糖是变异链球菌的毒力因素之一。缺乏胞内多糖的变异链球菌突变株在定菌鼠的沟裂及平滑面的致龋力明显减弱。

（2）胞外聚合物：口腔细菌包外聚合物主要是胞外多糖，包括葡聚糖、果聚糖和杂多糖。葡聚糖和果聚糖是由变异链球菌和其他少数口腔细菌结构酶如葡糖基转移酶（GTF）和果糖基转移酶（FTF），利用蔗糖合成的胞外多糖。

（六）致龋性

牙菌斑的致龋作用可以概括为菌斑中的细菌代谢糖类产酸，但由于菌斑基质的屏障作用，这些酸不易扩散，因而导致局部 pH 下降，造成牙体硬组织脱矿，最终形成龋齿。

1. 釉质溶解的化学反应过程

菌斑中的细菌产生的有机酸包括乳酸、乙酸、丙酸等，这些有机酸在菌斑内形成一种浓度梯度，导致氢离子和半解离的酸扩散至釉质表面。电镜观察，釉质与酸接触后在其表面出现一些直径为 $0.1 \sim 1 \mu m$ 的微孔，称为焦孔。釉质结构的病理通道表现为被扩大了的釉柱连接处和柱鞘。酸可以通过这些病理通道到达釉质晶体表面，并与蛋白质和脂质竞争晶体表面的活性部位，然后使晶体脱矿。

2. 细菌的作用

虽然细菌与龋病发生的密切关系已获公认，但有关菌斑细菌的作用，仍有两种不同的理论，即非特异性菌斑学说和特异性菌斑学说。非特异性菌斑学说认为龋病不是由某些特异性致龋菌引起，而是由所有菌斑细菌产生的毒性物质所致。理由是菌斑中很多微生物均能产酸，能在菌斑中释放乳酸等有机酸和其他毒性产物。推测宿主有一个承受这些毒性产物的阈值或称临界值，若刺激在阈值以下则可被宿主的防御机制如唾液缓冲、免疫反应等抑制，不造成龋病。若刺激超过了宿主防御能力，则会导致龋病发生。与此理论相反，特异性菌斑学说认为只有特异性的致病菌才能引起龋病，特别是变异链球菌具有重要作用。变异链球菌组细菌能较恒定地引起鼠磨牙的点隙沟裂龋、平滑面龋和根面龋，放线菌主要引起根面龋，而血链球菌、唾液链球菌、乳杆菌、肠球菌等仅偶尔引起点隙沟裂龋。大量流行病学调查发现口腔中的变异链球菌组细菌与龋病发生关系密切。目前大多数学者认同特异性菌斑学说。

二、饮食

饮食对龋病的影响一直受到关注。但是食物和饮食结构复杂，不同人群、不同进食方式下的观察可以得出完全相反的结论。营养素是人们从饮食中必须获取的物质，七大营养素包括糖类、蛋白质、脂类、维生素、无机盐、膳食纤维和水。

（一）糖类

1. 糖类的种类

糖类是具有多羟基醛或多羟基酮及其缩聚物和某些衍生物的总称。由于大部分糖类都能为人体提供可以直接使用的热量，人们每天摄入的 50% ~60% 的热量来自糖类。糖类与龋病发生有着密切关系。糖类由多种组成，其生物性状和在口腔内被细菌所利用的能力不同，因此，其对龋病的影响也不同，甚至截然相反。根据分子组成的复杂程度，糖类可分为单糖、多糖和糖衍生物。口内主要致龋菌变异链球菌通过 3 条途径代谢蔗糖：①将蔗糖转变为胞外多糖；②经糖酵解途径产生乳酸，并为细菌活动提供能量；③合成糖原作为胞内多糖贮藏。变异链球菌对蔗糖的代谢活动产生乳酸，其终末 pH 可达到 4.5 以下，此酸度只有变异链球菌和乳杆菌可以耐受。蔗糖的致龋作用主要是通过一些细菌酶的代谢作用所致，其中最主要的是 GTF，GTF 对蔗糖具有高度特异性。

2. 糖类的摄入量和摄入频率

糖类的种类和生物性状不同对致龋能力有影响，其摄入量和摄取频率也对龋病发病有举足轻重的作用。限制糖类的摄取可以减少龋病的发生。进食频率能够促进龋病活跃性。高进食频率可恒定地为口腔微生物提供营养，并持续维持口腔内较低的 pH，使牙长时间处于脱矿状态。

（二）蛋白质

蛋白质对牙的影响，主要体现在牙萌出前的生长发育期，在此期间缺乏蛋白质即可影响牙的形态和萌出模式，使其对龋病的敏感性增加。动物实验表明，用胃管喂以蛋白质缺乏的大鼠，其子代牙的釉质基质缺陷，萌出模式发生改变，抗龋能力下降。这些改变一旦形成，即使以后再饲以富含蛋白质的食物也不能逆转。牙发育期蛋白质的缺乏也可造成涎腺发育异常而使牙失去唾液的保护作用而易患龋。

牙一旦萌出后，蛋白质对牙面的局部作用是否会促进龋病，目前尚缺乏足够的研究。

（三）脂类

在动物饮食中补充脂肪可减少龋病发生。中链脂肪酸及其盐类在低 pH 条件下具有抗龋性质，如壬酸。动物实验表明月桂酸、亚油酸与油酸能抑制牙面生物膜的形成，亚油酸和棕榈油酸能抑制变异链球菌产酸。在饲料中加入甘油月桂酸酯有明显抑制鼠患龋的作用。

（四）维生素

维生素是生物的生长和代谢所必需的微量有机物。维生素 D 与体内钙化组织和器官的发育、代谢密切相关。缺乏维生素 D 会使牙钙化发生障碍。此外，缺乏维生素 A 会影响发育中釉质的角蛋白样物质的代谢，缺乏维生素 C 则会影响牙本质中的胶原代谢。所有这些都会降低牙萌出后的抗龋能力，但这些物质的缺乏所造成的影响只存在于牙发育时期。

动物实验表明：缺乏维生素 A 的田鼠患龋率比不缺乏维生素 A 者高 3 倍多。当维生素 A 缺乏时，田鼠涎腺有萎缩性变化。

（五）无机盐

1. 钙磷盐

无机盐即无机化合物中的盐类，旧称矿物质。对骨和牙齿发育最重要的矿物质是磷与钙，它们是钙化组织的重要组成部分。磷酸盐之所以可以控制龋病，一方面它可以缓冲菌斑内的 pH，另一方面它可以促进牙面的再矿化，从而增强牙的抗龋能力。

2. 氟

除了每日膳食需要量在 100 mg 以上的常量元素如钙、磷、钾、钠外，在重要的微量元素中，与龋病关系最密切的是氟元素。其抗龋机制主要是在牙表面形成氟磷灰石，具有更强的抗酸能力。在牙萌出后，局部用氟也有助于已经存在的龋病釉质的再矿化，降低牙对致龋菌的敏感性，并干扰细菌代谢，从而抑制龋病。

3. 其他无机物

硒、锂、钡、钒、硼、铁、锶、铝等元素也与龋病发生有关，它们能降低机体对龋病的敏感性，另一些元素如锰、镁、铜、镉、钠则有增加机体对龋病敏感性的作用。

三、宿主因素

影响龋病发生的宿主因素主要包括牙和唾液。发育良好的牙，即使其他致龋因素很强也不会发病。唾液对维持口腔正常 pH，保持牙面完整性，促进已脱矿牙的再矿化等具有重要影响，涎腺因各种因素遭到破坏后，很容易发生慢性龋或急性龋（如放射性龋）。

（一）牙

牙和牙弓形态在龋病发病过程中有重要影响，没有缺陷或缺陷很少的牙，一般不发生龋病。临床观察证实，后牙窝沟对龋病高度敏感。牙对龋病的敏感性与窝沟深度呈正相关。

牙各表面对龋的敏感性不尽相同，某些表面易患龋，另一些表面则很少波及。凡有滞留区形成的部位则易造成龋病损害。牙排列不整齐、拥挤和牙重叠均有助于龋病发生。

牙的理化性质、钙化程度、微量元素含量等因素也影响龋病的发生发展。矿化良好的牙不易患龋。釉质中氟、锌含量较高时，患龋的概率也降低。

釉质表面层较表面下层更具抗龋能力。初期龋损部位的显微放射摄片经常发现釉质表层下已显著脱矿，而其表层仅轻度受累。有些理论将这种现象解释为：在龋病发病过程中内层釉质脱矿的矿物质被转运至表层，一旦菌斑液中的酸为唾液中的碱性缓冲体系中和，表层所处的液相环境中 pH 上升，矿物质就会发生再矿化，故而表层显得相对完整。另外，由于表层釉质具有更多矿物质和有机物，水含量相对少，一些元素包括氟、氯、锌、铅和铁也多聚集在釉质表面，而其他成分如碳、镁则相对稀少，这些因素也增强了釉质表层的抗龋能力。釉质在人的一生中可不断发生变化，随年龄增长，釉质密度和渗透性降低，氮和氟含量增加。这些变化是牙萌出后的"成熟"过程。随着年龄增长或时间推移，牙对龋病抵抗力随之增加，成年后龋病发生可处于相对稳定状态。此外，饮用氟化水使釉质表层的氟浓度增加，釉质抗酸能力也随之增强。

（二）唾液

唾液是人体最重要的体液之一，是由口腔附近各类大、小涎腺分泌液，龈沟液及混悬其中的食物碎片、微生物和口腔上皮脱落细胞等所构成的混合性液体。唾液本身的理化性质及成分在不同个体间存在差异，同一个体不同腺体的分泌液在质和量方面均有很大差别。在维持口腔正常生理方面，唾液的质与量的改变、缓冲能力的大小及抗菌系统的变化都与龋病发生过程有着密切关系。

1. 唾液流速

在唾液的抗龋作用中最重要的是唾液的清洁和缓冲作用，可用"唾液清除率"或"口腔清除率"来表示，唾液的流速越大，缓冲能力越强，清除效力越高。

唾液的流速和缓冲能力与龋敏感性呈负相关。老年人由于涎腺细胞萎缩，唾液流量减少，缓冲能力下降，使老年人对牙釉质龋及根面龋的敏感性增加。进食后咀嚼口香糖和龋病发生率关系的临床试验证实，由咀嚼口香糖引起的唾液流速增加能减少龋病的发生率。

2. 缓冲体系

唾液中存在各种缓冲体系，使唾液的 pH 处于中性，其中主要有 3 个缓冲系统：重碳酸盐、磷酸盐和蛋白缓冲系统，这 3 个系统对 pH 变化有不同的缓冲能力。重碳酸盐缓冲系统和磷酸盐缓冲系统的 pH 分别为 6.1 ~ 6.3 和 6.8 ~ 7.0，在咀嚼和进食时唾液的缓冲能力主要依靠重碳酸盐缓冲系统，其缓冲能力占唾液缓冲能力的 64% ~ 90%。在非刺激状态，唾液中重碳酸盐的浓度很低，唾液的缓冲力弱；若刺激唾液分泌，重碳酸盐的含量增多，唾液pH 上升，当唾液流速增加到每分钟 1 mL 时，重碳酸盐的浓度上升到 30 ~ 60 mmol/L，此时，重碳酸盐就能有效地发挥缓冲作用。唾液中的重碳酸盐还可扩散入菌斑，中和细菌产生的酸。磷酸盐缓冲系统的作用原理相似于重碳酸盐缓冲系统，但与唾液分泌率的关系不明显。对非刺激性唾液缓冲能力的研究较少。蛋白缓冲系统能力较弱。

唾液的缓冲能力明显受性别、个体的健康状况、激素水平以及新陈代谢的影响，男性唾液的缓冲能力强于女性。在妇女孕期，其唾液缓冲能力下降，生产后又逐渐恢复，其变化与唾液的流速、流量无关。绝经期的女性应用激素替代或口服小剂量避孕药可在一定程度上增加这些唾液缓冲能力。

3. 碳酸酐酶

碳酸酐酶（CA）通过催化可逆的二氧化碳水合反应参与维持人体各种组织液和体液 pH 的稳定，现已在哺乳动物的消化道鉴定出 11 种 CA 的同工酶，已证实其中至少 2 种参与了唾液的生理活动。其中 CAVI 的浓度与 DMFT 值呈负相关，与唾液的流速、流量呈正相关。研究还发现，CAVI 对唾液 pH 及缓冲力无调节作用，唾液 CAVI 浓度与唾液中变异链球菌和乳酸杆菌的水平无关。

4. 唾液有机成分

唾液主要成分是水，占 99% ~ 99.5%，其他成分不足 0.7%，其中有机物为 0.3% ~ 0.5%。唾液中的有机成分主要包括各种蛋白质、少量脂肪和痕量糖类，其中蛋白质是唾液中最有意义的成分，与龋病发病有密切关系。

不同龋易感性人群唾液蛋白的种类和数量存在差异，不同个体甚至同一个体口腔的不同部位唾液蛋白也存在质和量的差异。唾液蛋白在口腔中可以合成、降解和相互结合。其千变万化的功能状态决定口腔内细菌的定植，从而影响个体龋病的发生发展。

（1）唾液中黏附、凝集相关蛋白与龋易感性：细菌的黏附和凝聚过程受到某些唾液蛋白的影响。这些与黏附和凝集相关的蛋白主要有凝集素、黏蛋白、α 淀粉酶、酸性富脯蛋白和唾液免疫球蛋白等。它们不但参与获得性膜的形成，具有修复和保护釉质、降低釉质溶解度、降低细菌酸性产物的脱矿能力等作用，同时具有调节细菌与牙面附着和促进唾液中细菌凝聚以利于细菌排出口腔的作用。唾液蛋白调节细菌黏附和促进细菌凝聚的能力存在明显个体差异，推测如果唾液蛋白具有较强的促进细菌凝集能力和较低的促进细菌与牙面黏附能力的个体对变异链球菌的防御能力较强，反之则龋易感性较强。

（2）唾液抗菌蛋白和多肽与龋易感性：口腔变异链球菌是目前公认的最主要致龋菌。因此，能抑制或杀灭口腔变异链球菌的因素均有可能影响龋病的发生。唾液中的抗菌蛋白和多肽主要包括上皮来源的 α-防御素（HNPs）、β-防御素（HBDs）和唯一的人组织蛋白酶抑制素（hCAP-18，LL-37）等成分，及涎腺来源的富组蛋白（HRPs）、分泌型免疫球蛋白 A（SIgA）、黏蛋白、溶菌酶、乳铁蛋白（Lf）、过氧化物酶等。这些抗菌蛋白和多肽与口腔黏膜上皮、中性多核白细胞及唾液相互配合，共同维护着口腔健康。

口腔溶菌酶来源于大、小涎腺和吞噬细胞、龈沟液，是一种水解酶，它能水解细菌细胞壁肽聚糖中 N-乙酰胞壁酸与 N-乙酰葡糖胺之间的 $\beta-1,4$-糖苷键，使细胞膜变脆，易于破裂。

口腔乳铁蛋白是中性粒细胞和浆液性腺上皮细胞合成的一种与铁结合的糖蛋白，它广泛存在于人类外分泌液中。乳铁蛋白可通过与铁形成螯合物夺取细菌生长必需的铁离子而起到抑制细菌生长的作用。乳铁蛋白也能直接杀灭部分细菌包括变异链球菌。

（3）脂类与龋易感性：研究发现，在致龋性食物中补充脂肪可减少龋病发生，中链脂肪酸及其盐类在 pH < 5 条件下具有抗菌性质，但机制尚不清楚。

5. 唾液无机成分

唾液的无机成分仅占 0.2%，主要是钾、钠、钙、氯化物、重碳酸盐和无机磷酸盐。由于这些无机成分的存在，使唾液能维持牙体组织的完整性；促进萌出后釉质成熟；富含钙和磷酸盐的环境也促进早期龋损害和脱矿釉质的再矿化。

（三）免疫

口腔免疫可分为特异性免疫和非特异性免疫两类。特异性免疫包括体液免疫和细胞免疫，不能遗传。口腔非特异性免疫成分除黏膜屏障外，主要是唾液中的一些抗菌蛋白。

目前已经公认，变异链球菌是龋病的主要致病菌，与人类龋病相关的细菌还有黏性放线菌和乳杆菌。由于致病菌明确，免疫防龋已成为可能。人类自身的免疫状态，以及人工主动免疫和被动免疫都将影响龋病的发生和发展。

1. 变异链球菌抗原

目前已鉴定出大量抗原，包括细胞壁表面抗原和一些蛋白质，如葡糖基转移酶等。

以变异链球菌各种抗原成分作为疫苗主动免疫防龋，在这一领域已进行了大量研究。经历了全菌疫苗、亚单位疫苗，如变异链球菌主要表面蛋白抗原（Ag I/II 或 PAc、SpaA 等）及葡糖基转移酶等。进一步发展为多肽疫苗、基因重组疫苗及核酸疫苗。

为了避免疫苗可能产生的不良反应，也有大量被动免疫防龋的研究报道。

2. 人体抗龋免疫反应

人体自身的免疫状态对龋病发生有重要影响。通过人工免疫方法增强机体免疫防御能力，也可影响龋病发生。

（1）唾液抗体：高龋人群全唾液中 IgA 浓度显著低于低龋或无龋人群。然而也有报道提出，低龋患者唾液中抗变异链球菌 IgA 抗体水平并非稳定地升高，而是随着过去龋齿损害数量的增加而升高，因此认为 SIgA 水平仅能反映积累的龋病经历。

以编码 GTF 和 PAC 基因构建的 DNA 疫苗，经鼻腔或全身途径免疫后，实验动物唾液中特异性 SIgA 抗体升高，并能达到预防龋病的效果。相关的临床研究效果尚待证实。

（2）血清抗体：与变异链球菌细胞、细胞壁、抗原 I/II 和 GTF 相关的血清抗体为 IgG、IgM 和 IgA。血清抗体的免疫学研究结果报道不一，但已有一些证据表明无龋成人或经过治疗的龋病患者，其血清抗体水平与龋病指数呈负相关，而患龋者为正相关。龋病发生时血清 IgG 和 IgM 有轻度增加。

3. 细胞免疫反应

有关细胞免疫反应与龋病关系的报道尚不多见，但变异链球菌可以刺激人类淋巴细胞增殖并释放细胞因子，如巨噬细胞移动抑制因子，说明细胞免疫在龋病过程中具有一定作用。

四、其他影响因素

（一）年龄

龋病在儿童中甚为流行，牙萌出后很快即可能患龋。一些因素可能导致变异链球菌在牙面聚集，聚集的时间越早，引起龋病发生的危险性越大。虽然在婴幼儿和儿童时期均可通过不同途径产生免疫保护，但保护力度甚微，因此儿童时期患龋率一直很高。

第一恒磨牙萌出后，由于有较深的窝沟，因此患龋病的概率很高。在一些地区第一磨牙患龋率可达50%。10岁时第二磨牙也开始患龋，年龄在11～15岁时，龋病活性急剧增加，DMF记录随年龄增长而上升，直到24岁时趋于稳定。

进入青年期后，随着年龄增长，牙龈逐渐退缩，牙根面外露，菌斑易于聚集，常造成根面龋，因此老年人龋病发病率又趋回升。

（二）性别

一般报道认为，女性患龋率略高于男性，但对这一观点也有不同意见。一般情况下，女性牙萌出时间早于男性，由于牙萌出较早，牙与口腔环境接触时间相对延长，感染龋病概率随之增加。

（三）种族

对种族与龋病的关系进行过较多研究，但这些研究存在一定的困难，如怎样排除环境因素的影响。目前多数学者认为，龋病的种族差异是存在的，但不能排除环境因素，特别是饮食习惯的影响。同时指出即使这种差异存在，但与社会因素和文化因素相比较，种族差异仅为次要因素。

（四）家族与遗传

目前广泛认为，在同一家族中龋病以相类似的模式流行，然而很难区分造成这种相同模式的原因是遗传因素还是早期就具有相同的生活习惯，或对口腔保健持有相同的态度所致。

（五）地理因素

目前的流行病学研究已经证实，在国家与国家之间，以及一个国家内的不同地区之间，其龋病流行情况有很大差异，这反映出地理变化的影响。但是由于地理因素中包含了大量的其他因素，因此，研究地理因素与龋病发病的关系存在一定困难。

（白轶昕）

第二节 龋病病理特点

龋病是牙对牙菌斑生物膜及其代谢产物的动态反应的结果。这种反应过程，形态学上表现为初期超微结构水平的脱矿和再矿化及晚期的龋洞形成。研究龋病病变过程的设备主要有：普通光镜、偏光显微镜、显微放射照像、扫描电镜、氩离子减薄技术、高分辨电镜、u-CT等。初期牙釉质龋的脱矿和再矿化主要表现为牙釉质内微孔的改变，偏光显微镜是有效的研究设备。人牙釉质由紧密排列的羟磷灰石晶体构成，其中含有一定数量的微孔，具有使平面偏光分解为两束光的特性。正常牙釉质呈负性内在双折射。

龋病过程中，矿物质移出形成溶解性间隙，牙釉质晶体破坏使组织中微孔容积增大，牙釉质的双折射由负性转变为正性。当使用不同折射指数的浸渍物浸渍这些微孔时，能产生另一种类型的双折射，这种类型的双折射称为"形成双折射"。

一、牙釉质龋

（一）牙釉质龋分区

牙釉质是全身最硬的矿化组织。龋病早期阶段，牙釉质的表面层损害极少，在表面层下方表现为脱矿。从损害进展的前沿开始，分为以下 4 个区。

（1）透明带，是损害进展的前沿。

（2）暗带，位于透明带与损害体部之间。

（3）损害体部。

（4）相对完整的牙釉质表面层。

（二）龋病病理过程

龋病病损区不是独立的，而是龋病发展的连续性改变。整个龋病的发生发展过程可分为以下 6 期。

（1）龋齿脱矿最早的表现是表层下出现透明带，此时临床和X线均不能发现。

（2）透明带扩大，部分区域有再矿化现象，其中心部出现暗带。

（3）随着脱钙病变的发展，暗带中心出现病损体部，病损体部相对透明，芮氏线、釉柱横纹明显。临床上表现为龋白斑。

（4）病损体部被食物、烟和细胞产物等外源性色素着色，临床上表现为棕色龋斑。

（5）龋病进展到釉牙本质界时，病损呈侧向扩展，发生潜行性破坏，临床上表现为蓝白色。侧向扩展与釉牙本质界有机成分多、含氟量低有关。

（6）牙表面的龋坏，龋洞形成。

二、牙本质龋

牙髓和牙本质组织可视为独立的生理性复合体，当龋损到达牙本质后也会累及牙髓组织。龋损潜行性破坏牙釉质后，沿牙本质小管方向侵入牙本质，沿着釉牙本质界向侧方扩散，在牙本质中形成锥形损害，其基底在釉牙本质界处，尖指向牙髓。

牙本质龋损在光镜下可看到若干区域，包括坏死区、细菌侵犯区（感染层）、牙本质脱矿区、高度矿化区即硬化区及修复性牙本质层。

活动性龋病损害时，坏死区由结构遭破坏的牙本质小管、混合性口腔微生物群及被降解的无结构基质所构成。坏死区下方为感染层，该层中微生物已渗透至牙本质小管。靠近感染层的是脱矿区，该区矿物盐已被溶解，留下相对完整的牙本质小管。在脱矿区表层可发现少量细菌，但深层的大部分组织无菌。这一部分组织，由于其硬度的原因也称为革样牙本质。牙本质龋的前沿有脱矿区，但相对完整的硬化层的存在具有重要的临床意义。当牙本质深龋进展较慢时，在脱矿区的下方可形成一硬化层。该层的管腔比正常牙本质管腔狭小，可能是由于被晶体堵塞之故。硬化层的牙本质小管可因管内钙化而完全闭合，使该层的渗透性降低，矿化水平增高且超过正常牙本质。硬化层的下方，成牙本质细胞继续形成一层修复性牙本质，不仅增加了牙本质的厚度，也使成牙本质细胞退到牙髓腔中远离损害区的部位。

三、牙骨质龋

牙骨质的龋损过程与牙本质龋相同。临床上牙骨质龋呈浅碟形，常发生在牙龈严重退缩、根面自洁作用较差的部位。初期牙骨质龋的显微放射摄影表明，在牙骨质中也发生表面下脱矿，伴有致密的矿化表面。表明这种再矿化过程类似于硬化牙本质的再矿化过程。

初期损害，光学显微镜和显微放射摄影可看到牙骨质中出现裂缝，有时表现为"分层损害"。损害可能沿穿通纤维的走向进展，与牙根面垂直。浑浊的外表面层覆盖着下方脱矿的牙骨质。

在根部牙本质发生进行性损害时，牙本质小管被细菌感染，其主管和侧支均被累及，与冠部牙本质龋一样，可能有硬化性反应，矿物质晶体部分或全部封闭牙本质小管。

四、脱矿和再矿化

在酸的作用下，牙矿物质发生溶解，钙和磷酸盐等无机离子由牙中脱出称为脱矿。蛋白质、脂肪和水构成了牙釉质扩散通道，在牙釉质脱矿和再矿化过程中，化学物质经该通道扩散。随着钙和磷酸盐向外扩散，牙釉质表层可出现再矿化，导致牙釉质外层似有完整外观，厚度为 20~40 μm，此处的矿物质含量高于损害体部。若菌斑微生物不断产酸，则牙釉质表面下脱矿仍继续进行，修复过程不能与之同步，脱矿大于再矿化，导致晶体结构广泛损伤、崩溃，形成龋洞。

人牙龋损的形成不是一个简单的持续性脱矿过程，而是脱矿与再矿化的连续性动力学反应。下列因素有利于阻止龋病发展，促进再矿化过程。

（1）除去致龋底物，减少有机酸形成和酸向牙釉质扩散。通过减少糖类的摄入频率也可避免或减少菌斑产酸，从而减轻脱矿程度。

（2）仔细刷牙，牙表面不形成厚的菌斑，在菌斑液体-获得性膜-牙釉质界面维持钙和磷酸盐的一定浓度，有利于保护牙。

牙发育和再矿化期间，经常规律性地使用含低水平氟的饮水，含氟牙膏和（或）含氟漱口液，能增强唾液源性再矿化作用。

（白轶昕）

第三节　龋病临床表现与诊断

一、临床表现

龋病是一种慢性破坏性疾病，并不累及所有牙面，对牙的不同解剖部位具有某种倾向性。根据龋病的临床损害模式，从动力学角度，可以根据龋病发病情况和进展速度分类；从形态学角度，可以根据损害的解剖部位分类；也可以按照病变深度进行分类。

（一）按发病情况和进展速度分类

1. 急性龋

多见于儿童或青年人。病变进展较快，病变组织颜色较浅，呈浅棕色，质地较软而且湿润，很容易用挖器剔除，又称湿性龋。急性龋因病变进展较快，牙髓组织容易受到感染，产生牙髓病变。

猖獗龋（猛性龋）是急性龋的一种类型，病程进展很快，多数牙在短期内同时患龋，常见于颌面及颈部接受放射治疗的患者，又称放射性龋。Sjögren 综合征患者及一些有严重全身性疾病的患者，由于唾液分泌量减少或未注意口腔卫生，也可能发生猖獗龋。

2. 慢性龋

进展慢，龋坏组织染色深，呈黑褐色，病变组织较干硬，又称干性龋。一般龋病都属此种类型。

龋病发展到某一阶段时，由于病变环境发生变化，隐蔽部位变得开放，原有致病条件发生改变，龋病不再继续进行，损害仍保持原状，这种特殊龋损害称为静止龋，也是一种慢性龋。

3. 继发龋

龋病治疗后，由于充填物边缘或窝洞周围牙体组织破裂，形成菌斑滞留区，或修复材料与牙体组织不密合，留有小的缝隙，这些都可能成为致病条件，产生龋病，称继发龋。

（二）按损害的解剖部位分类

1. 殆面（窝沟）龋和平滑面龋

牙面窝沟是牙釉质的深通道，个体之间的形态差异很大，常影响龋病发生。窝沟类型分型如下。

（1）V型：顶部较宽，底部逐渐狭窄，该型占34%。

（2）U型：从顶部到底部宽度几乎相同，约占14%。

（3）Ⅰ型：呈一非常狭窄的裂缝，占19%。

（4）IK型：非常狭窄的裂缝但底部带有宽的间隙，占26%。

（5）其他类型：占7%。

有的窝沟龋损呈锥形，底部朝向牙本质，尖部朝向牙釉质表面，狭而深的窝沟处损害更为严重，龋病早期，牙釉质表面无明显破坏。具有这类临床特征的龋损又称潜行性龋。

除窝沟外的牙面发生的龋病损害均为Ⅱ型，称平滑面龋。平滑面龋损可进一步分为2个亚类：发生于近远中触点处的损害称邻面龋；发生于牙颊或舌面，靠近釉牙骨质界处为颈部龋。

2. 根面龋

龋病过程大多从牙釉质表面开始，但也有从牙骨质或直接从牙本质表面进入，如牙根面龋。在根部牙骨质发生的龋病损害称作根面龋。这种类型的龋病损害主要发生于牙龈退缩、根面外露的老年人牙列。在50～59岁年龄组中约60%以上的受检者有根面龋损。根面龋始于牙骨质或牙本质表面，这两种牙体组织的有机成分多于牙釉质，基于这一原因，引起根面龋的菌群可能有别于产生牙釉质龋的菌群。在现代人群中的根面龋，最常发生于牙根的颊面和舌面，而在古代人群中，根面龋损害主要在邻面。

3. 线形牙釉质龋

线形牙釉质龋是一种非典型性龋病损害，主要发生于上颌前牙唇面的新生线处，或更确切地说是新生带。新生带代表出生前和出生后牙釉质的界限，是乳牙具有的组织学特征。乳上颌前牙釉质表面的新生带部位产生的龋病损害呈新月形，其后续牙对龋病的易感性也较强。

4. 隐匿性龋

牙釉质脱矿常从其表面下层开始，有时可能在看似完整的牙釉质下方形成龋洞，因其具有隐匿性，临床检查常易漏诊。隐匿性龋好发于磨牙沟裂下方和邻面。仔细检查可发现病变区色泽较黯，有时用探针尖可以探入洞中。X线摄片可以确诊。

（三）按病变深度分类

根据病变深度可分为浅龋、中龋和深龋，详见本节诊断相关内容。

二、诊断

（一）龋病的诊断方法

1. 视诊

观察牙面有无黑褐色改变和失去光泽的白垩色的斑点，有无腔洞形成。当怀疑有邻面龋时，可从咬𬌗面观察邻近的边缘嵴有无变黯的黑晕出现。

2. 探诊

利用尖头探针探测龋损部位有无粗糙、勾拉或插入的感觉。探测洞底或牙颈部的龋洞是否有变软、酸痛或过敏，有无剧烈探痛。还可探测龋洞部位、深度、大小以及有无穿髓孔等。

邻面的早期龋损，探针不易进入，可用牙线自咬殆面滑向牙间隙，然后自颈部拉出，检查牙线有无变毛或撕断的情况。

3. 温度刺激试验

当龋洞深达牙本质时，患者即可能述说对冷、热或酸、甜刺激发生敏感甚至难忍的酸痛，医师可用冷热等刺激进行检查，也可使用电活力测定。

4. X 线检查

邻面龋、继发龋或隐匿龋不易用探针查出，此时可用 X 线片进行检查。龋病在 X 线片上显示透射影像。也可借助于 X 线检查龋洞的深度及其与牙髓腔的关系。

5. 透照用光导纤维装置

对检查前牙邻面龋洞甚为有效，可直接看出龋损部位和病变深度、范围。

6. 激光荧光法

激光龋齿诊断仪利用正常和龋坏牙体组织激发的荧光有着明显的区别诊断恒牙和乳牙的早期龋，特别是窝沟隐匿龋。目前对激光荧光诊断龋齿的研究得出的特异度范围变化很大，多数学者建议激光荧光诊断可作为可疑龋的辅助诊断而非首选诊断。

（二）龋病的诊断标准

临床上最常使用的龋病诊断标准是按病变程度分类进行，现介绍如下。

1. 浅龋

浅龋位于牙冠部时，一般均为牙釉质龋或早期牙釉质龋，但若发生于牙颈部时，则是牙骨质龋和（或）牙本质龋，也有一开始就是牙本质龋。

位于牙冠的浅龋又可分为窝沟龋和平滑面龋。前者的早期表现为龋损部位色泽变黑，进一步仔细观察可发现黑色色素沉着区下方为龋白斑，呈白垩色改变。用探针检查时有粗糙感或能钩住探针尖端。

平滑牙面上的早期浅龋一般呈白垩色点或斑，随着时间延长和龋损继续发展，可变为黄褐色或褐色斑点。邻面的平滑面龋早期不易察觉，用探针或牙线仔细检查，配合 X 线片可能做出早期诊断。

浅龋位于牙釉质内，患者一般无主观症状，遭受外界的物理和化学刺激如冷、热、酸、甜刺激时也无明显反应。

浅龋应与牙釉质钙化不全、牙釉质发育不全和氟牙症相鉴别。

牙釉质钙化不全也表现为白垩状损害，表面光洁，同时白垩状损害可出现在牙面任何部位，浅龋有一定的好发部位。

牙釉质发育不全是牙发育过程中，成釉器的某一部分受到损害所致，可造成牙釉质表面不同程度的实质性缺陷，甚至牙冠缺损。牙釉质发育不全时也有变黄或变褐的情况，但探诊时损害局部硬而光滑，病变呈对称性，这些特征均有别于浅龋。

氟牙症又称斑釉症，受损牙面呈白垩色至深褐色，患牙呈对称性分布，地区流行情况是与浅龋相鉴别的重要参考因素。

2. 中龋

当龋病进展到牙本质时，由于牙本质中所含无机物较釉质少，有机物较多，构造上又有很多小管，有利于细菌入侵，龋病进展较快，容易形成龋洞。牙本质因脱矿而软化，随色素侵入而变色，呈黄褐色或深褐色，同时出现主观症状。

中龋时患者对酸甜饮食敏感，过冷、过热饮食也能产生酸痛感觉，冷刺激尤为显著，刺激去除后症状立即消失。龋洞中除有病变的牙本质外，还有食物残渣、细菌等。

由于个体反应的差异，有的患者可完全没有主观症状。颈部牙本质龋的症状较为明显，这是由于该部位距牙髓较近之故。中龋时牙髓组织受到激惹，可产生保护性反应，形成修复性牙本质，它能在一定程度上阻止病变发展。

3. 深龋

龋病进展到牙本质深层时为深龋，临床上可见很深的龋洞，易于探查到。但位于邻面的深龋洞及有些隐匿性龋洞，外观仅略有色泽改变，洞口很小而病变进展很深，临床检查较难发现，应结合患者主观症状，仔细探查。必要时需在处理过程中除去无基釉质然后再进行诊断。

若深龋洞洞口开放，则常有食物嵌入洞中，食物压迫使牙髓内部压力增加，产生疼痛。遇冷、热和化学刺激时，产生的疼痛较中龋时更加剧烈。

深龋一般均能引起牙髓组织的修复性反应，包括修复性牙本质形成，轻度的慢性炎症反应，或血管扩张、成牙本质细胞层紊乱等。

根据患者主观症状、体征，结合 X 线片易于确诊，但应注意与可复性牙髓炎和慢性牙髓炎相鉴别。

（白轶昕）

第四节　龋病的非手术治疗

龋病的非手术治疗，是通过采用药物或再矿化等技术终止或消除龋病。方法包括药物治疗、再矿化治疗、预防性树脂充填术。

其适应范围有限，主要适用于：①釉质早期龋，未出现牙体组织缺损者；②釉质早期龋，形成较浅的龋洞，损害表面不承受咀嚼压力，也不在邻面触点内；③静止龋，致龋的环境已经消失，如𬌗面的点隙内的龋损害，由于𬌗面磨损，已将点隙磨掉；邻面龋由于邻接牙已被拔除，龋损面容易清洁，不再有牙菌斑堆积；④龋病已经造成实质性损害，牙形态的完整性被破坏，但在口腔内保留的时间不长，如将在 1 年内被恒牙替换的乳牙；⑤患龋牙破坏明显，但属于无功能的牙，如正畸治疗必须拔除的牙，无咬𬌗功能的第三磨牙。

一、药物治疗

（一）常用药物

1. 氟化物

常用的有 75% 氟化钠甘油糊剂、8% 氟化亚锡溶液、酸性磷酸氟化钠（APF）溶液、含氟凝胶（如 1.5% APF 凝胶）及含氟涂料等。

氟化物对软组织无腐蚀性，不使牙变色，安全有效，前、后牙均可使用。

氟化物的作用主要在于：①降低釉质的脱矿和促进釉质的再矿化；②氟对微生物的作用。

2. 硝酸银

常用制剂有 10% 硝酸银和氨硝酸银。硝酸银对软组织具有较强的腐蚀性，也可造成牙变色，只用于乳牙和后牙，不用于牙颈部龋。

（二）适应证

1. 釉质早期龋

位于平滑面、尚未形成龋洞者。

2. 乳前牙邻面浅龋和乳磨牙𬌗面广泛性浅龋

1年内将被恒牙替换。

3. 静止龋

龋损面容易清洁，不再有牙菌斑堆积。

（三）治疗方法

（1）用石尖磨除牙表面浅龋，暴露病变部位。大面积浅碟状龋损可磨除边缘脆弱釉质，以消除食物滞留的环境。

（2）清洁牙面，去除牙石和菌斑。

（3）隔湿，吹干牙面。

（4）涂布药物。

1）氟化物：将氟化物涂于患区，用橡皮杯或棉球反复涂搽牙面1~2分钟。如用涂料则不必反复涂搽。

2）硝酸银：用棉球蘸药液涂布患区，热空气吹干后，再涂还原剂，如此重复数次，直至出现黑色或灰白色沉淀。硝酸银有高度腐蚀性，使用时应严密隔湿，避免与软组织接触。

二、再矿化治疗

（一）概述

再矿化治疗是在药物治疗的基础上发展起来的一种治疗早期龋的方法，即采用人工方法使脱矿釉质或牙骨质再次矿化，恢复其硬度，终止或消除早期龋损。

人们很早就注意到了龋病过程中的再矿化现象。1912年Head首先发现龋病病变中的再矿化，并证明这种再矿化是由于唾液的作用。同年，Pickerill用硝酸银处理牙，发现刚萌出的牙容易被硝酸银浸入，而萌出已久者则不易浸入。

再矿化治疗已受到国内外同行的认可，并在临床应用中取得了较好的疗效。

（二）再矿化液的组成

再矿化液的配方较多，主要为含有不同比例的钙、磷和氟。为加强再矿化液的稳定性，常在再矿化液中加入钠和氯。酸性环境可减弱再矿化液对釉质的再矿化作用，再矿化液的pH一般为7。

（三）适应证

（1）光滑面早期龋，白垩斑或褐斑。

（2）龋易感者可作预防用。如进行头颈部放疗的患者，在放疗前、中、后行再矿化治疗，可预防放射龋；佩戴固定矫治器的正畸患者，在矫正前、中、后行再矿化治疗，可有效地预防龋病的发生。

（3）急性龋、猖獗龋充填修复治疗时的辅助药物。

（四）治疗方法

1. 含漱

配制成漱口液，每日含漱。

2. 局部应用

适用于个别牙的再矿化。清洁、干燥牙面，将浸有药液的棉球置于患处，每次放置数分钟，反复 3~4 次。

三、预防性树脂充填术

（一）概述

预防性树脂充填术是窝沟龋的有效防治方法，该方法仅去除窝沟处的病变釉质或牙本质，根据龋损的大小，采用酸蚀技术和树脂材料充填龋洞并在牙面上涂一层封闭剂，是一种窝沟封闭与窝沟龋充填相结合的预防性措施。

1977 年 Simonsen 提出对小的窝沟龋和窝沟可疑龋进行预防性树脂充填术，为窝沟龋的治疗提供了一种新方法。预防性树脂充填是处理局限于窝沟的早期龋的一种临床技术。

（二）适应证

（1）𬌗面窝沟和点隙有龋损，能卡住探针。

（2）深的点隙窝沟有患龋倾向，可能发生龋坏。

（3）窝沟有早期龋迹象，釉质脱矿或呈白垩色。

（三）治疗方法

除了去除龋坏组织和使用黏结剂外，其操作步骤与窝沟封闭相同。

（1）用手机去除点隙窝沟龋坏组织，不做预防性扩展。

（2）清洁牙面，彻底冲洗、干燥、隔湿。

（3）酸蚀𬌗面及窝洞。

（4）用封闭剂涂布𬌗面窝沟及窝洞。

（5）术后检查充填及固化情况，注意有无漏涂、咬𬌗是否过高等。

（白轶昕）

第五节 深龋与根面龋处理

一、深龋处理

（一）治疗原则

1. 停止龋病发展，促进牙髓的防御性反应

去净龋坏组织，消除感染源是终止龋病发展的关键步骤。原则上应去净龋坏组织，尽量不穿通牙髓。

2. 保护牙髓

术中必须保护牙髓，减少对牙髓的刺激。

3. 正确判断牙髓状况

正确判断牙髓状况是深龋治疗成功的基础。要对牙髓状况做出正确判断，才能制订出正确的治疗方案。

影响牙髓反应的因素有很多，不仅与牙本质厚度和病变进程有关，还与细菌种类和数量及致病性、牙本质钙化程度、牙髓细胞和微循环状况、患者年龄等因素有关。临床上可通过询问病史，了解患牙有无自发痛、激发痛、刺激去除后有无延缓痛，结合临床检查，包括视诊、探诊、叩诊等，必要时做牙髓温度测试、电活力测试及 X 线检查，以判断牙髓状况。

（二）治疗方法

1. 垫底充填

（1）适应证：适用于无自发痛、激发痛不严重、刺激去除后无延缓痛、能去净龋坏牙本质的牙髓基本正常的患牙。

（2）窝洞预备要点：①开扩洞口，去除洞缘的无基釉和龋坏组织，暴露龋损；②用挖器或球钻仔细去除深层龋坏组织；③侧壁磨平直，不平的洞底可用垫底材料垫平；如需做倒凹固位形，应在垫底后做；④若患牙承受较大咬𬌗力，适当降低咬𬌗，磨低脆弱的牙尖和嵴。

（3）充填治疗：①垫底，第一层垫氧化锌丁香油酚黏固剂或氢氧化钙，如用复合树脂修复则不能使用氧化锌丁香油酚黏固剂垫底，第二层垫磷酸锌黏固剂；若用聚羧酸锌黏固剂或玻璃离子黏固剂垫底则可只垫 1 层，如需做倒凹，垫底后做；②充填，用适宜的充填材料充填，恢复牙的外形和功能。

2. 安抚治疗

（1）适应证：对于无自发痛，但有明显的激发痛的深龋患者，备洞过程中极其敏感，应先做安抚治疗，待症状消除后再做进一步处理。

（2）治疗方法：①安抚观察，清洁窝洞，放置丁香油酚棉球或抗生素小棉球，用氧化锌丁香油酚黏固剂封洞，观察 1~2 周；②充填，复诊时如无症状，牙髓活力正常，无叩痛，则取出棉球，做双层垫底永久充填，或做间接盖髓术。如有症状，则应进一步行牙髓治疗。

如果软化牙本质可去净，可直接用氧化锌丁香油酚黏固剂封洞观察。第二次复诊时，如无症状，牙髓活力正常，可在隔湿情况下去除部分黏固剂，留一薄层做垫底用，上面用磷酸锌黏固剂垫底，做永久充填。

3. 间接盖髓术

（1）概念：间接盖髓术（IPC）是指用具有消炎和促进牙髓牙本质修复反应的盖髓制剂覆盖于洞底，促进软化牙本质再矿化和修复性牙本质形成，保存全部健康牙髓的方法。常用的盖髓剂有氢氧化钙制剂。

（2）适应证：用于软化牙本质不能一次去净，牙髓-牙本质反应能力下降，无明显主观症状的深龋患牙。

（3）治疗方法：因慢性龋和急性龋细菌侵入深度不同，故在治疗方法上不尽相同。

二、根面龋处理

根面龋是指因牙龈退缩导致牙根表面暴露而引起牙根发生的龋病。一旦牙周组织萎缩、牙根面暴露，则为患根面龋提供了可能性。

（一）临床特点

1. 好发部位

常发生在牙龈退缩的牙骨质面，也可由楔状缺损继发而来。

2. 临床特征

早期，牙骨质表层下无机物脱矿，有机物分解，牙骨质结构和完整性遭到破坏，龋病进展缓慢、病变较浅，呈浅棕色或褐色边界不清晰的浅碟状。龋损进一步发展，沿颈缘根面呈环形扩散；病变发展时，向根尖方向发展，一般不向冠方发展侵入釉质；严重者破坏牙本质深层，在咬𬌗压力下可使牙折断。

根面龋多为浅而广的龋损，早期深度为 0.5～1 mm 时不影响牙髓，疼痛反应轻，患者可无自觉症状。病变加深，接近牙髓时，患者对酸、甜、冷、热刺激产生激发痛。

（二）治疗原则

可采用非手术治疗和充填治疗两种方法。

1. 非手术治疗

（1）适应证：①根龋的深度限于牙骨质或牙本质浅层，呈平坦而浅的龋洞；②龋坏部位易于清洁或自洁；③龋洞洞壁质地较硬，颜色较深，呈慢性或静止状态。

（2）治疗方法：先用器械去除菌斑及软垢，再用砂石尖磨光后用药物处理患处。

注意不要选择硝酸银药物，因为该药对口腔软组织有较强的腐蚀性并使牙变黑。

2. 充填治疗

根面龋治疗原则与龋病治疗原则相同，但应注意以下几点。

（1）去除龋坏组织，消除细菌感染：根部牙骨质和牙本质均较薄，去净龋坏组织消除细菌感染、保护牙髓更为重要。使用慢速球钻沿洞壁轻轻地、间断地钻磨，并用冷水装置，避免产热，避免对牙髓造成激惹。也可使用挖器去除软化牙本质。

（2）制备洞形：重点在制备固位形。

当龋病沿根面环形发展形成环状龋时，去除龋坏组织充填修复后，应做全冠修复。如果根面组织破坏较多，此时虽无明显的牙髓炎症状，也应做根管治疗，利用根管桩、钉插入根管，充填修复后增加牙体的抗力。

根面龋发展至龈下，牙龈组织会有不同程度的炎症。为改善牙龈组织的炎症，可先用器械或刮匙做根面洁治和刮治，并去除龋坏区软化牙本质，清洗干燥根面后用氧化锌丁香油黏固粉封闭，1 周后再进行下一步的治疗。

（3）窝洞消毒和垫底：①消毒药物，75% 乙醇，木馏油，25% 麝香草酚液，选用牙色材料充填时应用 75% 乙醇消毒；②垫底，若选用对牙髓无刺激的充填材料如玻璃离子体黏固剂，可不垫底。用复合树脂充填时，垫底材料可选择氢氧化钙。

（4）窝洞充填：①严密隔湿；②使用银汞合金充填材料时，要注意层层压紧，以免造成微渗漏。双面洞时应使用成形片或楔子，以保证材料与根部贴合，避免悬突。

（白轶昕）

第三章

牙体牙髓病

第一节　牙体磨损

　　单纯的机械摩擦作用造成牙体硬组织缓慢、渐进性地丧失称为磨损。在正常咀嚼过程中，随年龄的增长，牙齿𬌗面和邻面由于咬𬌗而发生的均衡的磨耗称为生理性磨损，牙齿组织磨耗的程度与年龄是相称的。临床上，常由某种因素引起个别牙或一组牙，甚至全口牙齿的磨损不均或过度磨损，称为病理性磨损。

一、病因

1. 牙齿硬组织结构不完善

发育和矿化不良的釉质与牙本质易出现磨损。

2. 𬌗关系不良，𬌗力负担过重

无𬌗关系的牙齿不发生磨损，甚至没有磨耗；深覆𬌗、对刃𬌗或有𬌗干扰的牙齿磨损重。缺失牙齿过多或牙齿排列紊乱可造成个别牙或一组牙负担过重而发生磨损。

3. 硬食习惯

多吃粗糙、坚硬食物的人，如古代人、一些少数民族，全口牙齿磨损较重。

4. 不良习惯

工作时咬紧牙或以牙咬物等习惯可造成局部或全口牙齿的严重磨损或牙齿特定部位的过度磨损。

5. 全身性疾病

如胃肠功能紊乱、神经官能症或内分泌紊乱等，导致的咀嚼肌功能失调而造成牙齿磨损过度；唾液内黏蛋白含量减少，降低了其对牙面的润滑作用而使牙齿磨损增加。

二、病理

　　因磨损而暴露的牙本质小管内成牙本质细胞突逐渐变性，形成死区或透明层，相应部位近髓端有修复性牙本质形成，牙髓发生营养不良性变化。修复性牙本质形成的量，依牙本质暴露的面积、时间和牙髓的反应而定。

三、临床表现及其并发症

（一）磨损指数（TWI）

测定牙齿的磨损指数有多种，其中较完善和适合临床应用的是 SmithBGN 和 Knight JK（1984）提出的，包括牙齿的殆、颊唇、舌面、切缘及牙颈部的磨损程度在内的牙齿磨损指数（5 度）。

1. 0 度

釉面特点未丧失，牙颈部外形无改变。

2. 1 度

釉面特点丧失，牙颈部外形丧失极少量。

3. 2 度

釉质丧失，牙本质暴露少于表面积的 1/3，切缘釉质丧失，刚暴露牙本质，牙颈部缺损深度在 1 mm 以内。

4. 3 度

釉质丧失，牙本质暴露多于牙面的 1/3，切缘釉质和牙本质丧失，但尚未暴露牙髓和继发牙本质，牙颈部缺损深达 1～2 mm。

5. 4 度

釉质完全丧失，牙髓暴露或继发牙本质暴露，切缘的牙髓或继发牙本质暴露，牙颈部缺损深度 >2 mm。

（二）临床表现和并发症

随着牙体磨损程度的增加，可出现不同的症状。

（1）釉质部分磨损，露出黄色牙本质或出现小凹面。一些磨损快、牙本质暴露迅速的病例可出现牙本质过敏症。

（2）当釉质全部磨损后，殆面除了周围环以半透明的釉质外，均为黄色光亮的牙本质（图 3-1）。牙髓可因长期受刺激而发生渐进性坏死或髓腔闭锁；也可因磨损不均而形成锐利的釉质边缘和高陡牙尖，如上颌磨牙颊尖和下颌磨牙舌尖，使牙齿在咀嚼时受到过大的侧方殆力产生殆创伤；或因充填式牙尖造成食物嵌塞，发生龈乳头炎，甚至牙周炎；过锐的牙尖和边缘还可能刺激颊、舌黏膜，形成黏膜白斑或压疮性溃疡。

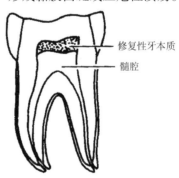

修复性牙本质
髓腔

图 3-1 殆面釉质磨损

（3）牙本质继续迅速磨损，可使髓腔暴露，引起牙髓病和根尖周病。

（4）全口牙齿磨损严重，牙冠明显变短，颌间距离过短可导致颞下颌关节病变和关节后压迫症状。

四、防治

（1）去除病因：如改正不良习惯、调𬌗、修复缺失牙及治疗引起磨损的全身性疾病等。

（2）对症治疗：磨损引起的牙本质过敏症可行脱敏治疗。

（3）个别牙齿重度磨损与对𬌗牙之间有空隙的，深的小凹面用充填法治疗；牙齿组织缺损严重者可在牙髓治疗后用高嵌体或全冠修复。

（4）多个牙齿重度磨损可用𬌗垫适当抬高颌间距离。

（薛　欣）

第二节　牙微裂

未经治疗的牙齿硬组织由于物理因素的长期作用而出现的临床不易发现的细微裂纹，称为牙微裂，习惯上称牙隐裂。牙微裂是导致成年人牙齿劈裂，继而牙齿丧失的一种主要疾病。

一、病因

1. 牙齿结构的薄弱环节

正常人牙齿结构中的窝沟和釉板均为牙齿发育遗留的缺陷区，不仅本身的抗裂强度最低，而且是牙齿承受正常𬌗力时应力集中的部位，因此是牙微裂发生的内在条件。

2. 牙尖斜面

牙齿在正常情况下，即使受到应力值最小的0°轴向力时，由于牙尖斜面的存在，在窝沟底部同时受到两个方向相反的水平分力作用，即劈裂力的作用。牙尖斜度愈大，所产生的水平分力愈大。因此，承受𬌗力部位的牙尖斜面是微裂发生的易感因素。

3. 创伤性𬌗力

随着年龄的增长，可由于牙齿磨损不均出现高陡牙尖，正常的咀嚼力则变为创伤性𬌗力。原来就存在的窝沟底部劈裂力量明显增大，致使窝沟底部的釉板可向牙本质方向加深加宽，这是微裂纹的开始。在𬌗力的继续作用下，裂纹逐渐向牙髓方向加深。创伤性𬌗力是牙微裂发生的重要致裂因素。

4. 温度作用

釉质和牙本质的膨胀系数不同，在长期的冷热温度循环下（0～50 ℃），可使釉质出现裂纹。这点可解释与咬𬌗力关系较小的牙面上微裂的发生。

二、病理

微裂起自窝沟底或其下方的釉板，随𬌗力作用逐渐加深。牙本质中微裂壁呈底朝𬌗面的三角形，其上牙本质小管呈多向性折断，有外来色素与荧光物质沉积。该陈旧断面在微裂牙完全劈裂后的裂面上，可与周围的新鲜断面明显区分。断面及其周边常见牙本质暴露和并发龋损。

三、临床表现

（1）牙微裂好发于中老年患者的磨牙𬌗面，以上颌第一磨牙最多见。

（2）最常见的主诉：较长时间的咀嚼不适或咬𬌗痛，病史长达数月甚至数年。有时咬在某一特殊部位可引起剧烈疼痛。

（3）微裂的位置：磨牙和前磨牙𬌗面细微微裂与窝沟重叠，如磨牙和前磨牙的中央窝沟，上颌磨牙的舌沟，向一侧或两侧延伸，越过边缘嵴。微裂方向多为𬌗面的近远中走行，或沿一主要承受𬌗力的牙尖，如上颌磨牙近中舌尖附近的窝沟走行。偶见颊舌向微裂纹（图3-2）。

（4）检查所见：患牙多有明显磨损和高陡牙尖，与对𬌗牙咬𬌗紧密，叩诊不适，侧向叩诊反应明显。不松动但功能动度大。

（5）并发疾病：微裂纹达牙本质并逐渐加深的过程可延续数年，并出现牙本质过敏症、根周膜炎、牙髓炎和根尖周病。微裂达根分歧部或牙根尖部时，还可引起牙髓-牙周联合症，最终导致牙齿完全劈裂。

（6）患者全口𬌗力分布不均，患牙长期𬌗力负担过重，即其他部位有缺失牙、未治疗的患牙或不良修复体等。

（7）X线片可见到某部位的牙周膜间隙增宽，相应的硬骨板增宽或牙槽骨出现X线透射区，也可以无任何异常表现。

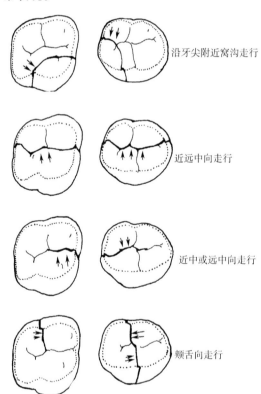

图3-2 微裂的位置（箭头指处为与牙面窝沟重叠的微裂）

四、诊断

1. 病史和早期症状

较长期的咬𬌗不适和咬在某一特殊部位时的剧烈疼痛。

2. 叩诊

分别进行各个牙尖和各个方向的叩诊可以帮助患牙定位，叩痛显著处则为微裂所在位置。

3. 温度试验

当患牙对冷敏感时，以微裂纹处最显著。

4. 裂纹的染色检查

2%~5%碘酊或其他染料类物质可使已有的裂纹清晰可见。

5. 咬楔法

将韧性物，如棉签或小橡皮轮，放在可疑微裂处作咀嚼运动时，可以引起疼痛。

五、防治

1. 对因治疗

调整创伤性𬌗力，调磨过陡的牙尖。注意全口的𬌗力分布，要尽早治疗和处理其他部位的问题，如修复缺失牙等。

2. 早期微裂的处理

微裂仅限于釉质或继发龋齿时，如牙髓尚未波及，应作间接盖髓后复合树脂充填，调𬌗并定期观察。

3. 对症治疗

牙髓病、根尖周病应作相应处理。

4. 防止劈裂

在做牙髓治疗的同时，应该大量调磨牙尖斜面，永久充填体选用复合树脂为宜。如果微裂为近远中贯通型，应同时作钢丝结扎或戴环冠，防止牙髓治疗过程中牙冠劈裂。多数微裂牙单用调𬌗不能消除劈裂性的力量，所以在对症治疗之后，必须及时做全冠保护。

（薛　欣）

第三节　牙髓病

一、病因

1. 微生物感染

微生物尤其是细菌感染是使牙髓病发生发展的主要因素。能够引发牙髓组织感染的细菌毒力因子相当广泛和复杂，目前被研究得较多的包括细胞壁成分、可溶性因子以及毒素等。

（1）脂多糖（LPS）：LPS的生物活性相当广泛，它所引起的细胞信号级联反应多样而复杂，有关LPS的研究已经持续了数十年，仍在进行中。目前所知，LPS的信号转导首先通过与其受体（如CD14、巨噬细胞清道夫受体、β整合素等）结合，将信号转导至细胞内。

LPS 结合蛋白（LPS）参与 LPS 与受体的结合及其在细胞膜的分子锚定，BPI（杀菌性/渗透性增加蛋白）、RSLA（降解脱酰的 R. shpaeroides Lipid A）则调节着 LPS 信号的细胞内转导。在细胞内，LPS 不仅调节着多个细胞因子（ILs、TNFst 等）的生物学活性，也通过激活细胞内重要的转录因子（NF-kB、Cbf-α 等）参与广泛的细胞活动。

（2）细菌胞外膜泡（ECV）：ECV 是细菌外膜向外膨出呈芽状，在形成独立成分游离进入周围微环境的一种泡状膜结构，它是许多革兰阴性菌的一种适应性或功能生物学特征。ECV 作为毒力成分的载体，有完整的膜结构，在毒理学和免疫学特征上与细菌本身相似，所以在某种程度上具有细胞样特性。然而它体积小（30～300nm），可透过微小间隙、解剖屏障，故又具有大分子样作用，它在形成过程中包容并浓缩了许多细菌固有的成分，游离出来以后，扩展了细菌毒力作用的范围和强度，如 Pg ECV 能到达深层组织造成远层破坏作用。

（3）细菌及其毒力因子的感染途径。

1）经牙体缺损处感染。①深龋。近髓或已达牙髓的龋洞是最常见的途径。根据研究，当覆盖牙髓的牙本质厚度小于 0.2 mm 时，髓腔内就可能找到细菌，有时细菌未进入髓腔，但其细菌毒素可通过牙本质小管进入髓腔引起牙髓炎症。正常的牙髓对龋病的反应是在相应的髓腔壁上沉积修复性牙本质，以阻止病变波及牙髓，但当龋病进展快于修复性牙本质沉积速度时，易致露髓，细菌可直接感染牙髓。②近髓或已达到牙髓的楔状缺损，多发生在尖牙或前磨牙。③畸形中央尖折断或被磨损露髓，多发生在下颌前磨牙。④畸形舌侧沟和畸形舌侧窝。⑤隐裂深达髓腔。⑥重度磨损已近髓或露髓。⑦外伤性牙折露髓和钻磨牙体时意外露髓。

2）通过牙周袋感染。微生物及其毒素可通过根分叉处和根旁侧的侧根管、根尖孔管处，侵入牙髓，这种感染，临床上常称为逆行性感染，因其牙髓病变一般从根髓开始，继而上升至冠髓及至整个牙髓组织。

3）血源性感染。经过血液而侵入牙髓，但这种途径十分罕见。在其他脏器有急性感染时，可产生菌血症或败血病，微生物及其毒素有可能经过血液侵入牙髓，引起牙髓炎症，这种感染称为血源性牙髓炎。临床发现健康人血液循环中有菌血症的占 10%，牙体、牙龋手术及其他手术如拔牙等所占百分率更高，所以相当多的人有短暂的菌血症。

2. 化学刺激

（1）药物刺激：在进行牙体修复时，如果选用的消毒物不当，可以对牙髓组织造成严重损伤。硝酸银、酚类、醛类药物对牙髓组织都有很强的刺激性。

（2）修复性刺激：如深洞直接用磷酸锌水门汀热垫底；残留牙本质较薄的洞形和复合树脂修复；酸蚀剂使用不当等。

3. 物理刺激

（1）温度刺激：制洞时如使用气涡轮机必须喷水降温，否则易导致牙髓充血引起炎症。

（2）电流刺激：口腔内如有两种不同金属的修复物接触，通过唾液可产生电位差，对牙髓有一定刺激。

（3）气压变化的影响：在高空飞行或深水潜泳时，气压变化可导致牙髓病变急性发作。

（4）创伤：包括咬殆创伤、外伤等。

（5）全身因素：有报道糖尿病等可引起牙髓退行性变，但血源性感染引起的牙髓病极为少见。

二、分类与转归

（一）组织病理学分类

牙髓在组织学上变异很大，所谓"正常牙髓"和各种不同类型的"病变牙髓"常存在移行阶段和重叠现象。因此，即使采用组织病理学的方法，要将牙髓状况的各阶段准确地进行分类有时也是困难的。临床医师可以根据患者描述的症状及各种临床检查结果来推测患牙牙髓的病理损伤特点。从临床治疗的角度来看，对于那些需做摘除牙髓的病理学表现的诊断实际上只对选择治疗方法起一个参考作用，因而无需准确做出牙髓疾病的组织学诊断。而对那些需要保存活髓的患牙，却需对牙髓的病理状态及恢复能力做出正确的估计。

在组织病理学上，一般将牙髓分为正常牙髓和病变牙髓两种。对于病变牙髓一直沿用如下分类。

1. 牙髓充血

生理性牙髓充血，病理性牙髓充血。

2. 急性牙髓炎

（1）急性浆液性牙髓炎：急性局部性浆液性牙髓炎；急性全部性浆液性牙髓炎。

（2）急性化脓性牙髓炎：急性局部性化脓性牙髓炎；急性全部性化脓性牙髓炎。

3. 慢性牙髓炎

（1）慢性闭锁型牙髓炎。

（2）慢性溃疡型牙髓炎。

（3）慢性增生型牙髓炎。

4. 牙髓坏死与坏疽

牙髓发生坏死，甚至形成坏疽。

5. 牙髓退变

包括空泡性变、纤维变性、网状萎缩、钙化。

6. 牙内吸收

Seltzer 从人牙组织学连续切片检查结果中发现，不可能将所见到的牙髓病变按上述分类法划分。他提出如下的分类：①完整无炎症牙髓；②萎缩性牙髓（包括各种退行性变）；③完整牙髓，但有散在的慢性炎症细胞（称为移行阶段）；④慢性局部性牙髓炎（包括部分液化性坏死或部分凝固性坏死）；⑤慢性全部性牙髓炎（包括局部液化性坏死或局部凝固性坏死）；⑥全部牙髓坏死。无炎症牙髓出现的萎缩性变化可能与既往的治疗或龋病史有关。对临床医师来说，重要的是需要判断患牙的牙髓是否可通过实施一些临床保护措施而得以保留其生活状态且不出现临床症状。因此，临床上需要一套更为实用的分类和诊断标准。

（二）临床分类

根据牙髓病的临床表现和治疗预后可分类如下。

（1）可复性牙髓炎。

（2）不可复性牙髓炎：①急性牙髓炎（包括慢性牙髓炎急性发作）；②慢性牙髓炎（包括残髓炎）；③逆行性牙髓炎。

（3）牙髓坏死。

（4）牙髓钙化：①髓石；②弥漫性钙化。

（5）牙内吸收。

（三）转归

牙髓为疏松结缔组织，被包裹在四周皆为坚硬的牙本质壁内，一旦发生炎症，其组织解剖特点决定了髓腔内的炎性渗出物无法得到彻底引流，局部组织压增高，使感染容易很快扩散到全部牙髓，并压迫神经产生剧烈疼痛。因为牙髓与机体的联系主要是借助于狭窄的根尖孔与根尖周围组织相通连，所以，在发生炎症时组织几乎不能建立侧支循环，严重地限制了其恢复能力，使其易于走向坏死。牙髓炎病变过程随着外界刺激物及机体抵抗力的变化，可有3种趋向：①当外界刺激因素被消除后，牙髓的炎症受到控制，机体修复能力得以充分发挥，牙髓组织逐渐恢复正常；此种情况多见于患牙根尖孔较为粗大，牙髓炎症较轻微，全身健康状况良好时；②当外界刺激长期存在，刺激强度并不很强或刺激减弱，或牙髓炎症渗出物得到某种程度的引流时，牙髓病变则呈现慢性炎症表现，或成为局限性化脓灶；③外界刺激较强且持续存在，致使牙髓的炎症进一步发展，局部组织发生严重缺氧、化脓、坏死，以至全部牙髓失去活力。

三、临床表现及诊断

（一）可复性牙髓炎

可复性牙髓炎是牙髓组织以血管扩张、充血为主要病理变化的初期炎症表现，它相当于牙髓病组织病理学分类中的"牙髓充血"。由于"充血"是炎症全过程中自始至终的一种病理表现，因而，严格地讲"牙髓充血"既不能构成一种组织学诊断，更谈不上作为临床诊断用语了。在临床实际工作中，若能彻底去除作用于患牙上的病源刺激因素，同时给予患牙适当的治疗，患牙牙髓可以恢复到原有的状态。基于这一临床特点，将其称为"可复性牙髓炎"更符合实际。但若外界刺激持续存在，则牙髓的炎症继续发展，患牙转变成不可复性牙髓炎。

1. 临床表现

（1）症状：当患牙受到冷、热温度刺激或甜、酸化学刺激时，立即出现瞬间的疼痛反应，尤其对冷刺激敏感，刺激一去除，疼痛随即消失。无自发性疼痛。

（2）检查：①患牙常见有接近髓腔的牙体硬组织病损，如深龋、深楔状缺损，或可查及患牙有深牙周袋，也可受累于咬合创伤；②患牙对温度测验表现为一过性敏感，且反应迅速，尤其对冷测反应较强烈；当去除刺激后，症状仅持续数秒即缓解；进行牙髓活力电测验时，患牙也呈一过性敏感反应；③叩诊反应同正常对照牙即为阴性。

2. 诊断要点

（1）主诉对温度刺激一过性敏感，但无自发痛的病史。

（2）可找到能引起牙髓病变的牙体病损或牙周组织损害等病因。

（3）对牙髓活力测验的反应阈值降低，相同的刺激患牙常可出现一过性敏感。

3. 鉴别诊断

（1）深龋：患有深龋的患牙对温度刺激也敏感，但往往是当冷、热刺激进入深龋洞内才出现疼痛反应，且其刺激去除后症状并不持续。在实际临床检查时，深龋与可复性牙髓炎有时很难区别，此时可按可复性牙髓炎的治疗进行处理。

（2）不可复性牙髓炎：可复性牙髓炎与不可复性牙髓炎的区别关键在于前者绝无自发痛病史，后者一般有自发痛史，且温度刺激去除后，不可复性牙髓炎的疼痛反应持续时间较长，有时可出现轻度叩痛。在临床上，若可复性牙髓炎与无典型自发痛症状的慢性牙髓炎一时难以区分时，可先采用诊断性治疗的方法即用氧化锌丁香油酚黏固剂进行安抚治疗，在观察期内视是否出现自发痛症状再明确诊断。

（3）牙本质过敏症：患有牙本质过敏症的患牙往往对探、触等机械刺激和酸、甜等化学刺激更敏感；而可复性牙髓炎主要是对冷、热温度刺激一过性敏感。

（二）不可复性牙髓炎

不可复性牙髓炎是一类病变较为严重的牙髓炎症，可发生于牙髓的某一局部，也可能涉及全部牙髓，甚至在炎症中心部位已发生不同程度的坏死。上述发生在牙髓组织中的炎症的范围和性质在临床上很难准确区分，而且此类牙髓炎症自然发展的最终结局均为全部牙髓坏死，几乎没有恢复正常的可能，临床治疗只能选择摘除牙髓以去除病变的方法。所以，将这一类牙髓炎症统称为不可复性牙髓炎。但按其临床发病和病程经过的特点，又可分为急性牙髓炎（包括慢性牙髓炎急性发作）、慢性牙髓炎、残髓炎和逆行性牙髓炎。

1. 急性牙髓炎

急性牙髓炎的临床特点是发病急，疼痛剧烈。临床上绝大多数属于慢性牙髓炎急性发作的表现，龋源性者尤为显著。无慢性过程的急性牙髓炎多出现在牙髓受到急性的物理损伤、化学刺激以及感染等情况下，如手术切割牙体组织等导致的过度产热、充填材料的化学刺激等。

必须加以说明的是应该将临床上表现出来的急性症状与组织病理学上的急性炎症区分开来。真正意义上的急性牙髓炎很少引起疼痛，因为从组织病理学的角度来看，所谓的急性炎症过程是短暂的，很快就会转为慢性炎症或因得到引流而使急性炎症消退。但是，由炎症引起的急性症状却可持续较长时间，给患者造成巨大痛苦。出现疼痛的牙髓炎症多数为慢性炎症，而且炎症常已存在了相当长的时间。如在深龋的进展过程中，牙髓早已有了慢性炎症，而此时，在临床上可能还未出现典型的急性症状。疼痛症状的出现常与作为渗出物引流通道的冠部开口被堵塞有关。因此，在临床诊断时，可将有急性疼痛症状出现者视为慢性炎症的急性发作。

（1）临床表现。

1）症状：急性牙髓炎（包括慢性牙髓炎急性发作）的主要症状是剧烈疼痛，疼痛性质具有下列特点。①自发性阵发性痛。在未受到任何外界刺激的情况下，突然发生剧烈的自发性尖锐疼痛，疼痛可分为持续过程和缓解过程，即所谓的阵发性发作或阵发性加重。在炎症的早期，疼痛持续的时间较短，而缓解的时间较长，可能在一天之内发作二三次，每次持续数分钟。到炎症晚期，则疼痛的持续时间延长，可持续数小时甚至一整天，而缓解时间缩短或根本就没有疼痛间歇期。炎症牙髓出现化脓时，患者可主诉患牙有搏动性跳痛。②夜间痛。疼痛往往在夜间发作，或夜间疼痛较白天剧烈。患者常因牙痛而难以入眠或从睡眠中痛醒。③温度刺激加剧疼痛。冷、热刺激可激发患牙的剧烈疼痛。若患牙正处于疼痛发作期内，温度刺激可使疼痛更为加剧。如果牙髓已有化脓或部分坏死，则患牙可表现为所谓的

"热痛冷缓解"。这可能是因为牙髓的病变产物中有气体，受热后使其膨胀，致使髓腔内压力进一步增高，遂产生剧痛。反之，冷空气或凉水可使气体体积收缩，减小压力而缓解疼痛。临床上常见到患者携带凉水瓶就诊，随时含漱冷水进行暂时止痛。④疼痛不能自行定位。疼痛发作时，患者大多不能明确指出患牙。疼痛呈放散性或牵涉性，常常是沿三叉神经第二支或第三支分布区域放射至患牙同侧的上、下颌牙或头、颞、面部。但这种放散痛绝不会放散到患牙的对侧区域。

2）检查：①患牙可查及极近髓腔的深龋或其他牙体硬组织疾患，有时也可见牙冠有充填体存在或可查到患牙有深牙周袋；②探诊常可引起剧烈疼痛，有时可探及微小穿髓孔，并见有少许脓血自穿髓孔流出；③温度测验时，患牙的反应极其敏感或表现为激发痛；刺激去除后，疼痛症状要持续一段时间；也可表现为热测激发痛，冷测则缓解；进行牙髓活力电测验时，患牙的牙髓若处于早期炎症阶段，其反应性增强；若处于晚期炎症，则表现为迟钝；④牙髓的炎症处于早期阶段时，患牙对叩诊无明显不适；处于晚期炎症的患牙，因牙髓炎症的外围区已波及根尖部的牙周膜，因此可出现垂直方向的轻度叩痛。

（2）诊断要点。

1）典型的疼痛症状，如自发痛、夜间痛、冷热激发痛、放散痛。

2）患牙可被查到有引起牙髓病变的牙体损害或其他病因。

3）牙髓活力测验，尤其温度测验结果以及叩诊反应可帮助定位患牙。对患牙的确定是诊断急性牙髓炎的关键。

（3）鉴别诊断：急性牙髓炎的主要症状为剧烈的牙痛。因此，在临床上遇到因牙痛主诉就诊的患者，应注意与那些可引起牙痛症状的其他疾病进行鉴别。

1）三叉神经痛：三叉神经痛的发作一般有疼痛"扳机点"，患者每触及该点即诱发疼痛。患者在诉说病史时，往往忽略此点，应特别加以详细询问。再者三叉神经痛很少在夜间发作，且冷、热温度刺激并不引发疼痛。

2）龈乳头炎：龈乳头炎也可出现剧烈的自发性疼痛，但疼痛性质为持续性胀痛，对温度测验的反应为敏感，一般不会导致激发痛，患者对疼痛多可定位。检查时可发现患者所指示的部位龈乳头有充血、水肿现象，触痛极为明显。患处两邻牙间可见有食物嵌塞的痕迹或可问及食物嵌塞史。一般不能查及可引起牙髓炎的牙体硬组织损害及其他疾患。

3）急性上颌窦炎：患有急性上颌窦炎时，患侧的上颌后牙可出现类似牙髓炎的疼痛症状，这是因为上颌后牙根尖区的解剖部位恰与上颌窦底相邻接，且分布于该区域牙髓的神经先经过上颌窦侧壁或窦底后再进入根尖孔内。因此，上颌窦内的急性炎症可牵涉到相应上颌后牙的牙髓神经而引发"牙痛"，此时疼痛也可放散至头面部而易被误诊。但通过仔细检查，可发现在急性上颌窦炎时所出现的疼痛为持续性胀痛，患侧的上颌前磨牙和磨牙可同时受累而致二三颗牙均有叩痛，但无引起牙髓炎的牙体组织疾患。上颌窦前壁可出现压痛，同时，患者还可能伴有头痛、鼻塞、脓涕等上呼吸道感染的症状。

2. 慢性牙髓炎

慢性牙髓炎是临床上最为常见的一型牙髓炎，有时临床症状很不典型，容易误诊而延误治疗。

（1）临床表现：慢性牙髓炎一般不发生剧烈的自发性疼痛，但有时可出现不甚明显的阵发性隐痛或者每日出现定时钝痛。慢性牙髓炎的病程较长，患者可诉有长期的冷、热刺激痛病史。因此，炎症容易波及全部牙髓及根尖部的牙周膜，致使患牙常表现有咬拾不适或轻度的叩痛。患者一般可定位患牙。

　　根据组织病理学的检查结果，视髓腔是否已被穿通而将慢性牙髓炎分为慢性闭锁型牙髓炎和慢性开放型牙髓炎。前者患牙的牙髓尚未暴露，而后者髓腔已与外界相通。由于牙髓的血液供应等条件的不同，髓腔呈暴露状的牙髓所表现出来的组织反应也不同，因而又有了溃疡型和增生型之分。在临床上，这3型慢性牙髓炎除了具有慢性牙髓炎共同的表现之外，无论是患者主诉的症状还是临床检查的体征各自有其特点，现分述如下。

　　1）慢性闭锁型牙髓炎。①症状：无明显的自发痛。但曾有过急性发作的病例或由急性牙髓炎转化而来的病例可诉有剧烈自发痛的病史，也有无自发痛症状者。几乎所有患者都有长期的冷、热刺激痛病史。②检查：a. 查及深龋洞、冠部充填体或其他近髓的牙体硬组织疾患；b. 洞内探诊患牙感觉较为迟钝，去净腐质后无肉眼可见的露髓孔；c. 患牙对温度测验和电测验的反应多为迟缓性反应，或表现为迟钝；d. 多有轻度叩痛（＋）或叩诊不适感（－）。

　　2）慢性溃疡型牙髓炎。①症状：多无自发痛，但患者常诉有当食物嵌入患牙洞内即出现剧烈的疼痛。另一典型症状是当冷、热刺激激惹患牙时，会产生剧痛。②检查：a. 查及深龋洞或其他近髓的牙体损害，患者由于怕痛而长期废用患牙，以致可见患牙有大量软垢、牙石堆积，洞内食物残渣嵌入较多；b. 去除腐质，可见有穿髓孔，用尖锐探针探查穿髓孔时，浅探不痛，深探剧痛且见有少量黯色血液渗出；c. 温度测验表现为敏感；d. 一般没有叩痛，或仅有极轻微的叩诊不适。

　　3）慢性增生性牙髓炎：此型牙髓炎的发生条件是患牙根尖孔粗大，血运丰富以及穿髓孔较大，足以允许炎症牙髓增生呈息肉状并自髓腔突出。因此，慢性增生性牙髓炎多见于青少年患者。①症状：一般无自发痛，有时可有患者诉说进食时患牙疼痛或有进食出血现象。因此长期不敢用患侧咀嚼食物。②检查：患牙大而深的龋洞中有红色的肉芽组织，即牙髓息肉，它可充满整个洞内并达拾面，探之无痛但极易出血。由于长期的废用，常可见患牙及其邻牙有大量牙石堆积。

　　当查及患牙深洞处有息肉时，临床上要注意与牙龈息肉和牙周膜息肉相鉴别。牙龈息肉多是在患牙邻拾面出现龋洞时，由于食物长期嵌塞加之患牙龋损处粗糙边缘的刺激，牙龈乳头向龋洞增生所形成的息肉样物体。牙周膜息肉是在多根牙的龋损发展过程中，不但髓腔被穿通，而且髓室底也遭到破坏，外界刺激使根分叉处的牙周膜反应性增生，息肉状肉芽组织穿过髓底穿孔处进入髓室，外观极像牙髓息肉。在临床上进行鉴别时，可用探针探查息肉的蒂部以判断息肉的来源。当怀疑为牙龈息肉时，还可自蒂部将其切除，见出血部位位于患牙邻面龋洞龈壁外侧的龈乳头位置即可证实判断。对牙髓息肉和牙周膜息肉进行鉴别时，应仔细探查髓室底的完整性，拍摄X线片可辅助诊断。

　　（2）诊断要点。

　　1）可以定位患牙，有长期冷、热刺激痛病史和（或）自发痛史。

　　2）可查到引起牙髓炎的牙体硬组织疾患或其他病因。

　　3）患牙对温度测验的异常表现。

　　4）叩诊反应可作为很重要的参考指标。

　　临床上诊断慢性牙髓炎可以不再细分为闭锁型、溃疡型及增生型，这是因为临床对洞底是否与髓腔穿通的检查结果与实际的组织学表现常有出入，再者从治疗方法的选择上这3种类型也难以区别。因此，临床仅对患牙明确诊断出"慢性牙髓炎"即可。还有一点需要注意的是无典型临床表现的深龋患牙，在去净腐质时发现有露髓孔，甚或在去腐未净时已经露髓，即诊断为"慢性牙髓炎"。

（3）鉴别诊断。

1）深龋：无典型自发痛症状的慢性牙髓炎有时与深龋不易鉴别。可参考温度测验结果进行判断。深龋患牙往往是当温度刺激进入洞内才出现敏感症状，刺激去除后症状立即消失；而慢性牙髓炎对温度刺激引起的疼痛反应会持续较长时间。另外，慢性牙髓炎可出现轻叩痛，而深龋患者对叩诊的反应与正常对照牙相同，即为阴性。

2）可复性牙髓炎：见本节可复性牙髓炎鉴别诊断。

3）干槽症：患侧近期有拔牙史。检查可见牙槽窝空虚，骨面暴露，出现臭味。

拔牙窝邻牙虽也可有冷、热刺激敏感及叩痛，但无明确的牙髓疾患指征。

3. 残髓炎

残髓炎属于慢性牙髓炎，因其发生在经牙髓治疗后由于残留了少量炎症根髓或多根牙遗漏了未做处理的根管，所以命名为残髓炎。由于残髓炎在临床表现及诊断上有一定特点，所以将其单列叙述。

（1）临床表现。

1）症状：残髓炎的临床症状与慢性牙髓炎的疼痛特点相似，常表现为自发性钝痛、放散痛、温度刺激痛。因炎症发生于近根尖孔处的根髓组织，所以患牙多有咬𬌗不适感或轻微咬𬌗痛。患牙有牙髓治疗的病史。

2）检查：①患牙牙冠有做过牙髓治疗的充填体；②对患牙施以强冷或强热刺激进行温度测验，其反应可为迟缓性痛或稍有感觉；③叩诊轻度疼痛（＋）或不适感（±）；④去除患牙充填物，用根管器械探查病患根管深部时有感觉或疼痛。

（2）诊断要点。

1）有牙髓治疗史。

2）有牙髓炎症状表现。

3）强温度刺激患牙有迟缓性痛以及叩诊疼痛。

4）探查根管有疼痛感觉即可确诊。

4. 逆行性牙髓炎

逆行性牙髓炎的感染来源于患牙牙周病所致的深牙周袋，袋内的细菌及毒素通过根尖孔或侧、副根管逆行进入牙髓，引起根部牙髓的慢性炎症，也可由局限的慢性牙髓炎急性发作。因为此型牙髓炎的感染走向与通常由冠部牙髓开始、逐渐向根部牙髓进展的牙髓炎方向相反，故命名为逆行性牙髓炎。感染通过近牙颈部和根分叉部侧支根管引起的牙髓发炎多为局限性牙髓炎，疼痛并不非常剧烈，而由根尖方向引起的逆行性牙髓炎对牙髓血运影响极大，临床上可以急性牙髓炎表现出来。逆行性牙髓炎是牙周牙髓联合征的一型。

（1）临床表现。

1）症状：患牙可表现为自发痛，阵发痛，冷、热刺激痛，放散痛，夜间痛等典型的急性牙髓炎症状；也可呈现为慢性牙髓炎的表现，即冷、热刺激敏感或激发痛以及不典型的自发钝痛或胀痛。患牙均有长时间的牙周炎病史，可诉有口臭、牙齿松动、咬𬌗无力或咬𬌗疼痛等不适症状。

2）检查：①患牙有深达根尖区的牙周袋或较为严重的根分叉病变，牙龈水肿、充血、牙周袋溢脓，牙可有不同程度的松动；②无引发牙髓炎的深龋或其他牙体硬组织疾病；③对多根患牙牙冠的不同部位进行温度测验，其反应可为激发痛、迟钝或无反应，这是由于同一牙不同根管内的牙髓病理状态不同所致；④患牙对叩诊的反应为轻度疼痛（＋）至中度疼痛（＋＋）；⑤X线片显示患牙有广泛的牙周组织破坏或根分叉病变。

（2）诊断要点。

1）患者有长期的牙周炎病史。

2）近期出现牙髓炎症状。

3）患牙未查及引发牙髓病变的牙体硬组织疾病。

4）患牙有严重的牙周炎表现。

（三）牙髓坏死

牙髓坏死常由各型牙髓炎发展而来，也可因外伤打击，正畸矫治所施加的过度创伤力，修复治疗对牙体组织进行预备时的过度手术切割产热以及使用某些修复材料（如硅酸盐黏固剂、复合树脂）所致的化学刺激或微渗漏而引起。当牙髓组织发生严重的营养不良及退行性变性时，由于血液供应的严重不足，最终可发展为牙髓坏死，又称为渐进性坏死，多见于老年人。坏死的牙髓组织有利于细菌的定植，即所谓的引菌作用，因此，它比健康的牙髓更易于被细菌所感染。牙髓坏死如不及时进行治疗，病变可向根尖周组织发展，导致根尖周炎。

1. 临床表现

（1）症状：患牙一般没有自觉症状，也可见有以牙冠变色为主诉前来就诊者。变色的原因是牙髓组织坏死后红细胞破裂致使血红蛋白分解产物进入牙本质小管。常可追问出自发痛史、外伤史、正畸治疗史或充填及修复史等。

（2）检查：①牙冠可存在深龋洞或其他牙体硬组织疾患，或是有充填体深牙周袋等，也可见有完整牙冠者；②牙冠变色，呈黯黄色或灰色，失去光泽；③牙髓活力测验无反应；④叩诊阴性（－）或不适感（±）；⑤牙龈无根尖来源的窦道；⑥X线片显示患牙根尖周影像无明显异常。

2. 诊断要点

（1）无自觉症状。

（2）牙冠变色、牙髓活力测验结果和X线片表现。

（3）牙冠完整情况及病史可作为参考。

3. 鉴别诊断

主要与慢性根尖周炎鉴别。患有慢性根尖周炎的病牙也可无明显的临床自觉症状。有瘘管的慢性根尖周炎在进行临床检查时，可发现牙龈上有由患牙根尖来源的瘘管口。拍摄X线片，若发现有根尖周骨质影像密度减低或根周膜影像模糊、增宽，即可以此做出鉴别诊断。

（四）牙髓钙化

当牙髓的血液循环发生障碍时，会造成牙髓组织营养不良，出现细胞变性，钙盐沉积，形成微小或大块的钙化物质。牙髓钙化有两种形式：一种是结节性钙化，又称作髓石，髓石或是游离于牙髓组织中或是附着在髓腔壁上；另一种是弥漫性钙化，甚至可造成整个髓腔闭锁。后者多发生在外伤后的患牙，也可见于经氢氧化钙盖髓治疗或活髓切断术后的病例。

1. 临床表现

（1）症状：髓石一般并不引起临床症状。个别情况出现与体位有关的自发痛，也可沿三叉神经分布区域放散，一般与温度刺激无关。

（2）检查：①患牙对牙髓活力测验的反应可异常，表现为迟钝或敏感；②X线片显示髓腔内有阻射的钙化物（髓石）或呈弥漫性阻射影像而致使原髓腔处的透射区消失。

2. 诊断要点

（1）X线检查结果作为重要的诊断依据。

（2）需排除由其他原因引起的自发性放散痛，且经过牙髓治疗后疼痛症状得以消除，方能确诊。

（3）有外伤或氢氧化钙治疗史可作为参考。

当临床检查结果表明患牙是以其他可引起较严重临床症状的牙髓疾病（如牙髓炎、根尖周炎等）为主，同时并发牙髓钙化性病变时，则以引起牙髓症状的牙髓疾病作为临床诊断。

3. 鉴别诊断

应与三叉神经痛鉴别。髓石引起的疼痛虽然也可沿三叉神经分布区域放射，但无扳机点，主要与体位有关。X线检查的结果可作为鉴别诊断的参考，而经诊断性治疗（牙髓治疗）后，视疼痛是否消失得以鉴别。

（五）牙内吸收

牙内吸收是指正常的牙髓组织变为肉芽组织，其中的破牙本质细胞从髓腔内部开始吸收牙体硬组织，使髓腔壁变薄，严重者可造成病理性牙折。

牙内吸收的原因尚不明了，但多发生于受过外伤的牙、再植牙及做过活髓切断术或盖髓术的牙。

1. 临床表现

（1）症状：一般无自觉症状，多在X线检查时偶然发现。少数病例可出现自发性阵发痛、放散痛和温度刺激痛等牙髓炎症状。

（2）检查：①内吸收发生在髓室时，肉芽组织的颜色可透过已被吸收成很薄的牙体硬组织层而使牙冠呈现为粉红色；有时可见牙冠出现小范围的黯黑色区域；内吸收发生在根管内时，牙冠的颜色没有改变；②患牙对牙髓测验的反应可正常，也可表现为迟钝；③叩诊阴性（−）或出现不适感（±）；④X线片显示髓腔内有局限性不规则的膨大透影区域，严重者可见内吸收处的髓腔壁被穿通，甚至出现牙根折断线。

2. 诊断要点

（1）X线片的表现作为主要依据。

（2）病史和临床表现作为参考。

四、治疗

根管治疗（RCT）是一种治疗牙髓病、根尖周病的有效方法，其核心是去除感染源，杜绝再感染的途径。它是通过机械和化学的方法预备根管，将存在于牙髓腔内已发生不可复性损害的牙髓组织和作为根尖周病的病源刺激物全部清除，以消除感染源；在清洁根管的同时，将根管预备成一定形状，以方便大量冲洗髓腔和充填根管，通过严密地堵塞空腔从而达到防止再感染的目的。经过根管治疗，可防止根尖周炎的发生或促进原有根尖周病变的愈合，最终使患牙被保存下来，维护牙列的完整和咀嚼器官的功能。

（一）适应证

（1）各型牙髓炎、牙髓坏死和各型根尖周炎。

（2）外伤牙：牙根已发育完成，牙冠折断牙髓暴露者；或牙冠折断虽未露髓，但修复设计需进行全冠或桩核冠修复者；或根折患牙断根尚可保留用于修复者。

（3）某些非龋牙体硬组织疾病。

1）重度的釉质发育不全、氟牙症、四环素牙等牙发育异常，患牙需行全冠或桩核冠修复者。

2）重度磨损患牙出现严重的牙本质敏感症状又无法用脱敏治疗缓解者。

3）微裂牙需行全冠修复者。

4）牙根纵裂患牙需行截根手术的非裂根管。

（4）牙周-牙髓联合病变患牙。

（5）因义齿修复需要，如错位、扭转或过长而无其他牙体、牙髓病损的牙齿，或牙冠大面积缺损、残根而需行全冠、桩核冠修复的患牙。

（6）因颌面外科需要，如某些颌骨手术所涉及的牙齿。

（7）移植牙、再植牙。

（二）根管治疗的基本器械

1. 光滑髓针

光滑髓针由柄和探针两部分组成。柄分长、短两种。短柄适用于后牙，长柄者适用于前牙。探针细长，横断面为圆形或三角形，用于探查根管情况、卷面捻擦干根管或根管封药，也可用于充填根管糊剂（图3-3）。

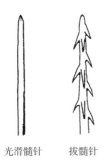

光滑髓针　　　拔髓针

图3-3　光滑髓针和拔髓针

2. 拔髓针

拔髓针的大小和形状与光滑髓针相似，但针侧有许多倒刺，用于拔除牙髓组织及取出根管内棉捻和纸尖。

光滑髓针或拔髓针按直径由粗到细的顺序分型为0、00和000号（图3-3）。

3. 髓针柄

髓针柄是用于安放光滑髓针和拔髓针的杆状金属手柄，一端有螺旋帽和三瓣簧以夹持髓针，便于操作。

4. 根管扩大器和根管锉

ISO 标准的根管扩大器和根管锉（file）均由柄和工作端构成。工作端为不锈钢制成，其标准长度有 21 mm、25 mm、28 mm 和 31 mm 四种。工作端的刃部长度均为 16 mm（图 3-4），锥度为恒定的 0.02，即从工作刃尖端向柄部每移动 1 mm，其横断面的直径增大 0.02 mm。因此，其刃尖端横断面直径（D_1）与刃末端横断面直径（D_2）的差值是恒定的（$D_2 - D_1 = 0.32$ mm）。主要用于根管的机械预备。器械工作端带有一个小的橡皮止动片，为标记工作长度所用（图 3-5）。

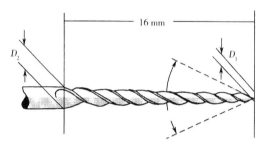

图 3-4 标准规格的根管扩大器

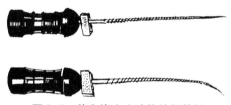

图 3-5 装有橡皮止动片的根管锉

根管扩大器刃端为螺旋状，每 1 mm 有 1/2 ~ 1 个螺纹，横断面为三角形。在根管内顺时针方向旋动时，有穿透缝隙和切割侧壁的能力，弹性较大，带出腐屑的能力较差。

根管锉的刃端有三种形状：K 型、H 型和鼠尾锉。K 型锉刃端是由横断面为三角形、四方形或菱形的不锈钢丝拧制而成，为螺旋状，螺纹密，菱形截面的锉针拧制出的螺刃呈高低交错。根管锉侧壁切割能力强，能使根管壁光滑，且带出碎屑能力强，但穿透能力较差。粗的 K 型锉和 H 型锉的切割刃为切削旋制所成，非拧制而成。H 型锉的横断面为逗号形，在根管壁上提拉时，侧壁切割能力强，但旋转穿透力不强，且易折断。鼠尾锉刃端如倒钩髓针，每一圆周有 8 个尖刺，用以侧壁切割效率高，带腐屑能力甚强，但根管壁光滑度较差。

根管扩大器和根管锉的国际标准型号按器械刃端横断面直径的大小分型，并以固定的颜色在器械的塑料柄上标定（表 3-1）。

表 3-1 根管扩大器和根管锉的国际标准型号

国际标准型号	刃尖端横断面直径（mm）	器械塑料柄颜色
6	0.06	粉
8	0.08	灰
10	0.10	紫

续表

国际标准型号	刃尖端横断面直径（mm）	器械塑料柄颜色
15	0.15	白
20	0.20	黄
25	0.25	红
30	0.30	蓝
35	0.35	绿
40	0.40	黑
45	0.45	白
50	0.50	黄
55	0.55	红
60	0.60	蓝
70	0.70	绿
80	0.80	黑
90	0.90	白
100	1.00	黄
110	1.10	红
120	1.20	蓝
130	1.30	绿
140	1.40	黑

5. 扩孔钻

扩孔钻种类很多，其柄端与钻针类似，分为手用与机用两种。颈部细长，刃部为棱锥形、枣核形，其尖可进入根管口，刃可切割根管口的外缘与侧壁，随着尖刃的探入，根管可逐渐变大成为漏斗状。

6. 螺旋充填器

螺旋充填器的柄同钻针类，可安装在慢速弯机头上使用。工作端为富有弹性的螺旋状不锈钢丝制成（图3-6）。顺时针方向旋转时，可将根管糊剂推入根管。

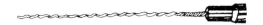

图3-6 螺旋充填器

7. 根管充填加压器

有侧方加压器和垂直加压器两种，又分别含指持和手持两类。长柄手持器械结构和形状与手用充填器相似，但其工作端细长；短柄指持器械结构、形状、型号大小和柄颜色与根管锉相似。侧方加压器的工作端长而尖细，尖端直径与ISO标准的根管锉相符，并以相同颜色标记器械柄，锥度也为0.02。在根管冷侧压充填时，用于展牙胶尖与根管侧壁间的缝隙，以利牙胶尖成为根管中充填物的主体，并达到三维致密充实的状态。垂直加压器的工作端长而细，前端平，用于垂直向压紧根管内的牙胶。

8. 测量根管工作长度的标尺

为一段 4~5 cm 长的不锈钢制的米突尺，便于消毒（图 3-7）。

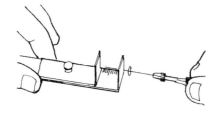

图 3-7　测量根管工作长度的标尺

（三）髓腔进入和初预备

髓腔进入是根管治疗的首要步骤，其目的是获得无阻力进入根管根尖部的流畅的直线通道，以利对根管进行彻底的清洁和成形。髓腔进入和初预备包含两层含义：一是由牙冠外部进入髓室，要求能够直接到达、进入根管口；二是髓腔的冠部预备，通过对髓室的初步预备、改形，使清洁、成形根管的器械能够顺畅进入根管。髓腔的冠部预备又称为初预备。

髓腔进入和冠部预备的关键是入口洞形的设计和便易形的制备。入口洞形的设计依据是髓腔的解剖形态，不同的牙齿应设计不同的入口洞形。洞形轮廓是髓腔外形在冠面的投影，确定各髓角或各根管口在拟进入的牙冠表面（通常是前牙舌面，后牙咬𬌗面）的投影位置，其圆滑的连线即为进入洞口的外形。便易形是为使所有根管口能够直接暴露在直视的入口视野中，根管器械能够无阻挡直线进入根管深部而设计的髓腔入路形态。进入根管的直线通路是指当器械进入到根管时，只有根管壁与器械相接触，入路的其他部分（如髓室侧壁，入口洞缘）均不应阻碍器械的进入。因此，应将洞口敞开，将髓室侧壁修整改形，去除根管口的不规则钙化物，使冠部洞口和根管口形成漏斗形状，入路应预备成自洞口至根管口乃至根管冠段的连续、平滑、流畅的锥体形态，以引导器械顺利进入根管。在制备便易形的过程中，有时需要切割掉一些健康的牙体组织，此时一定要兼顾剩余牙体组织的抗力强度，努力使丧失的牙体组织量达到最小。

1. 各组牙齿入口洞形和便易形的操作要点

（1）上前牙组：一般只有一个根管，髓腔与根管分界不明显，根管较粗大。除侧切牙根尖部向远中或舌侧弯曲外，其余根管大多无明显弯曲。髓角包含在发育叶内。根管的横断面为钝三角形，髓腔膨大部分在牙颈部近舌隆凸处。操作时，从舌面窝中央近舌隆凸处，垂直于舌面的方向钻入，穿通髓腔后，改成平行于牙长轴方向扩展。①入口洞形。形态：切牙为底朝切缘、尖朝牙颈部的圆三角形，尖牙为椭圆形；部位：舌面窝中央，近远中边缘嵴之间（图 3-8）。②便易形。直线进入的阻挡在舌隆突和切缘，操作时可于局部洞缘切槽以适应直线进入。必须仔细去净所有髓腔内容物，包括冠髓、着色牙本质和预备残渣，否则会引起牙齿变色。髓角处组织不能去净是最常见的问题。

（2）下前牙组：冠根形状同上前牙组，但体积小，牙齿直立在牙槽窝内，多为单根管，少数下前牙有两个根管。牙颈部的根管横断面近远中径非常窄。操作时，用 700 号细裂钻从舌面中央平行于牙长轴方向钻入，切勿近远中向偏斜，以免牙颈部侧穿。①入口洞形。形态：椭圆形；部位：舌面窝正中（图 3-9）。②便易形。髓腔直线入路的投影穿过切缘，有时其至投影在切缘的唇侧。所以，入口的唇舌向需有足够的扩展，以形成直线入路，预备时对切缘局部的损伤，可用牙色材料给予修复。

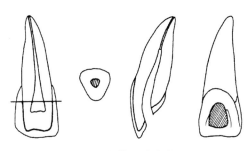

图 3-8　上前牙髓腔进入图

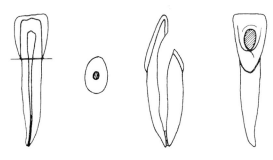

图 3-9　下前牙髓腔进入图

（3）上前磨牙组：牙冠的近远中径于颈部缩窄，牙根颈部横断面呈椭圆形，颊舌径明显大于近远中径。牙根为扁根。上第一前磨牙多为颊舌二根，根分叉位置接近根尖部。上第二前磨牙为一个扁根管。操作时，用细裂钻（700号）从𬌗面中央钻入，达牙本质后沿颊舌方向移动，从一侧髓角穿入髓腔，再扩向另一侧，注意钻针方向与牙长轴一致。①入口洞形：形态。长椭圆形；部位：颊舌三角嵴中点之间，咬𬌗面近远中向的中 1/3（图3-10）。②便易形。髓腔扁长，入口的颊舌方向注意开够。牙冠颈部缩窄，近远中向宽度仅为牙冠接触区处宽度的 2/3，尤其是近中颈部牙本质壁较薄，应警惕该部位的穿孔。髓顶应去净，不要将 2 个髓角处的穿髓孔误认为是根管口。

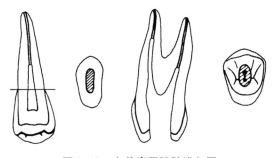

图 3-10　上前磨牙髓腔进入图

（4）下前磨牙组：下前磨牙的牙冠向舌侧倾斜，多为 1 个根管，少部分牙有 2 个根管。操作时，从𬌗面中央窝偏颊侧处钻入，以平行于牙长轴的方向颊舌向扩展。①入口洞形。形态：颊舌径略长的椭圆形或卵圆形；部位：咬𬌗面颊尖至中央沟（图3-11）。②便易形。注意钻针钻入的位置要偏颊侧，避免从舌侧穿孔。

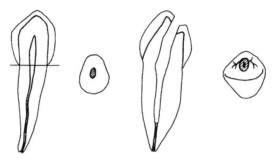

图 3-11 下前磨牙髓腔进入图

（5）上磨牙组：上磨牙略向近中倾斜，牙冠颈部的近、远中径缩窄，尤其是远中面向颈部收缩更为明显。有3个根，一般在每个牙根中有1个根管，但近中颊根较扁，有时出现2个根管。颊侧根管较细弯，腭侧根管较粗直。从牙颈部的横断面可见3~4个根管口，排列成三角形或斜方形。操作时，由中央窝钻入，到牙本质后，钻针向颊侧和近中舌尖方向移动，从近中舌髓角进入髓腔，沿各髓角扩展。注意钻针勿向近、远中方向倾斜，避免牙颈部侧穿。①入口洞形。形态：钝圆的三角形；部位：顶位于腭侧，底边位于颊侧，一腰在斜嵴的近中侧，与斜嵴平行，另一腰在近中边缘嵴内侧，与之平行（图3-12）。②便易形。去除髓室内的颈部牙本质凸起，形成直线到达各根管口的入路是改组牙初预备的重点。定位近中颊根的第二根管口（MB2）是该组牙入路预备的一个难点，MB2根管通常位于近中颊根管口（MB）舌侧1.82 mm之处，可将圆三角形顶增宽呈梯形入口使器械更易于查找、发现MB2根管口。定位MB2的方法：在MB根管口和腭根管口（P）的连线上，由远中颊根管口（DB）向MB-P连线引一条垂线，两线交点的近中即为MB2根管口的位置区域（图3-13）。

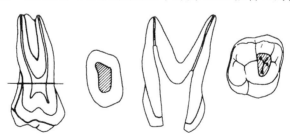

图 3-12 上磨牙髓腔进入图

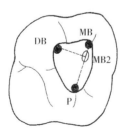

图 3-13 上颌磨牙 MB2 根管口定位

（6）下磨牙组：下磨牙牙冠向舌侧倾斜，髓腔却偏向颊侧。一般有 2 个根，即近中根与远中根。近中根较扁，往往含有颊、舌 2 个根管；远中根较粗，多只有一个粗大的根管，少数病例也有 2 个根管。下第二磨牙牙根有时在颊侧融合，根管在融合处也彼此通连，在颈部横断面根管呈"C"字形。操作时，由𬌗面中央偏颊侧钻入，沿近、远中和颊舌方向扩展，从一侧髓角进入髓腔，沿各髓角扩展。注意钻入的位置不要偏舌侧，避免发生舌侧颈部穿孔。①入口洞形。形态：近远中径长、颊舌径短的钝圆角的梯形，其中近中边稍长，远中边稍短，舌侧洞缘在中央沟处；部位：咬𬌗面近远中向中 1/3，偏颊侧。②便易形。去除髓室内的颈部牙本质凸起，形成直线到达各根管口的入路是该组牙初预备的重点。在初始入口完成后，应根据根管口的位置再作便易形的修整。如远中有 2 个根管，常易遗漏远中颊（DB）根管，DB 根管口位于远中（D）根管口的颊侧偏近中。定位远中根管口时，可在近中两根管的连线中点向远中做垂线或顺着髓室底表面近远中向的暗线向远中探寻，若远中根管口恰好位于垂线之上或暗线的尽头，多数为一个远中根管；若远中根管口偏于垂线或暗线的一侧（多为舌侧），则还应在其对侧（颊侧）找到第四根管口（DB 根管）（图 3-14）。

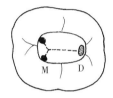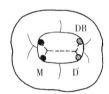

下颌磨牙远中1个根管口　　　下颌磨牙远中2个根管口

图 3-14　下磨牙远中根管口的定位

2. 髓腔进入和初预备的操作步骤

（1）确定患牙冠、根、髓腔的解剖位置：通过观察牙冠与牙槽骨的关系和与之相交的角度，确定牙齿的位置。在附着龈上进行扣诊有助于确定牙根的走行。仔细研读术前 X 线片，可估计髓腔的位置、大小、钙化的程度，根管的大概长度和近远中向的弯曲度。术者通过对上述信息的了解和掌握，用以决定操作时钻针进入的长轴方向和深度。

（2）去除龋坏组织和修复体。

（3）设计入口洞形，穿通髓腔，揭净髓室顶：预备牙本质深洞，一般情况下最好选择在高耸的髓角处穿髓；若遇髓室较小、顶底相近甚至相接，可考虑从对应于最粗的根管口处穿入。穿通髓腔后，可沿各髓角相连的髓室顶线角将髓室顶完整揭除。操作要领是应用钻针侧刃向外提拉式切割牙本质，而非向根尖方向钻磨。揭除髓室顶的同时可去除冠髓。

（4）修整髓室侧壁，形成便易形：前牙主要是去除入口切缘和舌隆突处的阻挡，后牙主要是去除髓室侧壁牙颈部的牙本质凸起，又称牙本质领。髓室内牙颈部的牙本质凸起常常会遮挡住根管口的位置，也妨碍根管器械进入根管。颈部牙本质凸起的大小、厚度通常不会超过 4# 圆钻（直径 1.4 mm）的大小。操作仍为向外提拉式动作。

（5）定位根管口：可循着髓室底色素标志查找根管口，也可寻找髓室底颜色有改变或牙本质不规则的迹象，根据这些线索在髓室底根管口的解剖部位稍用力探查能卡住 DG－16 探针针尖的位点，以此确定根管口的位置和分布，通过观察探针进入的角度了解根管的走行方向。当髓腔钙化较重，定位根管口发生困难时，应加强照明，辅助放大系统，如使用光纤照射仪、放大镜和显微镜，也可通过亚甲蓝染色髓室底，以发现那些未完全钙化的缝隙。

（6）去除根髓：选择与根管粗细相适应的拔髓针，斜插拔髓针至近根尖区（离根尖狭窄部 2~3 mm 处），作 90°旋转，完整地一次拔除成形牙髓。如果冠髓已经坏死，先将 1% ~ 5.25%次氯酸钠溶液或 2.5%氯亚明置入髓腔，然后再拔髓，从根管口开始分段渐进地除净牙髓，不要一次到达根尖区。根管较细、较弯曲时，拔髓针难以到达根尖 1/3 区，可用根管锉插入根管，轻微旋转搅碎牙髓，然后冲洗，反复数次可去净牙髓。

（7）探查、通畅根管，建立根管通路：选用小号 K 锉（08 号、10 号、15 号）在距锉针尖端 2~3 mm 处预弯，在冲洗液的伴随下自根管口向根管内以 90°~180°轻微往返旋转进入，不要向根尖方向施压，预弯的器械尖端在不断地往返转动进入过程中可以绕过或避开根管壁上的不规则钙化物及台阶，顺利地到达根尖部，建立起根管的通路，为根管预备作好准备。这种用于探查根管的小号 K 锉又称作根管通畅锉。在建立根管通路的操作期间，可伴随使用 EDTA 凝胶或溶液，还要以大量的冲洗液冲洗、充盈髓腔，冲洗液推荐使用次氯酸钠溶液。

（四）根管预备

根管预备是采用机械和化学的方法尽可能地清除根管系统内的感染物质，包括牙髓腔内所有的残髓、微生物及其产物以及感染的管壁牙本质，达到清理、成形根管的目的。

对牙髓已遭受不可复性损害的活髓患牙进行根管治疗又称为牙髓摘除术。由于该类患牙的根管深部尚未被感染，预备根管的主要任务是去除根管内的牙髓组织并成形根管，以利根管充填。因此，在临床操作过程中应特别注意避免医源性地将感染带入根管深部。

根尖周病患牙的牙髓多已坏死，根管存在着严重的感染。对这类死髓患牙进行根管治疗时，不仅要去除坏死牙髓的残渣，更重要的任务是要去净根管内的感染刺激源，即细菌及其毒性产物。彻底清洁根管系统后，再对根管进行严密的充填，将根管内已减少到很微量的残余细菌封闭在无营养来源的根管中，使之丧失生长繁殖的条件，杜绝再感染发生的机会，从而为血运丰富的根尖周组织行使其修复再生功能提供有利条件，最终达到防治根尖周病的目的。

1. 根管预备的原则和标准

（1）应在无痛、无菌的条件下操作，避免医源性的根管内感染或将感染推出根尖孔。

（2）根管预备应局限在根尖狭窄部（即牙本质-牙骨质交界处）以内的根管空间，所有操作必须在准确掌握工作长度（WL）的基础上进行，工作长度是指根管器械进入根管后从牙冠部的参考标志点到达根尖狭窄处的距离。

（3）机械预备前，一定要让化学冲洗液先行进入根管；机械预备过程中，必须伴有大量、频繁的化学冲洗液浸泡、冲洗，同时辅助以化学螯合剂的润滑；机械预备结束后的末次根管冲洗，液量应多于 2 mL。

（4）根管清理、成形的标准。

1）根管管径扩大，根管内及根管壁的绝大部分感染物被机械刮除或化学溶解、冲出，去除根管壁上的玷污层。

2）根管形成从根管口至根尖狭窄部由粗到细的具有一定锥度的形态。根管的冠 1/3 部分应充分扩大，以提供足够的空间，利于根管冲洗和牙胶的加压充填。

3）保持根管原有的解剖位置和走行，避免出现根管改道偏移、过度切割和侧壁穿孔等并发症。

4）保留根尖狭窄部的完整形态，在牙本质-牙骨质界的牙本质侧形成根尖挡，以利根管充填时将主牙胶尖的尖端固位并提供一个在根管内压紧充实根充材料的底托，限制超填。

2. 根管预备的操作步骤

根管机械预备的主要技术有步退法、步进法和冠下法，三者对根管分段预备的顺序有所不同（表3-2），但为了有效地实现根管预备的目标，避免预备并发症和器械断离等操作意外的发生，现代的观念更强调将髓室和根管冠部充分预敞，在完全消除来自冠方对器械的阻力后，再行根管根尖部的预备。因此，在临床实际操作中上述各方法的运用也不是截然分开的。

表3-2　根管机械预备技术

步退法	步进法	冠下法
髓腔初预备通畅根管	髓腔初预备通畅根管	髓腔初预备通畅根管
确定工作长度	根管冠1/2逐步深入预备	根管冠部预备
根管根尖部预备	确定工作长度	确定工作长度
根管中部预备	根管根尖1/2逐步后退预备	根管中部预备
根管冠部预备		根管根尖部预备

在实施操作前必须拍摄X线片，用以辅助诊断和了解根管解剖情况，并作为估计根管工作长度的依据。在完成髓腔进入并初预备到位后，开始进行根管的预备。

（1）确定根管工作长度：首先测量术前X线片上该牙齿的长度（由切端、牙尖或后牙窝洞边缘的某一点至根尖端），将此值减1 mm作为估计工作长度。然后将10号或15号根管锉或扩大器插入根管内，用电阻抗型根尖定位仪测定工作长度时，需保持根管内处于潮湿状态，一边向根尖方向推进器械，一边读取仪器指示盘上的显示，当指示到达根尖狭窄区时，用橡皮止动片标记进入器械在牙冠标志点处的位置。从根管中取出器械，量取器械尖端到止动片的距离，并记录为工作长度（WL）。还可在根管内插入按估计工作长度标记的诊断丝（X线阻射的金属根管器械或牙胶尖）拍摄X线片，通过测量诊断丝尖端到患牙根尖顶端的距离（d）来确定根管的工作长度：如果距离（d）≤0.5 mm，又无根管的X线透射影像即诊断丝尖端达根尖狭窄部，则该估计工作长度就是确定的工作长度；如诊断丝尖端未达根尖狭窄部，则确定的工作长度=估计工作长度+d-1.0 mm；如诊断丝超出根尖孔，则确定的工作长度=估计工作长度-d-1.0 mm；如X线片显示患牙根尖硬组织有明显吸收，则工作长度=估计工作长度-（0.5~1.0）mm。根尖定位仪测定法和根管内插诊断丝拍X线片均可定为常规步骤，以确保后续各步顺利进行。在一些特殊情况下，可用手感法补充其他方法的不足，有经验的医师在器械无阻力进入根管的条件下，凭手指的感觉可判定器械达根尖狭窄区，器械再进一步深入则出现突破感，若手感法测得的长度与估计工作长度的数值相符，则取该数值为工作长度，如两者差异>1.5 mm，则需拍诊断丝X线片。手感法往往是不准确的，不能作为常规步骤。

（2）步退法根管预备。

1）形成根尖挡。①根据根管粗细选择第一支根管锉或称初锉（IAF）或扩大器的型号，即能从根管口顺利插至根尖狭窄部而又不能穿透根尖孔的最大型号的根管器械（如10号或

15 号）。②向根管内滴入冲洗液（如 5.25% 的次氯酸钠），将初锉插入根管，遇有阻力时，往返小于 90°旋转推进，到器械上的工作长度标记为止，顺时针方向沿根管壁周缘扩锉以除去根管内淤积的腐物和平整根管壁，然后将器械贴紧一侧管壁向外拉（此即为扩锉的过程），沿管壁四周不断变换位置，重复上述动作。当感觉器械在根管内较松弛，即根管锉或扩大器进出无阻力时，依顺序换大一号根管锉，按上述动作要领继续扩锉，每次均要求到达工作长度，即止于根尖狭窄部，直至较初锉的型号大 3 个型号为止，形成宽于根尖狭窄直径的底托状根尖挡。最后那支全工作长度预备的锉被定为主锉（MAF），根管充填时的主牙胶的型号即按 MAF 的大小来选定。③扩大过程中，每换一型号器械，都必须用前一号锉或初锉进行全工作长度的回锉，并用大量冲洗液冲洗根管，以去除扩锉下来的牙本质碎屑，疏通根管，避免形成牙本质泥堵塞或穿出根尖。例如用 15 号锉为初锉（IAF），根管预备时则应依次按 15→20→15→25→20/15→30→25/15 号全工作长度预备，每换一号锉均作冲洗，30 号锉为主锉（MAF），主牙胶尖也应选择 30 号。冲洗时，冲洗针头应尽量插入根管深部，但不要卡紧，以提插动作轻柔推入冲洗液，同时让出液体反流的空间。冲洗液可用 2.5% 氯亚明，若用次氯酸钠溶液则必须用橡皮障防护。也可用超声波仪清洗根管。

2）步退预备。主锉预备完成后，每加大一个型号时，工作长度减少 1 mm，以形成根管根尖部的较大锥度。按这一方法再扩锉 3~4 个型号，即步退 3~4 mm。每增加一号扩锉后，仍用主锉全工作长度回锉，以保持根管通畅和使根管壁光滑。

3）根管冠部的预备。用较根管管径小的扩孔钻开敞根管冠部，只适用于弯曲根管的冠方直线部分的预备。较常使用 2~4 号 GG 钻，以慢速轻巧的提拉方式将根管口和根管的冠 2/3 敞开呈漏斗状。先用 2 号 GG 钻插入根管，深度不超过 2/3 工作长度；再用 3 号 GG 钻少进入 2~3 mm，最后用 4 号 GG 钻仅作根管口的成形。

（3）弯曲根管的预备。根据 X 线片所示牙根的弯曲程度对所选不锈钢初锉（IAF）进行预弯并将止动片上的标识调整到弯曲内侧位置以指示根管弯曲的方向。根管冠部要做充分的预展，可采用逐步深入的方法，尽量将弯曲拐点冠方的根管预备成直线通路；弯曲下段的扩锉手法推荐使用反弯锉动法，即根管内的器械向弯曲的相反方向贴壁施力提拉锉动，最好不要旋转器械切割根管壁，避免造成根尖拉开和形成肘部（图 3-15）。根尖拉开指在预备弯曲根管时，根管锉在根尖处旋转操作，根管根尖 1/3 处的弯曲被拉直，根尖孔变成泪滴状或椭圆形，造成根尖部根管偏移或根管壁穿孔；肘部是指在根尖拉开的冠方人为造成的根管最窄处，根充时充填材料在此终止，导致根尖部拉开区形成空腔。用不锈钢锉预备超过 25°的弯曲根管，根尖部只扩大到 25 号即可（即 MAF 为 25 号）。

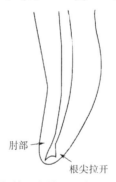

肘部
根尖拉开

图 3-15　根管预备缺陷（根尖拉开和肘部）

（4）旋转机用镍钛器械预备根管：旋转机用镍钛器械由于其高柔韧性、高切割效率和良好的生物相容性被越来越多的临床医师所接受。它被设计为从 ISO 标准锥度 0.02 至 0.12 的大锥度，其操作方法是冠下法根管预备技术的最佳体现：由大锥度锉针先行，在顺序减小锥度的过程中使锉针逐步深入根管，直至到达根尖狭窄部。如：先用 30 号 0.06 锥度锉针进入根管，操作长度为工作长度 − 5 mm，预备根管冠 1/2 部分；再用 30 号 0.04 锥度锉针预备根管中下部，操作长度为工作长度 − 2 mm；最后用 30 号 0.02 锥度锉针预备根管根尖部，操作长度为全工作长度。目前常见的旋转机用镍钛锉有以下系列：Protaper、HERO、K3 等。术者使用时应按照各系列生产厂家的使用说明进行操作。

旋转机用镍钛器械操作要领如下：①必须先用手用器械通畅根管，至少要预备到 15 号锉；②限定马达的扭矩，保持恒定的低速旋转（300 ~ 600 rpm）；③切勿根尖向用力施压，保持外拉手力；④遇阻力停转不要松脚闸，反转取出锉针，勿硬性拔出；⑤勿在同一根管深度停留时间过长或反复操作；⑥以手用器械探查、回锉根管，建立根尖挡；⑦频繁、大量冲洗根管；⑧锉针使用前、后必须仔细检查，一旦发现可疑损伤，应立即丢弃、更换；用后应清洁、高温高压消毒，勿超限次使用。

（五）根管消毒

在对活髓牙进行根管治疗时，一般不需要做根管封药，提倡根管预备和根管充填一次完成。

由于大多数感染根管的管壁牙本质小管深处已有细菌侵入，单纯的根管预备有时难以达到彻底清创的效果，因此，有必要在根管中封入有效的抑菌药物，以进一步减少主根管和牙本质小管内的细菌数量。临床上，当根管预备质量较高时，也可对感染根管即刻进行充填，但是，在有严重的肿胀症状或活动性渗出时，则应经过根管封药减轻症状后再行根管充填。

根管封药所用药物必须具备确定的抑菌或杀菌效果。否则，在封药期间，根管预备后留存在根管内的残余细菌可大量增殖，再加之洞口暂封材料微渗漏所造成的口腔细菌再度感染根管，使根管内的细菌数量甚至可超过封药前的水平。目前更提倡使用杀菌力强的糊剂，如氢氧化钙糊剂、抗生素和皮质类固醇为主要成分的糊剂、碘仿糊剂等。根管封药一般为 7 ~ 14 天。

（六）根管充填

根管充填是根管治疗的最后一步，也是直接关系到根管治疗成功与否的关键步骤。其最终目标是以生物相容性良好的材料严密充填根管，消除死腔，封闭根尖孔，为防止根尖病变的发生和促使根尖周病变的愈合创造一个有利的生物学环境。

严密充填根管的目的：一是防止细菌再度进入已完成预备的清洁根管；二是防止根管内的残余细菌穿过根尖孔进入根尖周组织；三是防止根尖周组织的组织液渗入根管内未充填严密的空隙。渗入根管内的组织液可作为根管少量残余细菌的良好培养基，细菌由此获得营养后大量增殖，构成新的感染源，危害根尖周组织。

根管充填的时机：①患牙无自觉症状；②检查患牙无叩痛、肿胀等阳性体征；③根管内干净，管壁光滑，无渗出，无异味。

临床应用的根管充填方法有许多，目前采用较多的是冷侧压技术。近年新发展了各种热牙胶充填技术，如热牙胶垂直加压技术、热塑牙胶充填技术、Thermafil 载核热牙胶技术等。

下面介绍冷侧压技术的操作步骤。

（1）用消毒的纸捻或棉捻擦干根管。

（2）按根管预备的情况，选择与主锉（MAF）相同号数或小一号数的消毒侧压器，在工作长度 −1 mm 的位置上用止动片标记，插入空根管时感觉较为宽松，侧压器与根管壁之间有一定的空间。

（3）选择一根与主锉（MAF）相同号数的 ISO 标准锥度牙胶尖作为主尖，标记工作长度，在根管内试主牙胶尖，插入主牙胶尖到达工作长度后有回拉阻力，即回抽主牙胶尖时有尖部被嘬住的感觉（图 3-16）。选择数根与侧压器相同号数或小一号数的牙胶尖作为辅尖。75% 乙醇消毒备用。

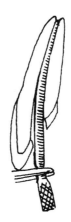

图 3-16　在根管内测量主牙胶尖

（4）在根管充填的器械上（光滑髓针、纸捻或根管螺旋充填器）标记工作长度，将其蘸根管封闭剂或自调的半流动状态的氧化锌丁香油糊剂后插入根管，向根尖部顺时针快速旋转推进至工作长度，然后轻贴一侧根管壁退出根管，在蘸糊剂按上述动作要领重复 2~3 次。

（5）将主牙胶尖标记以后蘸糊剂插入根管至工作长度。

（6）沿主牙胶尖一侧插入侧压器至标记的深度，并将主牙胶尖侧压向根管一侧，保持 15 秒后左右捻转，同时离开主牙胶尖贴其对侧根管壁取出侧压器。

（7）在侧压器形成的间隙内插入一根蘸有少许糊剂的辅尖，再行侧压并插入辅尖，直至侧压器只能进入根管口 2~3 mm 不能继续插入辅尖为止。

（8）用烤热的充填器在根管口下方约 1 mm 处切断牙胶尖，再向根方垂直压实根管内的牙胶。

（9）窝洞封以暂封剂。

（10）拍摄 X 线片，检查根管充填的情况。

（七）根管充填的标准判断

根管充填后，常规拍摄 X 线片判断根管充填的情况，有以下 3 种表现（图 3-17）。

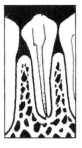 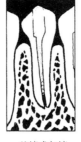 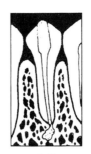

恰填　　　　　　　差填或欠填　　　　　　超填

图 3-17　根管充填的标准判断

1. 恰填

根管内充填物恰好严密填满根尖狭窄部以上的空间。X 线片见充填物距根尖端 0.5 ~ 2 mm,根尖部根管无任何 X 线透射影像。这是所有患牙根管充填应该达到的标准。

2. 差填或欠填

X 线片显示根管内充填物距根尖端 2 mm 以上，根尖部根管仍遗留有 X 线透射区。还有一种更糟糕的情况是超充差填，即根管内（尤其是根尖处）充填不致密，有气泡或缝隙，同时又有根充物超填进入根尖周组织。上述根管充填结果均不符合要求，应该取出充填物，重新作根管预备和充填。

3. 超填

X 线片显示根管内充填物不仅致密充盈了上述应该填满的根管，而且超出了根尖孔，充填物进入根尖周膜间隙或根尖周病损区，即所谓的致密超填。一般来说，超填可以引起根管充填术后并发症，严重者发生急性牙槽胀肿，而且延缓根尖周病变组织的愈合。超填的充填物不能再以非手术的方法由根管取出。但对于仅有少量糊剂的超填，临床是可以接受的。

（八）注意事项

1. 根管预备前

应检查根管治疗器械有无易折断的迹象，如工作刃螺纹松解或旋紧、90°角的弯痕、局部闪点、锈蚀等，如有则不能使用。注意器械的消毒。

2. 根管预备时

患者体位应根据牙位调整适宜。操作时应使用橡皮障隔离装置。无条件用橡皮障的初学者，在使用根管器械时必须拴安全丝，根管器械在根管内时，术者的手指切勿离开器械柄，以防器械滑脱而误吞、误吸。

3. 较大的根尖囊肿

拟作根尖手术的患牙，可于术前即刻行根管预备及根管充填；如囊液过多难以完善根管充填，可于手术过程中作根管充填。

（九）术中或术后并发症及其处理

1. 根管锉或扩大器滑脱

每次使用根管器械时，术者要时刻提防其滑脱和误吞。当器械滑脱于口腔中时，术者不要慌张，将手指放入患者口中，务必不要让患者闭嘴，用镊子安全取出即可。如果滑脱在舌体人字缝前后，应立即使患者的头低垂，同时术者的工作手指绝不要离开患者的口腔，用示指轻压患者舌根以利器械自行掉出口外。

2. 根管器械误吸、误吞

器械如掉入呼吸道，患者会感到憋气难忍，应立即送耳鼻喉科急诊，用气管镜取出异物。器械误入消化道时，患者无明显不适，应立即送放射科透视，以确定器械位于消化道内的部位，并住院密切观察。记录患者既往消化道疾病史，查大便潜血，同时大量进食多纤维的蔬菜和滑润食物，如韭菜、芹菜、木耳、海带等，禁忌使用泻剂。每日透视一次，追踪器械在消化道的移动去向。如有大便应仔细查找，必须在粪便中找到误吞的器械并请患者看过后为止。应用橡皮障隔离法可预防其发生。

3. 根管内器械断离

一旦发现器械折断，首先应拍摄 X 线片，确定断离器械停留的部位。如断离器械在根管内，未超出根尖孔，如能用较细的根管器械绕过断离器械，形成旁路，根管仍然通畅，可继续完成根管治疗，定期复查；如断离器械卡在根管内并堵塞住根管，可转诊到牙髓专科使用显微超声技术试行掏取；如断离器械位于弯曲根管的根尖部甚或超出根尖孔，很难取出，但若此时根管已经清创较为干净，则可继续于断离器械的冠方完成根管治疗，术后予以观察，必要时可考虑做根尖手术；如折断器械较长而根管又不通畅，根尖无病变者可作氢氧离子或碘离子导入后塑化治疗，定期观察；根尖有病变者可行倒充填术；磨牙个别根管手术如有困难，则可作截根术或半根切除术。

4. 髓腔或根管壁侧穿

穿孔部位于龈下时，可在显微镜下用 MTA（三氧矿物盐聚合物）修补穿孔。前牙也可在根管治疗完成后做翻瓣手术，选用 MTA、氧化锌丁香酚基质的材料（如 IRM、super EBA）、复合树脂或银汞合金等材料修补穿孔。后牙根分叉处穿孔时，如穿孔直径小于 2 mm 又不与龈袋相通，也可选用 MTA 修补，或由髓腔内放氢氧化钙制剂后用玻璃离子水门汀封闭穿孔；如穿孔过大，结合牙冠龋坏情况作截根术或半切除术。如在根管中、下部侧穿，则在急性炎症控制后作常规根管充填即可。

5. 根管充填后疼痛

结合病史和 X 线片所见，仔细分析引起疼痛的可能原因，进行不同处理。

（1）若根管充填后有较轻疼痛和叩痛，可不作处理，待其自行恢复。

（2）外伤冠折患牙、根尖完好而有疼痛者，可作理疗。

（3）感染根管或同时有根尖病变患牙根管充填完善或超填者，如出现疼痛，不必取出根管内充填物，可作理疗，同时服用消炎药和止痛药。

（4）个别的超填患牙有较长时间疼痛，上述各种处理后不见缓解者，可考虑作根尖搔刮术。

6. 根管清创充填完善而远期疗效不良

应追查全身疾病背景，检查殆关系。必要时考虑根尖手术；如预后不佳，手术有困难时则应拔除患牙。

（十）术后组织反应与疗效判断

拔除活髓时，根髓多在根尖狭窄附近撕断，组织断面出血并有血凝块形成，开始有炎症反应，白细胞渗出并以吞噬活动清除撕裂面上的坏死组织。3～4 日后，创面的渗出停止，来自周围组织的成纤维细胞和其他细胞移入血块，血块机化变成肉芽组织，再转化为纤维结缔组织，分化出成牙骨质细胞，在根面沉积牙骨质，最终封闭根尖孔。有时纤维组织也可变为瘢痕组织，称为瘢痕愈合。

慢性根尖周炎时，在根尖周形成炎性肉芽组织，但经过完善的根管治疗后，根管内感染已消除，病变区便可以恢复。先是炎症成分被吞噬细胞吞噬移去，肉芽组织逐渐纤维化。纤维成分逐渐增加，细胞和血管逐渐减少，并在近牙骨质面分化出造牙骨质细胞，在根面逐渐沉积牙骨质；而在近骨面则分化出成骨细胞，在接近破坏的骨面形成骨质，逐渐将破坏区的骨质修复并形成硬骨板，此为理想的愈合。有时，增宽的牙周膜间隙中为瘢痕结缔组织，这也是根尖周病变愈合的一种形式。

慢性根尖周炎病变区的愈合需要数月至数年之久：年轻人修复能力强，可在数月中见到骨质新生；成年人则需要较长的时间，有时需要 2～5 年才能完全由骨质修复根尖病变的破坏区。

根管治疗后两年复查病例，如患牙无自觉症状，功能良好；临床检查正常，原窦道闭合，X 线片见根尖周组织正常，原病变区消失或是根尖牙周膜间隙增宽，硬骨板白线清楚，均为治疗成功的病例。如果要观察病损愈合的动态变化，可分别于术后 3 个月、6 个月、1 年、2 年复查病例，观察上述各项指标。

（薛　欣）

第四章

牙龈疾病

第一节　牙龈疾病的病因

　　牙周疾病的病因十分复杂，虽经一个多世纪的研究和争议，至今仍未完全解决。在历史上曾有主张纯属全身原因者，如牙周组织变性、营养不良、内分泌改变等；也有主张单纯属局部原因者。自20世纪60年代中期以来，关于牙周疾病病因的研究进入了一个崭新的时代。目前公认牙周疾病（尤其是牙周炎）是多因素引起的慢性感染性疾病，微生物是牙周病的始动因子，但单有微生物尚不足以引起病损，宿主的易感性也是基本要素，牙周炎的发生和发展是微生物、宿主、环境相互作用的结果。牙龈炎和牙周炎的病因有很多共同之处，两者都是由于牙颈部的菌斑堆积，加上很多局部和（或）全身因素影响细菌的堆积和致病作用，导致局部炎症。

一、牙菌斑

（一）牙菌斑是牙龈疾病的始动因子

　　公元752年，我国的医书《外台秘要》中就有关于除去牙面沉积物以治疗牙龈疾病的记载。在西方，17世纪，Leeuwenhoek描述牙垢中有大量微生物，它们可使牙龈流血。但对于牙面沉积物及其中的微生物与牙龈疾病的关系，则是在20世纪60年代以后才有了较多的了解。大量的流行病学调查表明，牙龈疾病的罹患率及严重程度与口腔卫生状况和牙面的菌斑量成正比。口腔卫生差的人群与口腔卫生良好者相比，牙龈疾病的患病率高，病情重。Loe等报道的实验性牙龈炎研究提供了细菌引起牙龈炎的有力证据。对12名牙龈健康的年轻男性受试者彻底进行牙齿清洁后，停止刷牙等一切口腔卫生措施，逐日对牙面的菌斑量、菌斑成分及牙龈炎症程度进行观察。结果发现全体受试者均在10~21天内发生牙龈炎，菌斑中的细菌数量和成分也发生相应的变化。在恢复刷牙后5~7天内，全体受试者的牙龈均恢复正常。其他学者也观察到动物长期堆积牙菌斑可发生牙龈炎，并有一部分可发展为牙周炎。无菌动物即使在牙颈部结扎牙线，使食物残渣堆积，也不发生牙龈炎；但接种细菌后，动物即发生炎症和形成牙周袋。临床上也见到对牙龈疾病患者除去菌斑后可使病变停止或痊愈。此外，从牙龈疾病患者的龈下菌斑中，可分离出多种毒性较大的细菌，这些细菌的数量与临床病情程度一致。将这些细菌接种于动物，可造成与人类牙龈疾病相似的病变。从患者的血清中也可测得与这些细菌相应的特异抗体水平增高。上述事实有力地说明牙菌斑中的微生物是引起牙龈疾病的主要病因，牙菌斑是引起牙龈疾病的始动因子，是造成牙周破坏的必要因素。

（二）牙菌斑是生物膜

生物膜是微生物存在的一种实体，它形成在固体和液体的界面上，广泛存在于自然界，如船底、输水管路、海洋、湖泊等，也存在于动物和人体的口腔、肠道、呼吸道、泌尿系统与皮肤等部位。口腔的组织面、牙面或者修复体表提供了生物膜附着的固体表面，唾液、龈沟液提供了液体环境，使牙菌斑生物膜得以形成。牙菌斑是由基质包裹的相互黏附或指黏附在牙面（或修复体）上的细菌性群体，它是软而不能被水冲掉或漱掉的堆积物。生物膜概念强调牙菌斑中的细菌是以整体生存的微生物生态群体，它不同于悬浮的单个细菌，是一个相对稳定的微环境。牙菌斑生物膜中，糖蛋白为主要成分的基质包裹着不同微生物形成的微克隆，中间有水性通道供微生物进行物质和信息交流，不同的微生物通过不同的代谢通路产生不同的代谢产物释放于细胞外基质中。牙菌斑中的微生物凭借生物膜这种独特结构黏附在一起生长，相互附着很紧，难以清除。生物膜结构有利于微生物的营养获得，有利于微生物间的相互依存。另外，电解质和化学分子很难进入生物膜深部，使得其中的微生物能抵抗宿主防御功能、表面活性剂或抗生素等的杀灭作用。因此，生物膜中的微生物能长期生存和繁殖，从而在合适的微环境中发挥不同的致病作用。对生物膜中致病微生物的杀灭也依赖于对生物膜结构的破坏。临床上使用抗生素应在用机械方法破坏生物膜之后，即洁治和刮治之后。

（三）牙菌斑生物膜的成分

牙菌斑是由大量细菌（占菌斑固体成分的 70%～80%）及细胞间质所组成的有一定结构的生态单位。在 $1~mm^3$ 的菌斑中约含 1 亿个以上的细菌，还有少量白细胞和口腔上皮细胞。细胞之间的基质约占菌斑固体重量的 1/3，主要成分为多糖，也有蛋白质和脂类。糖类主要来源于细菌从食物中合成细胞外多糖，有些细菌也可将唾液糖蛋白分解为糖和蛋白。变形链球菌能利用饮食中的蔗糖合成不溶性的多糖葡聚糖，它是形成龈上菌斑的极好黏附基质。在这些基质中间有大小不等的水性通道，通道内有液体流动，细菌群体通过这些通道完成物质交换。

（四）牙菌斑生物膜的形成

人类的口腔是一个多种菌杂居的环境。婴儿口腔在出生后 6～10 小时就能分离出少量主要为需氧生长的细菌。牙齿萌出后，口腔细菌种类变得复杂，厌氧菌比例增加。口腔菌系的种类和数量因人而异，同一个体也随牙列情况、饮食类型、口腔卫生状况、疾病及健康状况而变化。目前已能从人类口腔分离出 300～500 多种微生物。按其生长条件，可分为需氧菌、厌氧菌和兼性厌氧菌，其中很多是正常口腔的常驻菌群。

唾液内的细菌附着于牙面是一个复杂的物理、化学过程。首先要求有合适的牙面。在经过彻底清洗和抛光的牙面上，数分钟内即开始形成一层无结构、无细胞的薄膜（1～3 μm），并迅速增厚，称为获得性薄膜。它来源于唾液中的糖蛋白。该薄膜是细菌在牙面附着所必需的条件。在薄膜形成 1～2 小时后，即可有细菌牢固地附着其上。只有少数几种细菌具有直接黏附于薄膜的能力。最初附着的主要是革兰阳性球菌，如溶血性链球菌、缓症链球菌等。附着机制十分复杂，通过综合的识别系统使黏附具有特异性。一些菌体表面的附件，如菌毛、绒毛等，含有称为黏附素的蛋白样大分子物质，这种含黏附素的部位称为结合点，可与牙面上具有相应糖结合物的位点（受体）相连接而完成黏附过程。唾液中的阳离子，如 Ca^{2+}，能在带负电荷的牙面和菌体表面之间起架桥作用，从而有助于黏附。细菌的附着也受唾液成分及 SIgA 的影响，后者抑制细菌附着于牙面。关于龈下菌斑的形成机制尚不明确，该处获得性薄膜可能来源于龈沟液的成分。

细菌在牙面附着定居后，若不及时清除，则以极快的速度繁殖增多，形成小的集落并互相融合。这些细菌及其所产生的细菌间物质为其他菌种的定居附着提供了适当的条件。随着时间延长，菌斑增厚，其成分也日益复杂，致病相关的微生物增加。最初 1~2 天的菌斑以革兰阳性球菌为主，也可逐渐出现革兰阳性短杆菌和阴性球菌，2~4 天后发展为大量丝状菌和厌氧杆菌，如梭形杆菌，4~7 天时形成以黏性放线菌和梭形杆菌等为主的交织结构，7天以后开始出现螺旋体、牙龈卟啉单胞菌及厌氧的能自主运动的细菌等。随着时间延长，革兰阴性厌氧菌逐渐取代革兰阳性需氧菌，菌斑的毒性增大，能刺激牙龈发炎。新形成的菌斑在 24 小时后即可用染料来显示，约在 30 天菌斑中微生物的量和种类达到最多，成为陈旧的成熟菌斑。滞留在龈缘附近的陈旧菌斑对牙龈的危害很大。因此，医师通过治疗彻底清除牙菌斑之后，仍需患者掌握有效的菌斑控制的方法并长期坚持，才能保持健康。

在不同个体之间以及同一口腔内的不同部位，菌斑形成速度和成分差别很大。它受唾液的质和量、牙面光洁度、局部 pH、氧和二氧化碳张力、饮食成分、龈牙结合部的免疫反应、细菌之间的竞争和相互依赖等条件的影响。特定的口腔环境、特定的部位和特定的牙周临床状况决定了该部位成熟菌斑的状态。唾液量少而黏稠，以及夜间睡眠口腔静止时菌斑形成较快；进食时唾液流量增多，加上食物的摩擦作用，牙面菌斑的形成较慢。纤维性食物对牙的平滑面有一定的清洁作用，但对牙龈附近及牙齿邻面的菌斑量无影响。富含蔗糖的饮食为细菌提供了产生多糖的条件，有利于龈上菌斑的形成。其他如牙齿排列不齐、修复体表面粗糙、口腔卫生习惯不佳等，菌斑也易堆积甚厚。

（五）牙菌斑的结构

牙菌斑按其附着部位不同可分为龈上菌斑和龈下菌斑。

1. 龈上菌斑

龈上菌斑位于牙冠的近龈 1/3 处和其他不易清洁的部位，如窝沟、裂隙、邻接面、龋洞表面等。但对牙周组织有危害的主要是龈缘附近的龈上菌斑和龈下菌斑。菌斑量少时不易辨认，可将牙面吹干，见到乳白色无光泽的薄膜，较厚者可见表面粗糙呈小颗粒状。也可用碱性品红或四碘荧光素钠等染料使之着色而显示。龈上菌斑的量和成分虽因人、因牙而异，也因牙周健康状况而异，但总的来说其成分和结构比龈下菌斑相对简单。杆菌、丝状菌、球菌等与牙面垂直呈栅栏状成层排列，并可以从深部发生钙化形成牙石。在陈旧的菌斑内尚可见谷穗状的结构，由丝状菌构成中心，周围黏附大量球菌。口腔卫生较差者的牙面还可堆积大量的软垢或称白垢，其成分主要为细菌、白细胞、上皮细胞及食物碎屑等。它们松散堆积，无一定结构，易被水冲掉。软垢和菌斑对牙周组织的危害是相同的。

2. 龈下菌斑

龈下菌斑位于龈沟内或牙周袋内，与袋内壁关系密切，菌斑与龈沟上皮之间有较多的白细胞。龈下菌斑最初可能是由附近的龈上菌斑向龈沟内延伸而形成的。健康的牙龈因龈沟较浅，龈下菌斑量少，其成分和结构与龈上菌斑无明显差别。但在牙龈有炎症使龈沟加深或形成牙周袋后，由于袋内的特定环境，使龈下菌斑的成分与龈上菌斑有较大不同。牙周袋内缺乏唾液的冲洗和自洁作用，是一个相对停滞的环境，一些已进入袋内的细菌（如唾液中有运动能力、带鞭毛的细菌），虽然不能牢固地附于牙面，却也能在龈下菌斑中存活。此外，深袋内的氧化还原电势很低，有利于厌氧菌的生长。龈沟液内含有细菌生长所需的各种营养物质，这些都构成了有利于牙周致病菌生长的条件。因此，龈下菌斑中革兰阴性的厌氧微生物比例较高，如产黑色素普氏菌群、梭形杆菌、螺旋体等；革兰阳性菌及球菌的比例下降，革兰阴性厌氧菌的致病力较强。

（六）微生物的致病过程及机体反应性

菌斑堆积数小时后便可引起牙龈局部的小血管扩张充血，渗出增加，中性多形核白细胞贴壁并移出血管到达感染部位的结缔组织，并通过结合上皮进入龈沟。如果这种防御机制能够消灭致病菌并中和其毒性产物，则临床上表现为正常牙龈。反之，当炎症反应加重，白细胞移出增多时，在龈沟底附近的结缔组织中有以淋巴细胞为主的浸润，成纤维细胞变形，胶原纤维溶解消失，上皮内有大量中性多形核白细胞，上皮可有轻度增生，出现钉突但不向根方迁移。这种改变局限于龈沟底部，牙槽嵴不发生病理性吸收，无附着丧失。当机体防御能力足以将细菌所引起的这些炎症局限于此范围时，临床上表现为菌斑性龈炎。对于牙龈炎转变为牙周炎的机制尚不甚明确。菌斑微生物大致可通过下列两种途径使牙周组织患病。

1. 细菌的毒性产物直接刺激和破坏牙周组织

菌斑中的某些细菌，如牙龈卟啉单胞菌、福赛坦菌、伴放线聚集杆菌、中间普氏菌、具核梭形杆菌等是牙龈炎的重要致病菌。很多细菌可产生各种酶，如透明质酸酶，可破坏上皮和结缔组织的细胞间质；牙龈卟啉单胞菌和伴放线聚集杆菌等可产生胶原酶，溶解和破坏牙周软硬组织中的胶原；多种蛋白水解酶可破坏免疫球蛋白及组织；溶纤维素酶可使结缔组织中的纤维蛋白原溶解，有利于细菌和炎症的扩散，等等。革兰阴性菌细胞壁的外膜可产生很多毒性产物，例如，脂多糖内毒素大量存在于牙周炎患者的菌斑、牙石、唾液、龈沟液及暴露于牙周袋内的牙骨质中。体外试验表明，内毒素能降低人牙龈成纤维细胞的贴附能力和代谢活动，还能抑制骨组织的生长。伴放线聚集杆菌则能产生一种叫白细胞毒素的外毒素，在体外能于短时间内杀伤中性白细胞。细菌的多种代谢产物，如硫化氢、吲哚、胺、有机酸等，均能刺激和损伤袋上皮，引发炎症。

2. 宿主对细菌及其产物的炎症和免疫反应

宿主对细菌及其产物的炎症和免疫反应在牙龈疾病的发生和发展中具有极其重要的作用。机体对菌斑的免疫反应包括特异和非特异的、全身和局部的。宿主反应包括保护性和破坏性两个方面。

（1）中性多形核白细胞、抗体、补体在牙周防御系统中起重要作用：细菌产生趋化物质，使中性多形核白细胞移出到结缔组织和龈沟内吞噬和杀死细菌，而中性多形核白细胞的吞噬功能有赖于补体的激活和抗体对细菌等异物的调理作用。补体激活在破坏细菌、促进中性多形核白细胞功能发挥及激活 B 淋巴细胞方面有防御意义，但它又有释放组胺、破坏细胞等作用；中性多形核白细胞噬菌后也会释放出溶酶体酶等损害牙周组织的物质。

已有大量研究证明牙龈炎患者的血清和龈沟液中有很高水平的针对牙周致病菌及其产物的特异抗体，以 IgG 为主，又分 IgG_1、IgG_2、IgG_3、IgG_4 四种亚类，分别中和不同的有害抗原。特异抗体的水平与龈下菌斑中相应细菌的检出量、牙周破坏程度等有密切关系。但龈沟液中抗体水平和治疗后的变化与血清中水平不同。近年来认为牙龈局部的免疫反应对牙周炎的临床表现及进程有重要影响。

（2）细胞介导的免疫反应在牙周炎过程中也十分重要：细菌的感染引起一系列防御细胞游走至牙周局部，随着中性多形核白细胞而来的是单核-巨噬细胞和淋巴细胞。它们被内毒素激活后产生一系列的细胞因子，其中重要者如白介素 1-α、白介素 1-β；肿瘤坏死因子 α；破骨细胞激活因子等。这些因子引发的炎症反应又产生大量炎症介质，加重了炎症并导致牙槽骨吸收。宿主的炎症和免疫反应产物对牙周组织所造成的损伤和破坏远远超过细菌本身的毒力。这种长期存在的慢性炎症使深部组织的胶原破坏，有利于因炎症而增生的结合上皮向根方迁移，加重了附着丧失。

（3）细菌及其产物可抑制和削弱机体的防御功能：唾液和龈沟内的 IgA 可作用于细菌，阻止其在牙面黏附。有些细菌可产生 IgA 酶，破坏 IgA，从而有利于细菌附着；有的细菌能抑制中性多形核白细胞的趋化及吞噬功能，甚至杀伤白细胞。

近年来对人类和动物的大量研究表明，在同样存在菌斑的条件下，并非每个人都患牙龈炎，各人的疾病类型和严重程度也不同。说明牙龈疾病是一种机会性感染性疾病，除了致病菌的种类、数量和毒性因素之外，机体免疫反应的有效性还受到遗传和环境因素的影响。例如，吸烟和细胞因子的基因调控可影响宿主对细菌的反应，从而影响牙龈疾病的易感性和临床表现（如进展速度、严重程度等）。一些危险因素的确认将丰富人类对牙龈疾病本质的认识。

二、牙石

牙石是沉积在牙面上的已矿化的或正在矿化的菌斑及软垢。其中 70% ~ 90% 为无机盐，其余为有机物和水。无机物的主要成分与骨和牙体组织中的无机成分相似，主要为钙、磷，并有少量镁、钠、碳酸盐和微量元素。2/3 以上的无机盐呈羟磷灰石、磷酸盐的三斜晶系、八钙磷酸盐和磷酸氢钙等结晶形式。牙石中的有机成分与菌斑相似。电镜观察见牙石呈层板状结构，各层的钙化程度不同，内含规则或不规则排列的结晶。

牙石以龈缘为界分为龈上和龈下牙石。龈上牙石颜色较浅，也可因吸烟或食物着色而呈深色。在唾液腺导管开口相对应处的牙面（如上颌第一磨牙颊面和下前牙舌面）上堆积较多。龈下牙石体积较小，多呈深色，其与牙面的附着比龈上牙石牢固。这可能是因为龈上牙石主要通过唾液薄膜附着于光滑的釉质表面，而龈下牙石所附着的牙骨质表面常因牙根表面被吸收或有小块牙骨质撕脱而凹凸不平。因此，龈下牙石常与牙面呈犬牙交错的镶嵌式附着，刮除时比较困难。

对牙石的矿化机制尚未完全明了。牙石矿化主要有两个要素：一是必须存在矿化的核心；二是矿物质的沉淀。菌斑中的细菌、上皮细胞、食物碎屑和细胞间质可为主要的矿化核心。在菌斑形成后 1 ~ 14 天内即可开始逐渐矿化，从菌斑的最内层开始。通常先发生于细菌间的基质和细菌表面，最后为细菌内部。矿化小灶逐渐融合成大块牙石。无菌动物实验表明，在没有细菌的情况下也可有牙石形成。

唾液中的钙、磷等矿物盐呈过饱和状态，是龈上牙石中无机盐的主要来源。矿化的机制有几种假说：①唾液中 CO_2 张力较高，进入口腔后 CO_2 张力降低约 1/2，使唾液 pH 升高，矿物离子即可析出而沉积；②细菌等蛋白质分解所产生的氨可使唾液或龈沟液的 pH 升高；

③菌斑内的磷酸酶可水解唾液中的有机磷，增加磷离子的浓度，脂肪酸可促使钙化发生。龈下牙石的矿物质来源于龈沟液和袋内渗出物。

牙石形成的速度因人而异，同一个体口腔内不同牙位的沉积速度也不同，与菌斑的堆积量和矿化速度有关，受唾液的量和成分、饮食、口腔卫生习惯等的影响。儿童牙石少于成人，可能与菌系不同有关。

牙石与牙龈疾病的关系非常密切。流行病学调查表明牙石量与牙龈炎症之间呈明显的正相关，但这种关系不像菌斑与牙龈炎之间那样强。牙石本身坚硬粗糙，对牙龈有刺激作用，影响牙龈健康，但牙石的致病原因主要源于它表面所覆盖的菌斑。牙石虽不直接致病，但它的表面始终有菌斑附着，是菌斑附着滋生的良好部位，也妨碍日常口腔卫生措施的实施；牙石的多孔结构也容易吸附大量的细菌毒素。因此，牙石是牙龈病的重要致病因素，在治疗中务求彻底除净牙石。

三、其他局部因素

（一）不完善的牙科治疗

有些牙周炎症和破坏是由于不恰当的牙体治疗和修复体所引起或加重的。如银汞充填体的邻面悬突可刺激牙间乳头引起炎症，甚至牙槽骨吸收。修复体的接触不良、未恢复适当的边缘嵴或外展隙等，均易造成食物嵌塞。

修复体（如全冠）的龈缘位置及密合程度与牙周病变程度有密切关系。有不少研究表明延伸到牙龈缘以下达到龈沟底的修复体边缘对牙龈的危害较大。边缘位于龈下者，菌斑量较多，牙龈炎症较重，牙周袋较深；边缘位于龈缘处者次之；而边缘位于牙龈的冠方者，其牙周状况良好接近无修复体处的情况。尤其是当修复体表面粗糙、与牙面密合度欠佳、黏结剂外露或日久溶解后出现了牙体与修复体之间的微隙等时，更易造成菌斑滋生，刺激牙龈发炎。因此，近年来，普遍主张理想的修复体边缘应放在龈缘的冠方，只有因前牙美观需要以及龋坏、微裂等病变已达龈下时，才将修复体边缘放置到龈下。修复材料中以烤瓷、黄金及银汞合金等的光洁度优于树脂及黏固粉等。修复体外形过突，易使菌斑堆积和妨碍自洁作用。

设计和制作不佳的可摘式局部义齿会增加基牙的菌斑堆积和（或）咬合负担，基牙与义齿相邻一侧的牙面常有大量菌斑，造成牙龈炎症和龋齿。一般认为金属支架式基托比树脂基托对牙周组织的危害较小。

在正畸治疗过程中，佩戴矫治器（尤其是固定式）或过多的黏结剂，有碍菌斑的清除，加上儿童易患牙龈炎，常使原有的牙龈炎症加重或增生。加力过大易使牙根吸收、牙齿松动。因此，在正畸治疗开始前必须先治疗原有的牙龈炎，并授以恰当的口腔卫生方法，使患儿（者）能认真有效地清除菌斑。更有不恰当地使用橡皮圈来矫正替牙期儿童上前牙间的缝隙者，常使橡皮圈滑入龈沟和牙周膜间隙，在短期内造成严重的深牙周袋和牙槽骨吸收，牙齿极度松动，导致不可挽回的拔牙后果。口腔科医师在工作中应竭力避免造成上述医源性的牙周损害。

（二）解剖缺陷

1. 牙体形态

3%～5%的上颌侧切牙或中切牙的舌面有畸形舌侧沟，常延伸至根部。沟内易滞留菌斑，且结合上皮不易附着，此处常形成一窄而深的牙周袋，临床易被忽略。磨牙牙颈部经常有釉质突起伸向或伸入根分叉区。有人报道有釉质突起的牙齿易发生根分叉区的牙周病变（图4-1）。此外，如牙根过短、锥形牙根、磨牙牙根融合等，会使牙齿对咬合力的承受能力降低，易松动。上颌第一前磨牙的近中颈部和根面凹陷较深，对清除菌斑和牙周治疗造成一定困难。

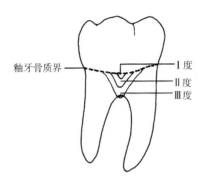

图 4-1　不同程度的釉质突起

2. 软组织缺陷

有文献报道附着龈的宽度不足或唇、颊系带附着位置过高而进入牙龈或牙间乳头，可使游离龈和乳头被拉离牙面，有利于牙周病的发生。但近年来认为只要认真清除菌斑，牙龈仍可保持健康。

3. 错𬌗畸形

个别牙齿的错位、扭转等易造成咬合创伤、食物嵌塞等。缺失牙若未及时修复，邻牙可发生倾斜，在倾斜侧常发生垂直型骨吸收和深牙周袋。牙齿的错位、拥挤常导致菌斑的局部堆积，因而易患牙周炎症。严重的深覆𬌗时下前牙咬伤上前牙的腭侧牙龈，造成炎症和溃疡。唇（颊）向错位的牙齿，其唇颊侧牙槽骨极薄，或可发生部分骨板缺损（"开窗"）或全部缺失（"开裂"），较易发生牙龈退缩或深牙周袋。

（三）食物嵌塞

正常情况下，邻牙之间紧密的接触关系、良好的𬌗面边缘嵴和牙齿形态，均能防止食物被挤压入两牙之间。理想的接触区应位于接近𬌗面边缘嵴处，即相当于邻面的最大颊、舌径处。过于偏向龈方或颊侧、舌侧均易造成嵌塞。造成食物嵌塞的原因大致可归纳为以下3个方面。

1. 相邻两牙间失去接触，出现窄缝

（1）邻面龋破坏了接触区和边缘嵴。

（2）修复体未恢复接触区。

（3）牙齿错位或扭转，使接触区的大小和位置异常。

（4）缺失牙齿未及时修复，邻牙倾斜使相邻两牙间失去接触（图4-2）。

（5）患牙周炎的牙齿过于松动。

2. 来自对𬌗牙齿的挤压力或异常𬌗力

（1）牙尖过于高陡或位置异常，正好将食物压入对𬌗两牙之间，称为充填式牙尖

（图4-3）。

（2）不均匀的磨耗所形成的尖锐牙尖或边缘嵴，挤压食物进入对殆牙间隙。

（3）不均匀的磨耗或牙齿倾斜，相邻两牙的边缘嵴高度不一致，呈"阶梯状"（图4-4），在对咬时将食物挤入间隙。例如，拔除下颌第三磨牙后，上颌第三磨牙下垂，在上颌第二、第三磨牙间易嵌塞食物；下颌第三磨牙近中倾斜，低于第二磨牙平面时，则在下颌第二、第三磨牙间造成嵌塞。

（4）在上、下颌牙齿对咬过程中发生的水平分力可使牙齿暂时出现缝隙。如由于磨耗不均或其他原因，使上颌最后一个牙齿的远中尖或边缘嵴下垂，当上、下牙齿对咬时，下牙远中尖的远中斜面可将上颌最后的牙齿推向远中，使上颌牙的接触点暂时分开，食物易塞入此处（图4-5）。当上下牙分开时，此缝隙即消失。单端固定桥的桥体受力时，基牙也会斜向桥体一侧，造成暂时的间隙。

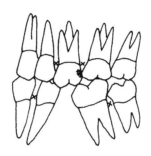

图4-2　食物嵌塞的原因

拔牙后未及时修复，邻牙倾斜，对殆牙下垂，造成食物嵌塞（×处）和邻面龋

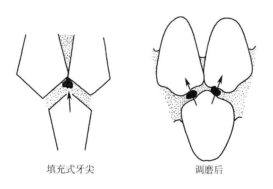

填充式牙尖　　　　　　调磨后

图4-3　充填式牙尖

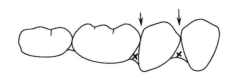

图4-4　边缘嵴高度不一致，引起食物嵌塞

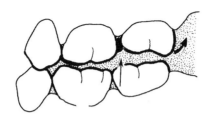

图 4-5　咬合时的水平推力，使上颌磨牙之间嵌塞食物

3. 由于邻面和𬌗面的磨损使食物的外溢道消失，食物易被挤入牙间隙

正常的接触区周围有外展隙，𬌗面的窝沟应延长到边缘嵴或颊、舌面，形成食物溢出的通路；正常的边缘嵴还可阻止食物滑入牙间隙。当因磨损而使窝沟和边缘嵴消失，或因邻面接触区过宽，颊、舌侧外展隙变小或消失，食物无法从外溢道溢出而被挤入牙间隙（图 4-6）。

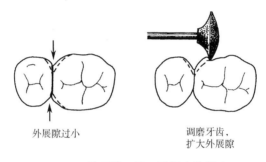

外展隙过小　　　　　　　　调磨牙齿，
　　　　　　　　　　　　　扩大外展隙

图 4-6　外展隙不足，引起食物嵌塞

上述 3 种情况均造成垂直嵌塞，即食物从𬌗面方向被压入牙间隙。牙周炎患者由于牙间乳头的退缩和支持组织的高度降低，使龈外展隙增大，进食时唇、颊和舌的运动可将食物压入牙间隙，此为水平嵌塞。食物嵌塞可引起牙龈的炎症，也可加重原已存在的牙周疾病，如牙龈乳头退缩、牙槽骨吸收等，还易发生根面龋。在临床上检查食物嵌塞的原因时常可发现上述数个因素并存，应逐个解决。

（四）不良习惯

1. 口呼吸

口呼吸患者常兼有上唇过短，上前牙和牙龈外露，故患牙龈炎和牙龈肿大的机会较多。但也有人报道口呼吸者牙龈炎的患病率并不比正常人高，而炎症程度可能稍重。一般认为这是由于牙龈表面因外露而干燥以及牙面缺乏自洁作用，这些均可使菌斑丛生而发生牙龈炎。

2. 其他不良习惯

某些先天异常，如巨舌症，或由于幼时形成的吐舌习惯或吞咽时舌尖前伸顶住前牙。吐舌习惯对前牙造成过大的推力，使牙齿唇向倾斜或移位，前牙出现间隙、开𬌗、牙齿松动等，也可造成𬌗关系紊乱及食物嵌塞等。其他如咬指甲、咬工具、吮指、夜磨牙或咬紧牙齿、乐器吹奏员的职业习惯等，均可对唇颊、牙周膜、骨、牙体和𬌗关系造成一定的影响。

（五）其他局部因素

使用过硬的牙刷或刷毛翻卷、倒伏的陈旧牙刷、质地太粗的牙膏，不正确的刷牙和剔牙方法，均可造成牙体磨损及牙龈充血、糜烂和牙龈退缩。某些化学药物使用不当，如酚、硝酸银、塑化液、失活剂泄漏等也会损伤牙龈，甚至累及牙槽骨。颌面部的放疗使唾液腺破坏，造成口干，菌斑大量堆积，可使原已存在的牙龈炎或牙周炎迅速恶化，甚至发生组织坏死。

四、影响牙龈状况的全身因素

大量的研究已证实菌斑是牙周疾病的始动因子。然而，并非所有牙菌斑均引起牙周病，牙菌斑的量也并不一定与牙周组织的炎症和破坏程度相一致。说明必然有其他因素起着重要的作用，这些因素包括宿主和环境两个方面，它们错综复杂的结合决定着不同个体对牙龈病的易感性。关于牙龈疾病的全身因素曾有过大量的研究，但大多为单一全身因素的动物实验，设计严格的临床研究不多。迄今为止未能证明有任何一种全身疾病或因素能单独引起牙龈疾病。但不少全身因素可以降低或改变牙周组织对菌斑微生物的抵抗力和炎症反应，使之易于患病或改变病情。

（一）糖尿病

糖尿病是一种与多因素和多基因有关的内分泌疾病，主要特征是血糖耐量异常。它可由于胰岛素分泌不足、胰岛素功能不良或细胞表面缺乏胰岛素受体所致。临床可分为 1 型（胰岛素依赖型）和 2 型（非胰岛素依赖型），以 2 型为多见。其基本病理变化可导致多种并发症的发生，主要病变累及微血管及小动脉、视网膜、肾脏、神经系统等，抗感染能力低。近些年来的研究已证实糖尿病是牙周病的危险因素，糖尿病患者的牙龈炎的发生率及严重程度均高于非糖尿病患者。主要的机制为：①牙周组织的小血管病变导致对牙周组织供氧不足及代谢废物堆积；②胶原破坏增加；③1 型糖尿病患者易有中性多形核白细胞趋化功能降低，且常为家族性；④由于龈沟液量增多及氧分压的降低，使某些牙周致病菌过度繁殖。上述机制均使牙周组织发生炎症和迅速被破坏。未得到控制的糖尿病患者牙龈炎症明显，易出血，反复出现牙周脓肿，牙槽骨迅速吸收，以致牙齿松动脱落。总之，糖尿病不是牙周病的直接原因，但它可能影响牙周组织对局部感染的防御能力。近年来，我国的糖尿病患者不断增加，因牙周多发脓肿和反复脓肿到口腔科就诊的患者人数也逐步上升，需引起口腔科医师的高度重视。

（二）性激素

人生不同时期性激素水平的生理性波动作用于牙周组织，可影响和改变牙周组织对菌斑刺激物的反应性。青春期时，由于体内性激素水平升高，牙龈毛细血管通透性增高，渗出增多，在菌斑存在的情况下，牙龈水肿易出血。青春期过后，机体对激素产生适应性，症状减轻。妇女在正常月经周期中，性激素水平的波动对牙周组织无明显影响，仅在排卵期龈沟液量可轻微增多。此种影响在口腔卫生不好、患有牙龈炎的妇女中较为明显。妇女妊娠时雌激素和黄体酮水平升高，龈沟液中的性激素水平也升高，牙龈毛细血管扩张、瘀血，炎症细胞和液体渗出增多。有人报道闭经后妇女有牙龈上皮变薄，牙龈苍白、发干等现象。但近年来多认为所谓的"绝经期剥脱性牙龈炎"可能是某些皮肤黏膜病所致。

（三）获得性免疫缺陷综合征（艾滋病）

艾滋病患者由于病毒侵犯和破坏了淋巴免疫系统，使牙周组织对菌斑微生物的抵抗力也急剧下降。虽然有人报道 HIV 阳性和 HIV 阴性的牙周炎患者龈下菌斑并无显著区别，也就是说，并未发现 HIV 感染者的牙周病有特殊细菌。但他们更易发生严重和进展迅速的坏死性溃疡性龈炎（NUG）或坏死性溃疡性牙周炎（NUP）。一些报道表明坏死性溃疡性牙周炎的出现可能提示艾滋病患者免疫系统的严重破坏和 CD4$^+$T 细胞（T 辅助细胞）的极度降低，预示病情迅速恶化。

（四）营养

20 世纪初期，有学者认为维生素 C 缺乏是牙周病的病因，严重偏食或营养不良而缺乏维生素 C 者，牙龈炎症肿胀严重。随着生活水平的改善，临床上的牙周病患者大多是摄取平衡饮食者，并无营养不良，而动物实验却常以单一营养素的缺乏作为观察条件。有人报道动物缺乏维生素 C 时，有牙槽骨疏松、牙周膜纤维束丧失、牙齿松动、牙龈出血等现象，但不一定有牙周袋形成。

其他一些全身因素将在具体牙龈疾病中叙述，例如，有些白血病可以最早在牙龈出现病变，对及时诊断有重要意义。有些牙龈病有遗传背景，如牙龈纤维瘤病。某些金属盐，如铅、铋、汞及磷的中毒，导致牙龈的特殊改变。磷中毒除牙龈炎症外，常有牙槽骨的坏死，导致牙齿松动和脱落。

（陆　瑶）

第二节　菌斑性龈炎

菌斑性龈炎在 1999 年的牙周病国际新分类中归属牙龈病中的菌斑性龈病类，本病在过去被称为慢性龈炎、慢性龈缘炎、单纯性龈炎。炎症主要局限于游离龈和龈乳头，是牙龈病中最常见的疾病，简称牙龈炎。世界各地区、各种族、各年龄段的人都可以发生。在我国儿童和青少年的患病率为 70%～90%，成人患病率达 70% 以上。几乎每个人在其一生中的某个时间段都可发生不同程度和范围的牙龈炎。该病的诊断和治疗相对简单，且预后良好，但因其患病率高，治愈后仍可复发，且相当一部分的牙龈炎患者可发展成为牙周炎，因此预防其发生和复发尤为重要。

一、病因

菌斑性龈炎是慢性感染性疾病，主要感染源为堆积在牙颈部及龈沟内的菌斑微生物。菌斑微生物及其产物长期作用于牙龈，导致牙龈的炎症反应和机体的免疫应答反应。因此，菌斑是最重要的始动因子，其他局部因素如牙石、不良修复体、食物嵌塞、牙错位拥挤、口呼吸等可加重菌斑的堆积，加重牙龈炎症。

患牙龈炎时，龈缘附近一般有较多的菌斑堆积，菌斑中细菌的量也较健康牙周时为多，种类也较复杂。此时菌斑中的革兰阳性球菌、杆菌的比例较健康时下降，而革兰阴性厌氧菌明显增多，牙龈卟啉单胞菌、中间普氏菌、具核梭形杆菌和螺旋体比例增高，但仍低于深牙周袋中此类细菌的比例。

二、病理

牙龈炎是一种慢性疾病,早期轻度牙龈炎的组织学表现与健康牙龈无明显界限,因为即使临床上表现健康的牙龈,其沟内上皮下方的结缔组织中也有少量的炎症细胞浸润。显微镜下所见的牙龈组织学变化不一。最轻度的炎症在临床可无表现,只是在龈沟下结缔组织中存在很少量的中性粒细胞、巨噬细胞、淋巴细胞和极少量的浆细胞,局部区域尤其是在沟上皮下方有结缔组织纤维的溶解。慢性重症牙龈炎时沟内上皮表面可有糜烂或溃疡,上皮内中性粒细胞增多,沟内上皮下方的炎性结缔组织区明显增大,内有大量的炎症细胞浸润,以浆细胞浸润为主,病变严重区胶原纤维消失。

三、临床表现

牙龈炎症一般局限于游离龈和龈乳头,严重时也可波及附着龈,炎症状况一般与菌斑及牙石量有关。一般以前牙区为多见,尤其是下前牙区最为显著。

(一)患者的自觉症状

刷牙或咬硬物时牙龈出血常为牙龈炎患者就医的主诉症状,但一般无自发性出血,这有助于与血液系统疾病及其他原因引起的牙龈出血相区别。有些患者可感到牙龈局部痒、胀、不适,有口臭等症状。近年来,随着社会交往的不断增加和对口腔卫生的逐渐重视,口腔异味(口臭)也是患者就诊的重要原因和较常见的主诉症状。

(二)牙龈色泽、外形、质地的变化

1. 色泽

健康牙龈颜色粉红,某些人可见附着龈上黯有黑色素。患牙龈炎时,由于牙龈组织内血管增生、充血,导致游离龈和龈乳头呈鲜红色或黯红色,病变严重时,炎症充血范围可波及附着龈。

2. 外形

健康牙龈的龈缘菲薄呈扇贝状紧贴于牙颈部,龈乳头充满牙间隙,附着龈有点彩。患龈炎时,由于组织水肿,牙龈冠向和颊舌向肿胀,龈缘变厚失去扇贝状且不再紧贴牙面。龈乳头圆钝肥大。附着龈水肿时,点彩也可消失,表面光滑发亮。少数患者的牙龈炎症严重时,可出现龈缘糜烂或肉芽增生。

3. 质地

健康牙龈的质地致密坚韧。患牙龈炎时,由于结缔组织水肿和胶原破坏,牙龈质地松软、脆弱、缺乏弹性,施压时易引起压痕。当炎症较轻且局限于龈沟壁一侧时,牙龈表面仍可保持一定的致密度,点彩仍可存在。

(三)龈沟深度和探诊出血

1. 龈沟深度

健康的龈沟探诊深度一般不超过 2 ~ 3 mm。当牙龈存在炎症时,探诊会出血,或刺激后出血。由于牙龈的炎性肿胀,龈沟深度可超过 3 mm,但龈沟底仍在釉牙骨质界处或其冠方,无结缔组织附着丧失,X 线片示无牙槽骨吸收。

2. 探诊出血

在探测龈沟深度时，还应考虑到炎症的影响。组织学研究证明，用钝头的牙周探针探测健康的龈沟时，探针并不终止于结合上皮的最冠方（即组织学的龈沟底位置），而是进入到结合上皮内 1/3~1/2 处（图4-7）。当探测有炎症的牙龈时，探针尖端会穿透结合上皮而进入有炎症的结缔组织内，终止于炎症区下方的正常结缔组织纤维的冠方（图4-7）。这是因为在炎症时，结缔组织中胶原纤维破坏消失，组织对机械力的抵抗减弱，易被探针穿通。消炎后，组织的致密度增加，探针不再穿透到结缔组织中，使探诊深度减小。因此，在炎症明显的部位，牙周探诊的深度常大于组织学上的龈沟（袋）深度。有些患牙的牙龈炎症局限于龈沟（袋）壁上皮的一侧，牙龈表面红肿不明显，然而探诊后却有出血，这对牙龈炎的诊断和判断牙周炎症的存在有很重要的意义（表4-1）。

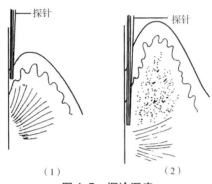

图4-7　探诊深度

（1）牙龈无炎症时，探针终止于结合上皮内；（2）牙龈有炎症时，探针超过结合上皮

表4-1　健康牙龈向牙龈炎发展的临床变化

项目	正常牙龈	牙龈炎
色泽	粉红（有些人可见黑色素）	鲜红或黯红
外形	龈缘菲薄紧贴牙面呈扇贝状，龈乳头充满牙间隙	龈缘和龈乳头组织水肿圆钝，失去扇贝状，牙龈冠向和颊舌向肿胀
龈沟深度	≤3 mm	形成牙周袋
质地	坚韧有弹性	松软，水肿，施压时易引起压痕
出血倾向	正常探诊和刷牙均不出血	探诊后出血，刷牙时出血

1999 年，牙周病国际新分类提出的牙龈炎标准中包括了经过彻底的治疗后炎症消退、牙龈退缩、牙周支持组织的高度降低的原牙周炎患者。此时若发生由菌斑引起的边缘龈的炎症，但不发生进一步的附着丧失，也可诊断为牙龈炎，其治疗原则及转归与单纯的慢性龈缘炎一样。然而，应明确原发的牙龈炎是指发生在没有附着丧失的牙龈组织的慢性炎症。

（四）龈沟液量

健康牙龈的龈沟内存在极少量的龈沟液。牙龈有炎症时，龈沟液量较健康牙龈增多，其中的炎症细胞、免疫成分也明显增多，炎症介质增多，有些患者还可出现龈沟溢脓。龈沟液量的增加是评估牙龈炎症的一个客观指标。也有人报道牙龈炎时龈沟内的温度升高，但此变化尚未用作临床指标。

在去除菌斑、牙石和刺激因素后，上述症状可消失，牙龈组织恢复正常，故牙龈炎是一种可逆性的牙周疾病。

四、诊断

菌斑性龈炎的诊断主要根据临床表现，即牙龈的色泽、外形、质地的改变，但无牙周袋、无新的附着丧失、无牙槽骨吸收，龈缘附近牙面有明显的菌斑、牙石堆积及存在其他菌斑滞留因素等即可诊断。牙龈炎的主要诊断特点见表4-2。

表4-2　菌斑性龈炎的诊断特点

1. 龈缘处牙面有菌斑、牙石，疾病主要限于龈缘和龈乳头
2. 牙龈色泽、形状、质地改变，刺激后有出血
3. 无附着丧失和牙槽骨吸收 *
4. 龈沟液量增加
5. 龈沟温度升高
6. 菌斑控制及其他刺激因素去除后病损可逆

注：* 发生于牙周炎治疗后的牙周组织可能存在附着丧失和骨丧失，但附着稳定不加重，即无新的附着丧失。

五、鉴别诊断

1. 早期牙周炎

应仔细检查磨牙及切牙的邻面有无附着丧失，可拍殆翼片看有无早期的牙槽嵴顶吸收。牙龈炎应无附着丧失，牙槽嵴顶的骨硬板完整连续。

2. 血液病引起的牙龈出血

白血病、血小板减少性紫癜、血友病、再生障碍性贫血等血液系统疾病均可引起牙龈出血，且易自发出血，出血量较多，不易止住。对以牙龈出血为主诉且有牙龈炎症的患者，应详细询问病史，注意与上述血液系统疾病相鉴别。血液学检查有助于排除上述疾病。

3. 坏死性溃疡性龈炎

坏死性溃疡性龈炎的临床表现以牙龈坏死为特点，除了具有牙龈自发性出血外，还有龈乳头和边缘龈坏死等特征性损害，可有口臭和假膜形成，疼痛症状也较明显，而菌斑性龈炎无自发痛和自发性出血。

4. HIV 相关性龈炎

HIV 相关性龈炎在 HIV 感染者中较早出现，临床可见游离龈缘呈明显的线状红色充血带，称为牙龈线形红斑。目前认为它与白念珠菌感染有关，附着龈可有点状红斑，患者可有刷牙后出血或自发性出血。在去除局部刺激因素后，牙龈的充血仍不易消退。艾滋病患者的口腔内还可出现毛状白斑、Kaposi 肉瘤等，血清学检测有助于确诊。

六、治疗

（一）去除病因

牙菌斑是引起菌斑性龈炎的直接病因。通过洁治术彻底清除菌斑、牙石，去除造成菌斑滞留和刺激牙龈的因素，牙龈的炎症可在 1 周左右消退，牙龈的色泽、外形、质地可完全恢复正常。对于牙龈炎症较重的患者，可配合局部药物治疗。常用的局部药物有 1% 过氧化氢

溶液、0.12% ~0.2%氯己定及碘制剂，一般不应全身使用抗生素。

（二）防止复发

菌斑性龈炎是可逆的，其疗效较理想，但也容易复发。在去除病因的同时，应对患者进行椅旁口腔卫生指导，教会患者控制菌斑的方法，使之能够持之以恒地保持良好的口腔卫生状况，并定期（间隔 6~12 个月）进行复查和治疗，才能保持疗效，防止复发。如果患者不能有效地控制菌斑和定期复查，导致菌斑再次大量堆积，菌斑性龈炎是很容易复发的（约在一至数月内复发）。

七、预防

牙龈炎的预防应从儿童时期做起，从小养成良好的口腔卫生习惯，并定期接受口腔检查，及早发现和治疗。目前，我国公众普遍缺乏口腔卫生知识和定期的口腔保健，口腔医务工作者的迫切任务是广泛开展和普及口腔健康教育，牙周病的预防关键在于一生中坚持每天彻底地清除菌斑。

（陆　瑶）

第三节　青春期龈炎

青春期龈炎是与内分泌有关的龈炎，在 1999 年分类中隶属于菌斑性龈病中受全身因素影响的牙龈病。

牙龈是性激素作用的靶器官。性激素波动发生在青春期、月经期、妊娠期和绝经期。妇女在生理期和非生理期（如性激素替代疗法和使用性激素避孕药）激素的变化可引起牙周组织的变化，尤其是已存在菌斑性龈炎时变化更明显。这类牙龈炎的特点是非特异性炎症伴有明显的血管增生和扩张，临床表现为明显的出血倾向。青春期龈炎是青春期最常见的牙龈病。

一、病因

青春期龈炎与牙菌斑和内分泌明显相关。青春期牙龈对局部刺激的反应往往加重，可能由于激素（最重要的是雌激素和睾丸激素）水平高使得龈组织对菌斑介导的反应加重。不过这种激素作用是短暂的，通过采取口腔卫生措施可逆转。这一年龄段的人群由于乳牙与恒牙的更替、牙齿排列不齐、口呼吸及戴矫治器等，造成牙齿不易清洁。加之该年龄段患者一般不注意保持良好的口腔卫生习惯，如刷牙、用牙线等，易造成菌斑的滞留，引起牙龈炎，而牙石一般较少。

成人后，即使局部刺激因素存在，牙龈的反应程度也会减轻，但要完全恢复正常则必须去除这些刺激物。此外，口呼吸、不恰当的正畸治疗、牙排列不齐等也是儿童发生青春期龈炎的促进因素。青春期牙龈病的发生率和程度均增加，保持良好的口腔卫生能够预防牙龈炎的发生。

二、临床表现

青春期发病，牙龈的变化为非特异性的炎症，边缘龈和龈乳头均可发生炎症，好发于前牙唇侧的牙间乳头和龈缘。其明显的特征是：牙龈色红、水肿、肥大，轻刺激易出血，龈乳头肥大，常呈球状突起。牙龈肥大发炎的程度超过局部刺激的程度，且易于复发。

三、诊断

主要依据以下几点做出诊断。

（1）青春期前后的患者。

（2）牙龈肥大发炎的程度超过局部刺激的程度。

（3）可有牙龈增生的临床表现。

（4）口腔卫生情况一般较差，可有错𬌗、正畸矫治器、不良习惯等因素存在。

四、治疗

（1）以自我控制菌斑为目的的口腔卫生指导。

（2）洁治，除去牙龈上牙石、菌斑和假性袋中的牙石。

（3）纠正不良习惯。

（4）改正不良修复体或不良矫治器。

（5）经上述治疗后仍有牙龈外形不良、呈纤维性增生者可行龈切除术和龈成形术。

（6）完成治疗后应定期复查，教会患者正确刷牙和控制菌斑的方法，养成良好的口腔卫生习惯以防止复发。对于准备接受正畸治疗的青少年，应先治愈原有的牙龈炎，并教会他们掌握正确的控制菌斑的方法。在正畸治疗过程中定期进行牙周检查和预防性洁治，对于牙龈炎症较重无法控制者应及时中止正畸治疗，待炎症消除、菌斑控制后继续治疗，避免造成对深部牙周组织的损伤和刺激。

（陆　瑶）

第四节　妊娠期龈炎

妊娠期龈炎是指妇女在妊娠期间，由于雌性激素水平升高，原有的牙龈炎症加重，牙龈肿胀或形成龈瘤样改变（实质并非肿瘤）。分娩后病损可自行减轻或消退。妊娠期龈炎的发生率报道不一，为30%～100%。国内对上海700名孕妇的问卷调查及临床检查的研究结果显示，妊娠期龈炎的患病率为73.57%，随着妊娠时间的延长，妊娠期龈炎的患病率也提高。有文献报道孕期妇女的龈炎发生率及程度均高于产后，虽然孕期及产后的菌斑指数均无变化。

一、病因

妊娠期龈炎与牙菌斑和患者的黄体酮水平升高有关。妊娠本身不会引起龈炎，只是由于妊娠时性激素水平的改变使原有的慢性炎症加重。因此妊娠期龈炎的直接病因仍然是牙菌斑，此外与全身内分泌改变即体内性激素水平的变化有关。

研究表明，牙龈是雌性激素的靶器官，妊娠时雌激素水平增高，龈沟液中的雌激素水平也增高，牙龈毛细血管扩张、瘀血，炎症细胞和液体渗出增多。有文献报道，雌激素和黄体酮参与调节牙龈中花生四烯酸的代谢，这两种激素刺激前列腺素的合成。妊娠时雌激素和黄体酮水平的增高影响龈上皮的角化，导致上皮屏障的有效作用降低，改变结缔组织基质，并能抑制对菌斑的免疫反应，使原有的龈炎临床症状加重。

有学者发现妊娠期龈炎患者的牙菌斑内中间普氏菌的比率增高，并与血浆中雌激素和黄体酮水平的升高有关。因此，妊娠期炎症的加重可能是由于菌斑成分的改变而不只是菌斑量的增加。分娩后中间普氏菌的数量降至妊娠前水平，临床症状也随之减轻或消失。有学者认为黄体酮在牙龈局部的增多为中间普氏菌的生长提供了营养物质。口腔卫生良好且无局部刺激因素的孕妇，其妊娠期龈炎的发生率和严重程度均较低。

二、病理

组织学表现为非特异性、多血管、大量炎细胞浸润的炎症性肉芽组织。牙龈上皮增生、上皮钉突伸长，表面可有溃疡，基底细胞可表现为细胞内和细胞间水肿。结缔组织内有大量的新生毛细血管，血管扩张充血，血管周的纤维间质水肿并伴有慢性炎症细胞浸润。有的牙间乳头可呈瘤样生长，称妊娠期龈瘤，实际并非真性肿瘤，而是发生在妊娠期的炎性血管性肉芽肿。病理特征为明显的毛细血管增生，血管间的纤维组织可有水肿及黏液性变，炎症细胞浸润，其毛细血管增生的程度超过了一般牙龈对慢性刺激的反应，致使牙龈乳头炎性增长而呈瘤样表现。

三、临床表现

1. 妊娠期龈炎

患者一般在妊娠前即有不同程度的牙龈炎，从妊娠 2~3 个月后开始出现明显症状，至 8 个月时达到高峰，且与血中黄体酮水平相一致。分娩约 2 个月后，龈炎可减轻至妊娠前水平。妊娠期龈炎可发生于个别牙龈或全口牙龈，以前牙区为重。龈缘和龈乳头呈鲜红色或黯红色，质地松软、光亮，呈显著的炎性肿胀，轻触牙龈极易出血，出血常为就诊时的主诉症状。一般无疼痛，严重时龈缘可有溃疡和假膜形成，有轻度疼痛。

2. 妊娠期龈瘤

也称孕瘤。国内学者报道妊娠期龈瘤患病率约为 0.43%，而国外学者报道妊娠期龈瘤在妊娠妇女中发生率为 1.8%~5%，多发生于个别牙列不齐的牙间乳头区，前牙尤其是下前牙唇侧乳头较多见。通常在妊娠第 3 个月，牙间乳头出现局限性无痛性增生物，有蒂或无蒂，生长快，色鲜红，质松软，易出血。有的病例在肥大的龈缘处呈小分叶状，或出现溃疡和纤维素性渗出，也称为化脓性肉芽肿。严重病例可因巨大的妊娠瘤妨碍进食，但一般直径不超过 2 cm。妊娠期龈瘤的本质不是肿瘤，不具有肿瘤的生物学特性。分娩后妊娠瘤大多能逐渐自行缩小，但必须除去局部刺激物才能使病变完全消失。

妊娠妇女的菌斑指数可保持相对无改变，临床变化常见于妊娠期 4~9 个月时，有效地控制菌斑可使病变逆转。

四、诊断

依据以下几点可作出诊断。

（1）孕妇，在妊娠期间牙龈炎症明显加重且易出血。

（2）临床表现为牙龈鲜红、松软、易出血，并有菌斑等刺激物的存在。

（3）妊娠期龈瘤易发生在孕期的 4~9 个月。

五、鉴别诊断

妊娠期龈炎需与以下疾病鉴别。

（1）有些长期服用避孕药的育龄妇女也可有妊娠期龈炎的临床表现，一般通过询问病史即可鉴别。

（2）妊娠期龈瘤应与牙龈瘤鉴别。牙龈瘤的临床表现与妊娠期龈瘤十分相似，可发生于非妊娠的妇女和男性患者。临床表现为个别牙间乳头的无痛性肿胀，突起的瘤样物，有蒂或无蒂，表面光滑，牙龈颜色鲜红或黯红、质地松软极易出血，有些病变表面有溃疡和脓性渗出物。一般多可找到局部刺激因素，如残根、牙石、不良修复体等。

六、治疗

（1）细致认真的口腔卫生指导。

（2）控制菌斑（洁治），除去一切局部刺激因素（如牙石、不良修复体等），操作手法要轻柔。

（3）一般认为分娩后病变可退缩。妊娠期龈瘤若在分娩以后仍不消退则需手术切除，对一些体积较大、妨碍进食的妊娠期龈瘤可在妊娠 4~6 个月时切除。手术时注意止血。

（4）在妊娠前或早孕期治疗牙龈炎和牙周炎并接受口腔卫生指导是预防妊娠期龈炎的重要措施。

虽然受性激素影响的龈炎是可逆的，但有些患者未经治疗或病情不稳定可引发牙周附着丧失。

（陆　瑶）

第五节　药物性牙龈肥大

药物性牙龈肥大也称药物性牙龈增生，是指与长期服用某些药物有关的牙龈肥大。在我国 20 世纪 80 年代以前，药物性牙龈增生主要是由抗癫痫药苯妥英钠（又称大仑丁）引起，据报道称长期服用苯妥英钠治疗癫痫者有 40%~50% 发生牙龈纤维性增生，年轻人多于老年人。近年来，临床上经常发现因高血压和心脑血管疾病患者服用钙通道阻滞剂以及用于器官移植患者的免疫抑制剂——环孢素等引起的药物性牙龈肥大，而苯妥英钠引起的牙龈肥大相对少见。目前我国高血压患者已达 2.54 亿，心脑血管疾病也随着我国社会的老龄化进一步增加，最近这些疾病又出现低龄化的趋势。依据中国高血压协会的统计，目前我国高血压患者接受药物治疗者中约有 50% 使用钙通道阻滞剂，其中约 80% 的高血压患者服用硝苯地平，由此可见钙通道阻滞剂诱导的药物性牙龈增生在口腔临床工作中会越来越多见。药物性牙龈肥大的存在不仅影响到牙面的清洁，妨碍咀嚼、发音等功能，有时还会造成心理上的障碍。

一、病因

与牙龈增生有关的常用药物有 3 类：①抗惊厥药，如苯妥英钠；②钙通道拮抗剂，如硝苯地平；③免疫抑制剂，如环孢素。长期服用这些药物的患者易发生药物性牙龈增生，其增生程度与年龄、服药时间、剂量有关，并与菌斑、牙石有关。

1. 药物的作用

上述药物引起牙龈增生的真正机制目前尚不十分清楚。细胞培养表明苯妥英钠能刺激成纤维细胞的分裂活动，使合成蛋白质和胶原的能力增强，同时细胞分泌的胶原溶解酶缺乏活性。由于合成大于降解，致使结缔组织增生。有人报道药物性牙龈增生患者的成纤维细胞对苯妥英钠的敏感性增高，易产生增殖性变化，此可能为基因背景。钙通道阻断剂有多种，其中最常用也是最易引起牙龈增生的首推硝苯地平，约有 20% 的服药者发生牙龈增生。环孢素为免疫抑制剂，常用于器官移植或某些自身免疫性疾病患者。1983 年，有学者报道环孢素引起的牙龈肥大，服用此药有 30% ~ 50% 会发生牙龈纤维性增生，另有研究发现服药量 >500 mg/d 会诱导牙龈增生。器官移植患者常需联合应用环孢素和钙通道阻滞剂，会进一步增加牙龈增生的发生率和严重程度。这两种药引起牙龈增生的原因尚不十分清楚，有人报道两种药物以不同的方式降低了胶原酶活性或影响了胶原酶的合成。也有人认为牙龈成纤维细胞可能是钙通道阻断剂的靶细胞，硝苯地平可通过改变其细胞膜上的钙离子流动而影响细胞的功能，使胶原的合成大于分解，从而使胶原聚集而引起牙龈增生。

2. 牙菌斑的作用

牙菌斑引起的牙龈炎症可能促进药物性牙龈增生的发生。长期服用苯妥英钠，可使原来已有炎症的牙龈发生纤维性增生。有研究表明，牙龈增生的程度与原有的炎症程度和口腔卫生状况有明显关系。人类和动物实验也证实，若无明显的菌斑微生物、局部刺激物及牙龈炎症，或对服药者施以严格的菌斑控制，则药物性牙龈增生可以减轻或避免。但也有人报道，增生可发生于无局部刺激物的牙龈。可以认为局部刺激因素虽不是药物性牙龈增生的原发因素，但牙菌斑、牙石、食物嵌塞等引起的牙龈炎症能加速和加重药物性牙龈增生的发展。

二、病理

不同药物引起的牙龈肥大不仅临床表现相似，组织病理学表现也相同。上皮和结缔组织有显著的非炎症性增生。上皮棘层增厚，钉突伸长到结缔组织深部。结缔组织内有致密的胶原纤维束，成纤维细胞和新生血管均增多。炎症常局限于龈沟附近，为继发或伴发。

三、临床表现

药物性牙龈增生好发于前牙（特别是下颌），初起为龈乳头增大，继之扩展至唇颊龈，也可发生于舌、腭侧牙龈，大多累及全口牙龈。增生龈可覆盖牙面 1/3 或更多。病损开始时，点彩增加并出现颗粒状和疣状突起，继之表面呈结节状、球状、分叶状，色红或粉红，质地坚韧。口腔卫生不良、龋齿、不良充填体和矫治器等均能加重病情。增生严重者可波及附着龈并向冠方增大，以致妨碍咀嚼。无牙区不发生本病损。由于牙龈肥大、龈沟加深，易使菌斑、软垢堆积，大多数患者并发有牙龈炎症。此时增生的牙龈可呈深红色或黯红色，质地松软易出血。增生的牙龈还可挤压牙齿致移位，以上、下前牙区较多见，本病一般不引起附着丧失。

苯妥英钠引起的牙龈增生一般在停药后数月之内增生的组织可自行消退。切除增生牙龈后若继续服药，病变仍可复发。

四、诊断

诊断要点如下。

（1）患者患有癫痫、高血压、心脏病或接受过器官移植，并有苯妥英钠、环孢素、硝苯地平或维拉帕米（原名异搏定）等的服药史。一般在用药后的3个月即可发病。

（2）增生起始于牙间乳头，随后波及龈缘，表面呈小球状、分叶状或桑葚状，质地坚实、略有弹性。牙龈色泽多为淡粉色。

（3）若并发感染则有牙龈炎的临床表现，存在局部刺激因素。

五、鉴别诊断

药物性牙龈增生主要应与伴有牙龈增生的菌斑性龈炎和龈纤维瘤病相鉴别。

1. 伴有牙龈增生的菌斑性龈炎

又称为增生性龈炎，是慢性炎症性肥大，有明显的局部刺激因素，多因长期接触菌斑所引起。增生性龈炎是牙龈肿大的常见疾病，好发于青少年。牙龈增生一般进展缓慢，无痛。通常发生于唇颊侧，偶见舌腭侧，主要局限在龈乳头和边缘龈，可限于局部或广泛，牙龈的炎症程度较药物性龈增生和遗传性牙龈纤维瘤病明显。口呼吸患者的牙龈增生位于上颌前牙区，病变区牙龈与邻近未暴露的正常黏膜有明显的界限。牙龈增生大多覆盖牙面的1/3～2/3。一般分为两型：①炎症型（肉芽型），炎症型表现为牙龈深红或黯红色，松软，光滑，易出血，龈缘肥厚，龈乳头呈圆球状增大；②纤维型，表现为牙龈实质性肥大，较硬而有弹性，颜色接近正常。临床上炎症型和纤维型常混合存在，病程短者多为炎症型，病程长者多转变为纤维型。

2. 龈纤维瘤病

可有家族史而无服药史。牙龈增生较广泛，大多覆盖牙面的2/3以上，以纤维性增生为主。

六、治疗

（1）停止使用或更换引起牙龈增生的药物。停药是最根本的治疗，然而大多数患者的病情并不允许停药。因此必须与相关的专科医师协商，考虑更换使用其他药物或与其他药物交替使用，以减轻不良反应。国内的临床研究发现，药物性牙龈肥大者经彻底的牙周基础治疗后，即便不停药也能获得良好的效果。

（2）去除局部刺激因素。通过洁治、刮治去除菌斑、牙石，消除其他一切导致菌斑滞留的因素，并指导患者切实掌握菌斑控制的方法。治疗后多数患者的牙龈增生可明显好转甚至消退。

（3）手术治疗。对于虽经上述治疗但增生的牙龈仍不能完全消退者，可进行牙龈切除并成形的手术治疗；对于重度增生的患者为避免角化龈切除过多可采用翻瓣加龈切术的方法。术后若不停药和忽略口腔卫生，则易复发。

（4）指导患者严格控制菌斑，以减轻服药期间的牙龈增生程度，减少和避免手术后的复发。

对于需长期服用苯妥英钠、硝苯地平、环孢素等药物的患者，应在开始用药前先治疗原有的慢性牙龈炎。

（陆　瑶）

第五章

口腔黏膜病

第一节　复发性阿弗他溃疡

复发性阿弗他溃疡（RAU）是最常见的口腔黏膜病，其患病率高达 20% 左右。本病表现为周期性复发且有自限性，为孤立、圆形或椭圆形的浅表性溃疡。分为轻型、重型和疱疹样溃疡 3 种。

一、病因

病因不清楚，存在明显的个体差异，应该是多种因素综合作用的结果。

1. 免疫因素

研究表明机体免疫力过高、过低，均可以引发复发性阿弗他溃疡。

2. 遗传因素

流行病学显示，父母患有复发性阿弗他溃疡者，其子女患病的概率较同地、同环境对照者明显增高。

3. 精神因素

研究表明，部分患者有明显的精神因素，表现为工作劳累、情绪激动、生活环境改变时易发病，或发病频率明显增高。

4. 内分泌因素

部分女性患者的口腔溃疡与月经周期有一定关系，也有女性患者口腔溃疡的发生率在绝经期前后变化显著，此与体内雌激素的变化相关。

5. 感染因素

RAU 是否属于感染性疾病目前还有争议。但是，微生物因素必然参与溃疡形成后的某些阶段，应作为一个因素考虑。

二、病理

复发性阿弗他溃疡的病理变化为非特异性炎症。早期表现为上皮细胞内或细胞间水肿，继而上皮破坏脱落形成溃疡。表面有纤维素渗出物与坏死细胞、炎症细胞共同形成的假膜。固有层内胶原纤维水肿变性、均质化或弯曲断裂。黏膜下层有炎细胞浸润，以淋巴细胞为主，其次是浆细胞。深层毛细血管扩张充血，血管内皮细胞肿胀，管腔狭窄、闭塞，局限性坏死。

腺周口疮侵及黏膜下层，腺泡被炎症破坏，腺管上皮增生或扩张。

三、临床表现

1. 轻型阿弗他溃疡

本型为最常见型，约占 RAU 的 80%，溃疡直径一般在 2~4 mm，圆形或椭圆形，周界清晰，孤立散在，数目不多，每次 1~5 个不等。好发于角化较差的部位，如唇内侧，舌尖和颊黏膜。

2. 重型阿弗他溃疡

本型又称腺周口疮，发作时溃疡大而深，直径可达 1~3 cm，深及黏膜下层甚至肌层。溃疡四周红肿，边缘略隆起，触诊较硬，愈合需一个月甚至数月，愈合后留有瘢痕。

3. 疱疹样溃疡

溃疡数目多，可十几个至数十个，溃疡面小，一般直径为 1~2 mm，可分布在口腔黏膜的任何部位，一般不融合，时间长者可见融合的溃疡面。溃疡表浅，愈合后不留瘢痕。

四、诊断

（1）有口腔溃疡反复发作病史。

（2）溃疡特征：表面覆以黄白色假膜，表面向内凹陷，疼痛明显。

（3）病因不明，可自愈。

五、治疗

由于 RAU 病因不清，因而缺乏特效药或特效疗法，疗效也不够理想。

（一）局部治疗

以消炎、止痛、防止继发感染、促进愈合为原则。

1. 糊剂或药膏

2.5% 金霉素甘油或口腔溃疡软膏，其主要成分金霉素、丁卡因、肾上腺皮质激素、维生素 A 等。

2. 膜剂

口腔溃疡软膏药膜，利福平药膜或蜂胶药膜。

3. 漱口水

0.02% 呋喃西林液、3% 复方硼酸液等。

4. 理疗

用激光、微波等仪器或口内紫外线灯照射溃疡，有减少渗出、促进愈合的功效。

（二）全身治疗

以对因治疗、促进愈合、减少复发为原则。

1. 免疫增强剂

转移生长因子，在上臂或大腿腹股沟皮下注射 1 单位，每周 1~2 次，10 次为一疗程；胸腺素，肌内注射，每次 5~10 mg，每周 2 次，10 次为一疗程。

2. 肾上腺皮质激素

泼尼松开始每日 10 ~ 30 mg，每日 3 次，溃疡控制后，逐渐减量。

3. 复合维生素片

可给予患者口服复合维生素片。

4. 含锌制剂

硫酸锌片每次 0.1 g，每天 3 次，7 ~ 10 天为一疗程。

临床医生应结合每位患者的具体症状，采用以上几种或全部治疗方法，给予患者不同的治疗方案。

六、预后

复发性阿弗他溃疡具有自愈性，绝大多数愈合良好，但有些患者反复发作频繁，严重影响生活质量，甚至引起患者轻生的想法，应引起医生的足够重视。

（杨　芸）

第二节　口腔单纯性疱疹

口腔单纯性疱疹又名疱疹性口炎，是由单纯疱疹病毒 I 型所引起。本病早期表现为痒、刺痛或烧灼感，继之黏膜充血水肿，出现成簇的小水疱，水疱极易破溃形成浅层溃疡，彼此融合，表面有黄白色假膜覆盖。

一、病因

单纯疱疹病毒是该病的致病病毒，口腔单纯疱疹病毒感染的患者和病毒携带者为传染源，主要通过飞沫、唾液、疱疹液接触而感染。

二、病理

因为单纯疱疹病毒会侵入上皮细胞，所以会有特殊的细胞学改变，包括产生核的包涵体、多核巨细胞及细胞的破坏。由于上皮细胞产生气球变性和网状液化上皮内形成疱，即上皮内疱；而由于疱底的上皮细胞常被破坏，故也可形成上皮下疱。

三、临床表现

（一）原发性疱疹性口炎

本病多发生于 6 岁以下儿童，6 个月至 2 岁尤为多见。多数临床症状不显著，临床可分为以下 4 期。

1. 前驱期

发病前常有与疱疹患者的接触史。潜伏期 4 ~ 7 天，以后出现发热、头痛、疲乏、肌肉酸痛等急性症状，颌下淋巴结肿大，触痛。患儿口水增多，烦躁啼哭。1 ~ 2 天后，口腔黏膜广泛充血、水肿，牙龈出现急性炎症。

2. 水疱期

口腔黏膜任何部位均可出现成簇的小水疱，针头大小，上腭跟龈缘处更明显。水疱壁薄、透明，不久溃破形成溃疡。

3. 糜烂期

水疱破溃后引起大面积的糜烂，并且易继发感染。

4. 愈合期

糜烂面逐渐缩小，愈合，整个过程历经 7~10 天。

（二）复发性疱疹性口炎

原发性疱疹性口炎有 30%~50% 的复发概率。复发部位多位于口唇或接近口唇处，故又名复发性唇疱疹。其特征如下。

（1）病损以起疱开始，常为多个成簇的疱。

（2）复发位置总位于原发部位或其附近。

复发影响因素包括局部机械刺激、轻度发热、精神紧张等。复发前，患者可觉有疲乏不适，继而在原发部位有刺激、灼痛、瘙痒等异样感觉，大约于 10 小时内出现水疱，周围轻度红斑。一般水疱于 24 小时左右溃破形成糜烂，然后结痂、愈合。

四、诊断

1. 原发性疱疹性口炎

（1）婴幼儿多见，以 6 个月~2 岁尤为多见。

（2）急性病程，全身反应重。

（3）口腔及口唇周围皮肤出现典型的小水疱，破后形成溃疡。

2. 复发性疱疹性口炎

（1）多见于成人。

（2）急性发作，全身反应轻。

（3）发病前多有感冒、劳累等诱发因素。

（4）损伤部位相对固定，多位于唇红、口角，成簇状小水疱。

五、鉴别诊断

1. 疱疹样口疮

损害为散在分布的单个小溃疡，病程反复，不经过发疱期，溃疡数量较多，主要分布于口腔内角化程度较差的黏膜处，不造成牙龈炎，儿童少见，无皮肤损害。

2. 三叉神经带状疱疹

是由水痘-带状疱疹病毒引起的颜面皮肤和口腔黏膜的病损。水疱较大，疱疹聚集成簇，沿三叉神经的分支排列成带状，但不超过中线。疼痛剧烈。本病可发生于任何年龄，愈合后不再复发。

3. 手足口病

为柯萨奇病毒 A16 所引起的皮肤黏膜传染性疾病，可散发或小范围内流行，好发于 3 岁左右的儿童。口腔损害比皮肤损害重。前驱症状有发热、困倦、局部淋巴结肿大；然后在口腔黏膜、手掌、足底出现散在水疱、丘疹与斑疹，数量不等。斑疹周围有红晕，无明显压痛，其中央为小水疱，皮肤的水疱数日后干燥结痂；口腔损害遍布唇、颊、舌、腭等处，为很多小水疱，迅速成为溃疡，经 5~10 天愈合。

4. 疱疹性咽峡炎

由柯萨奇病毒 A4 所引起的口腔疱疹损害。临床表现较似急性疱疹性龈口炎，但前驱期短，全身反应较轻，病损的分布只限于口腔后份，如软腭、悬雍垂、扁桃体处，为丛集成簇的小水疱，不久溃破形成溃疡，损害很少发于口腔前部，牙龈不受损害，病程大约 7 天。

5. 多形性红斑

为广泛损及皮肤和黏膜的急性疾病。诱发因素包括感染、药物的使用，但有的也无诱因。口腔黏膜突发广泛的糜烂，特别涉及唇部，引起糜烂、结痂、出血，而弥散性牙龈炎非常少见，皮肤损害有靶形红斑或虹膜状红斑。

六、治疗

1. 局部治疗

阿昔洛韦软膏，继发感染时使用抗生素制剂。

2. 全身治疗

（1）抗病毒治疗：阿昔洛韦（ACV）、利巴韦林、干扰素和聚肌胞、疫苗和免疫球蛋白。

（2）免疫调节剂及其他：胸腺素、转移因子、左旋咪唑、环氧化酶抑制剂。

（3）疼痛处理，使用阿司匹林。

3. 其他

中医中药治疗，对症支持治疗。

七、预防

单纯疱疹病毒可经口-呼吸道传播，也可通过皮肤、黏膜、眼角膜等接触疱疹病灶传染，故本病患者应避免接触其他儿童。复发性单纯疱疹感染的发生是由于体内潜伏的单纯疱疹病毒被激活以后引起的，目前尚无理想的预防复发的方法，主要应消除诱因。

（杨　芸）

第三节　口腔念珠菌病

口腔念珠菌病是由念珠菌属感染所引起的口腔黏膜疾病，是人类最常见的口腔真菌感染。近些年，随着抗生素和免疫抑制剂的广泛使用，造成菌群失调或免疫力降低，使口腔黏膜念珠菌病的发病率相应增高。

一、病因

引起人类念珠菌病的主要是白念珠菌、热带念珠菌和高里念珠菌，其中白念珠菌和热带念珠菌的致病力最强。白念珠菌为单细胞酵母样真菌，常寄生在正常人的口腔、肠道、阴道和皮肤等处，与体内其他微生物保持共生平衡状态，并不发病；当宿主防御功能降低时，这种非致病性念珠菌转化为致病性，故为条件致病菌。如长期使用广谱抗生素致使菌群失调、长期使用免疫抑制剂或放疗使免疫机制受抑制、患先天性免疫功能低下等全身严重疾病时，宿主的防御功能降低，该菌就会大量繁殖而致病。其他局部刺激如义齿、口干、皮肤潮湿等也是导致白念珠菌感染的因素。

二、临床表现

口腔念珠菌病按其主要病变部位可分为念珠菌性口炎、念珠菌性唇炎与念珠菌性口角炎。

1. 念珠菌性口炎

（1）急性假膜型念珠菌性口炎：多见于长期使用激素、HIV 感染者、免疫缺陷者、婴幼儿及衰弱者，尤以新生儿多见，故又称新生儿鹅口疮或雪口病。多在出生后 2～8 天内发生，好发部位为颊、舌、软腭及唇，损害区黏膜充血，随即出现许多散在的色白如雪的小斑点，略高起，状似凝乳，逐渐增大，不久即相互融合为白色丝绒状斑片，严重者蔓延至扁桃体、咽部、牙龈。早期黏膜充血较明显，斑片附着不十分紧密，稍用力可擦掉，露出红的黏膜糜烂面及轻度出血。患儿烦躁不安、哭闹、拒食，有时伴有轻度发热，少数病例还可蔓延到食管、支气管或肺部，或并发皮肤念珠菌病。

（2）急性红斑型念珠菌性口炎：又称抗生素口炎、抗生素舌炎，多见于长期应用抗生素、激素者及 HIV 感染者，并且大多数患者有消耗性疾病，如白血病、营养不良、内分泌紊乱及肿瘤化疗后等。某些皮肤病在大量应用青霉素、链霉素的过程中，也可发生念珠菌口炎。主要表现为黏膜充血、糜烂，舌背乳头呈团块萎缩，周围舌苔增厚。自觉症状为味觉异常或味觉丧失，口腔干燥，黏膜灼痛。

（3）慢性红斑型（萎缩型）念珠菌病：又称义齿性口炎，义齿上附着的真菌是主要致病原因。损害部位常在上颌义齿腭侧面接触的腭、龈黏膜，女性患者多见。黏膜呈亮红色水肿，或有黄白色的条索状或斑点状假膜。

（4）慢性增殖性念珠菌病：又称慢性肥厚型念珠菌性口炎、念珠菌性白斑，可见于颊黏膜、舌背及腭部黏膜。本型的颊黏膜病损，常对称地位于口角内侧三角区，表现为固着紧密的白色角质斑块，类似一般黏膜白斑，严重时呈结节状或颗粒状增生。腭部损害可由义齿性口炎发展而来，黏膜呈乳头状增生。

2. 念珠菌性唇炎

多发于 50 岁以上患者。一般发生于下唇，可同时有念珠菌性口炎或口角炎。分为糜烂型和颗粒型。

糜烂型者在下唇红唇中份长期存在鲜红色的糜烂面，周围有过角化现象，表面脱屑。颗粒型者表现为下唇肿胀，唇红皮肤交接处常有散在突出的小颗粒。刮取念珠菌性唇炎糜烂部位边缘的鳞屑和小颗粒状组织镜检，可发现芽生孢子和假菌丝。

3. 念珠菌性口角炎

多发生于儿童、身体衰弱患者和血液病患者。双侧口角区的皮肤与黏膜发生皲裂，邻近的皮肤与黏膜充血，皲裂处常有糜烂和渗出物，或有结痂，张口时疼痛、出血。

年长患者的口角炎多与咬合垂直距离缩短有关，也与义齿的局部刺激、义齿性溃疡的感染有密切关系。儿童在冬季，因口唇干裂继发的念珠菌感染的口角炎也较常见。其特点为唇周皮肤呈干燥状并附有细的鳞屑，伴有不同程度的瘙痒感。

三、诊断

根据病史、临床表现和实验室检查可明确诊断，包括涂片检查病原菌、分离培养、免疫学和生化检验、组织病理学检查和基因诊断等。

四、治疗

首先应去除可能的诱发因素，如停用抗生素等。治疗以局部治疗为主，辅以全身治疗。

1. 局部治疗

（1）2%~4%碳酸氢钠（小苏打）溶液：是治疗婴幼儿鹅口疮的常用药物，用于清洗婴幼儿口腔。轻症患儿病变在2~3天内即可消失，但仍需继续用药数天，以预防复发。也可用于清洗母亲乳头及浸泡义齿。

（2）氯己定：选用0.2%溶液或1%凝胶局部涂布，冲洗或含漱。可与制霉菌素配伍成软膏或霜剂，加入少量曲安奈德（去炎舒松），以治疗口角炎、义齿性口炎等。以氯己定溶液与碳酸氢钠液交替漱洗，可消除白念珠菌的某些协同致病菌。

（3）西地碘（商品名华素片）：每次1片含化后吞服，每日3~4次。碘过敏者禁用。

（4）制霉菌素：局部可用（5~10）万U/mL的水混悬液涂布，每2~3小时1次，涂布后可咽下。疗程为7~10天。

（5）咪康唑：散剂用于口腔黏膜，霜剂适用于舌炎及口角炎治疗。

2. 全身治疗

（1）氟康唑：是目前临床应用最广的抗真菌药物，也是治疗白念珠菌的首选药物。首次一日200 mg，以后每日1次，每次100 mg，口服，连续7~14天。

（2）伊曲康唑：每日口服100 mg。

3. 增强机体免疫力

注射胸腺素、转移因子。

4. 手术治疗

对于癌前损害，在治疗期间应严格观察，若疗效不明显，应考虑手术切除。

（杨　芸）

第四节　口腔白斑

口腔白斑是指口腔黏膜上以白色为主的损害，不具有其他任何可定义的损害特征，一部分口腔白斑可转化为癌。是一种比较常见的非传染性慢性疾病。

一、病因

本病的发生与局部的慢性刺激如长期的烟、酒、辣、烫、咀嚼槟榔、不良修复体、残根、残冠等的刺激有关，也与全身因素如白念珠菌的慢性感染、缺铁性贫血、维生素缺乏、微量元素失衡、梅毒以及放射线的刺激、口干症等有密切关系。

二、病理

白斑的主要病理改变是上皮增生，伴有过度角化或过度不全角化；上皮粒层明显，棘层增生；上皮钉突伸长变粗，固有层和黏膜下层中有炎细胞浸润。

口腔白斑病的病理学诊断常规应写明是否伴有上皮异常增生，并判断其程度（轻、中、重度）。白斑伴有上皮异常增生时，其恶变潜能随上皮异常增生程度的增加而增大。

三、临床表现

中年以上的男性多见，可发生在口腔黏膜各处，但发生在 3 个危险区（口底舌腹，口角区颊黏膜，软腭复合体，包括软腭、咽前柱及舌侧磨牙后垫）应尤为警惕。

患者的主观症状有粗糙感、木涩感、味觉减退，局部发硬，伴有溃烂时可出现自发痛及刺激痛。

口腔白斑可分为均质型和非均质型两大类：前者包括斑块状、皱纹纸状等；而颗粒状、疣状及溃疡状者属于后者。

1. 斑块状

白色或者灰白色角化斑块，质地紧密，斑块表面可有皲裂，平或稍高出黏膜表面，边界清楚，触之柔软，不粗糙或略粗糙，周围黏膜多正常。患者多无症状或有粗糙感。

2. 颗粒状

也称颗粒-结节状白斑，颊黏膜口角区多见。外形似三角形，损害红白间杂，即在红色萎缩黏膜的基底上点缀者结节-颗粒状白斑、颗粒状赤斑、非均质型赤斑等，具有白斑和赤斑的双重癌前病变。本型常发现白念珠菌感染。

3. 皱纹纸状

多发生于口底及舌腹。病损呈灰白色或垩白色，边界清楚，表面粗糙，但触之柔软，周围黏膜正常。患者除粗糙不适感外，也可有刺激痛等症状。

4. 疣状

损害隆起，表面高低不平，伴有乳头状或毛刺状突起，触诊微硬。除位于牙龈和上腭外，基底无明显硬结，损害区粗糙感明显，多可找到明显的局部刺激因素，如义齿基板、残根冠等。

5. 溃疡状

在增厚的白色斑块上，有糜烂或溃疡，可有或无局部刺激因素，可有反复发作史，疼痛。以上各型在发生溃疡时均可冠以"溃疡型"。溃疡实质上是癌前损害已有了进一步发展的标志。

四、诊断

（1）口腔黏膜任何部位的白色斑块，以颊黏膜最常见。
（2）斑块界限清楚，不能擦去。
（3）患者自觉症状轻，未继发感染时多仅有粗糙感。
（4）发病多见于中年以上男性。
（5）组织病理表现为上皮增生，表层过度角化或过度不全角化。

五、鉴别诊断

1. 白色角化症

为长期的机械或化学刺激而造成的口腔黏膜局部白色角化斑或斑片。除去刺激后，病损逐渐变薄，最后可完全消退。组织病理为上皮过度角化，上皮层轻度增厚或不增厚，固有层无炎细胞或轻度炎细胞浸润。

2. 白色水肿

白色边界不清的斑块，颇似白斑，但质地较白斑软，有时会出现褶皱。组织病理表现为上皮增厚，上皮细胞内水肿，胞核固缩或消失，出现空泡性变，上皮下结缔组织变化不明显。

3. 白色海绵状斑痣

又称白皱褶病，为一种原因不明的遗传性或家族性疾患。损害部位以颊黏膜和牙龈较为多见，为灰白色或乳白色高起的粗厚软性组织。表面为皱襞状、海绵状、鳞片状或叠瓦状，黏膜的柔性和弹性存在。病损呈珍珠样白色，有褶皱，触诊质软似海绵。

4. 斑块型扁平苔藓

在白斑的周界常伴有不规则白色线状花纹；病损变化较快，常有充血、糜烂；而白斑变化慢，黏膜不充血。扁平苔藓有时有皮肤病变，而白斑没有。

5. 白念珠菌病

慢性念珠菌感染时可出现白色斑块，称念珠菌性白斑。病损部位取材涂片检查可见有菌丝。多见于老年有义齿修复患者。

六、治疗

1. 去除局部刺激因素

如戒烟、酒，少吃烫、辣食物，去除残根残冠、不良修复体、磨改锐利牙尖及牙边缘嵴等。

2. 药物治疗

尤其对于去除刺激因素后损害仍不消退的患者应该采用药物治疗，如口服维生素 A 及维生素 A 酸，或病损部位以维 A 酸或鱼肝油涂擦。

3. 手术治疗

经久不愈，治疗后不消退者，白斑区发现皲裂、溃疡或基底变硬、表面增厚显著时，或已证明具有癌前改变的损害，应及早予以手术切除。

4. 中医治疗

中医辨证认为白斑发病可因气滞血瘀、痰湿凝聚或正气虚弱而引起，故可分别采用理气、活血化瘀、健脾化湿及补益气血的疗法。

（杨　芸）

第六章

口腔颌面部肿瘤

口腔颌面部肿瘤是头颈肿瘤的重要组成部分。根据国际抗癌联盟（UICC）建议应用于临床的分类中，头颈部癌瘤正式分为 7 大解剖部位，即唇、口腔、上颌窦、咽（鼻咽、口咽、喉咽）、唾液腺、喉和甲状腺，其中大多数部位均位于口腔颌面部。在临床统计应用中，有时可将唇部癌瘤列入广义的口腔癌中。一些国际上的统计资料有时也把口腔癌与咽癌放在一起统计，并统称为口腔和口咽部癌瘤。

囊肿和瘤样病变虽不是真性肿瘤，但常具有肿瘤的某些生物学特性和临床表现，故常与肿瘤一并进行讨论。

第一节　概述

一、概况

口腔颌面部是人体多种重要器官的集中区，解剖结构复杂，且组织发生来自多层胚叶，因此，所发生的肿瘤具有类型繁多，生物学特性各异，易早期侵犯邻近重要器官（如眼、颅底、颈部）的特点。牙源性和唾液腺源性肿瘤为口腔颌面部所特有的肿瘤。口腔颌面部肿瘤的命名也是包括发生部位、组织来源及生物学特性 3 个方面，例如，下颌骨成釉细胞瘤、舌鳞状细胞癌、上颌骨肉瘤、恶性淋巴瘤等。根据这种临床命名法，可对口腔颌面部肿瘤有总体的认识。有些肿瘤虽为良性，但具有局部浸润性生长和恶变倾向，临床上称为"交界性肿瘤"。例如，成釉细胞瘤、多形性腺瘤、乳头状瘤等，对于这些肿瘤，必须采用正确的手术治疗方法。

在我国，目前尚无确切的口腔颌面部肿瘤发病率的资料。据 Parkin 1993 年报道，口腔及咽部恶性肿瘤的估计标化发病率为 8.7/10 万（男）及 6.0/10 万（女）。根据 1997 年上海市的肿瘤登记资料，头颈部癌瘤的发病率约为 12.7（标化 10.5）/10 万（女性）和 15.4（标化 12.7）/10 万（男性）；口腔颌面部癌瘤的发病率约为 3.3（标化 1.8）/10 万（女性）和 3.8（标化 2.4）/10 万（男性）。在患病率方面，新疆地区口腔颌面部肿瘤的调查为 8.10/10 万；广州市的调查表明，口腔癌的患病率为（1.06～1.09）/10 万。以上资料说明，我国口腔颌面部癌瘤无论发病率或患病率均不高，但由于我国人口众多，患者的绝对数字却并不少。

在全身肿瘤中，良性与恶性的比例约 1∶1。但口腔颌面部肿瘤中，良性比恶性多，根据上海交通大学医学院附属第九人民医院病理科 1991 年统计的 15 983 个病例，其中恶性肿瘤仅占 32.08%。口腔颌面部良性肿瘤以牙源性及上皮性肿瘤为多见，恶性肿瘤以鳞状细胞癌为最常见，口腔癌原发部位以舌癌为最多见，近年来女性口腔癌有明显增加的趋势。

迄今为止，全面统计口腔颌面部恶性肿瘤生存率的报道甚少。就口腔颌面部鳞状细胞癌而论，20 世纪 90 年代国内报道的 5 年生存率约为 64%，提高生存率的关键在于早期发现、早期诊断、早期治疗。尽管口腔颌面部位于浅表部位，张口直视即可见，诊断应不困难，但是有报道临床误诊率高达 30%，可能是由于缺乏对口腔癌的认识和重视。因此，应当采取有效措施，使非口腔专业医务工作者更好地掌握和熟悉口腔颌面部肿瘤方面的知识。

二、临床表现与诊断

早期发现、正确诊断是根治恶性肿瘤的关键。在临床上，口腔颌面部恶性肿瘤易误诊为牙龈炎、损伤性溃疡、上颌窦炎、颌骨骨髓炎、结核等，从而使患者延误或失去治愈的机会。因此，在肿瘤诊断过程中，首先要区别肿瘤或非肿瘤疾病（如炎症、寄生虫、畸形或组织增生所引起的肿块）；其次，要鉴别肿瘤的良恶性质（表 6-1）。

表 6-1　良性肿瘤与恶性肿瘤的鉴别

项目	良性肿瘤	恶性肿瘤
发病年龄	发生于任何年龄	癌多见于老年，肉瘤多见于青中年
生长速度	一般较慢	一般较快
生长方式	膨胀性生长	浸润性生长
与周围组织的关系	有包膜，不侵犯周围组织，界限较清楚，可移动	侵犯，破坏周围组织，界限不清，活动受限
症状	一般无症状	常有局部疼痛、麻木、头痛、开口受限、面瘫、出血等症状
转移	无	常发生转移
对机体的影响	一般对机体无影响，如生长在要害部位或发生并发症时，也可危及生命	对机体影响大，常因迅速发展，转移和侵及重要脏器及发生恶病质而死亡
组织学结构	细胞分化良好，细胞形态和结构与正常组织相似	细胞分化差，细胞形态和结构呈异型性，有异常核分裂

（一）病史采集

重点询问最初出现症状的时间、确切的部位、生长速度以及最近是否突然加速生长，这对于区分良性肿瘤与恶性肿瘤和确定晚期恶性肿瘤的原发部位均有帮助。遇有可疑症状时，应抓住不放，不可忽视患者的任何一个主诉。

（二）临床检查

望诊和触诊在临床检查中占重要位置。望诊可了解肿瘤的形态、生长部位、大小以及有无功能障碍，触诊可了解肿瘤的边界、质地、活动度以及与邻近组织的关系。对颊、口底、舌等深部肿瘤应进行双手触诊。听诊对血管源性肿瘤的诊断有一定帮助。当怀疑是恶性肿瘤时，应常规对颈部淋巴结进行触诊检查，以判断淋巴结有无转移，同时应对患者全身重要脏器进行检查，以排除肿瘤的远处转移。

（三）影像学检查

1. X 线检查

X 线片主要用以了解骨组织肿瘤的性质以及软组织肿瘤对骨组织的侵犯程度，例如，原发性颌骨内癌，颌骨 X 线片表现为颌骨中央底大口小、呈虫蚀状的骨质破坏区；如为牙龈癌，则表现为底小口大、以牙槽骨为中心向底部破坏。

对恶性肿瘤还应常规行胸部摄片，检查肺部有无转移。造影检查，如唾液腺造影、颈动脉造影、瘤（窦）腔造影等均可协助确定肿瘤的性质、范围，为治疗提供参考。

计算机体层扫描（CT）、磁共振成像（MRI）和数字减影血管造影（DSA）对口腔颌面部深部肿瘤的诊断，特别是 MRI 对深部软组织肿瘤的分辨率十分精确，同时也提供了手术范围的精确性。

2. 超声体层检查

通常采用 B 型超声探测仪。对口腔颌面部囊性肿瘤和软组织肿瘤，能较准确地提示有无肿块或肿块大小的信息。此外，声像图的边界清晰度和肿瘤内光点分布的均匀与否，皆为判断肿块良性与恶性的证据。

（四）穿刺及细胞学检查

适用于对肿块扪诊时有波动感或深部软而界限欠清的肿块的检查，如深部血管瘤穿刺可吸出可凝固的血液，囊肿穿刺可吸出液体，有时涂片检查可见胆固醇结晶。

近年来对唾液腺或某些深部肿瘤，也可用 6 号针头行穿刺细胞学检查，或称细针吸取活检，此法区别良恶性肿瘤的准确率可达 95%，但有时对肿瘤的组织学类型难以完全肯定。

（五）活组织检查

是从病变部位取一小块组织制成切片，在显微镜下观察细胞的形态和结构，以确定病变性质、肿瘤的类型及分化程度等。这是目前比较准确可靠的，也是结论性的诊断方法，但也应结合临床和其他检查方法综合分析，才能更正确地作出诊断。活组织检查必须正确掌握，因为不恰当的活组织检查不但增加患者痛苦，而且促使肿瘤转移，影响治疗效果。如恶性黑色素瘤患者不应做普通病理检查，至多采用冷冻病理，既有助于诊断，又可最大限度地减少医源性扩散。

（六）肿瘤标志物检查

随着生物化学、免疫学以及分子生物学、细胞工程学及遗传工程学等相应检测技术的发展，在恶性肿瘤患者的血液、尿液或其他体液中发现了一些特殊的化学物质，这类物质通常以抗原、激素、受体、酶、蛋白质以及各种癌基因等的形式出现，由于这些产物多由肿瘤细胞产生、分泌和释放，故被称为"肿瘤标志物"。因此，有时根据血液及尿液的化验，不仅可以了解患者全身情况，还可以协助对肿瘤的诊断。如患恶性肿瘤患者常有红细胞沉降率加速、黏蛋白增高；晚期骨肉瘤患者的血清碱性磷酸酶可增高；多发性浆细胞肉瘤患者血浆球蛋白增高，尿内可发现凝溶蛋白（也称本-周蛋白）；恶性黑色素瘤全身转移时，尿中黑色素试验可呈阳性等。

三、治疗

对肿瘤的治疗，首先要树立综合治疗的观点。应根据肿瘤的性质及临床表现，结合患者的身体情况，具体分析，确定采取相应的治疗原则与方法，制订一个比较合理的治疗计划。

（一）治疗原则

1. 良性肿瘤

良性肿瘤通常以外科治疗为主，如为交界性肿瘤，应切除肿瘤周围部分正常组织，将切除组织做冷冻切片检查。如有恶变，则应扩大切除范围。

2. 恶性肿瘤

应根据肿瘤的组织来源、生长部位、分化程度、发展速度、临床分期、患者的机体状况等，全面研究后再选择适当的治疗方法。

（二）手术治疗

手术目前仍是治疗口腔颌面部肿瘤主要和有效的方法，适用于良性肿瘤或放疗及化疗不能治愈的恶性肿瘤。对可能有颈淋巴结转移的恶性肿瘤，还应施行颈淋巴结清扫术。

口腔颌面部恶性肿瘤手术失败的主要原因为局部复发和（或）远处转移，因此，在手术中应严格遵守"无瘤"操作原则。切除肿瘤手术在正常组织内进行，避免切破肿瘤，污染手术野；防止挤压瘤体，以免播散；应行整体切除，不宜分块挖除；对肿瘤外露部分应以纱布覆盖、缝包；表面溃疡者，可采用电灼或化学药物处理，避免手术过程中污染种植；缝合前应用大量低渗盐水及化学药物（5% mg 氮芥）做冲洗湿敷；创口缝合时必须更换手套及器械；为了防止肿瘤扩散，还可采用电刀，也可于术中及术后应用静脉或区域性动脉注射化学药物。

（三）放疗

目前除早期较小的、对放疗较敏感的肿瘤，以及淋巴、造血组织来源的肿瘤等可为放射线治愈外，对多数口腔颌面癌瘤来说，放疗为综合治疗的一部分，可术前放疗，也可术后放疗。术前放疗可以缩小肿瘤，抑制肿瘤的快速生长，为手术创造条件；术后放疗则多用于手术不能彻底切除和有些易复发的癌瘤，以减少局部复发。

放疗前的准备：放疗前应拔除口内病灶牙和肿瘤邻近的牙，拆除金属套冠及冠桥，这样既可减少感染及颌骨坏死的可能性，又可使肿瘤受到放射线的直接照射。此外，要注意口腔卫生。如放疗后发生放射性颌骨坏死或骨髓炎，应进一步处理。

（四）化疗

对于中、晚期口腔颌面部恶性肿瘤，化疗作为综合治疗的一部分，通常是先用化学药物治疗，使肿瘤缩小后再手术，可增加手术治疗的机会，称为新辅助化疗或诱导化疗。

在临床应用中，鳞癌首选平阳霉素（PYM）、氨甲蝶呤（MTX）、顺铂（CDDP）等，腺癌首选拓僖（羟喜树碱，HPT）、氟尿嘧啶（5-FU）等。通常采用静脉推注或滴注等全身给药方式化疗，也可采用动脉插管行区域性化疗，以提高局部药物浓度，减轻全身毒性，提高疗效。

目前，化疗除配合手术与放疗外，还可与热疗（热化疗）、免疫治疗（免疫化疗）以及中医中药治疗等相结合，以提高恶性肿瘤治疗的远期疗效。

（五）生物治疗

外科手术、放疗及化疗在头颈部癌瘤综合治疗中的作用已被公认和肯定，然而癌瘤的治疗并未因此而取得完全的成功。随着近年来分子生物学研究的进展，以调动机体本身的抗癌功能来达到临床治愈目的的生物治疗被普遍看好，并有望在不久的将来，成为治疗癌瘤的第4种常规方法。从广义来说，生物治疗包括免疫治疗、细胞因子治疗、基因治疗等。

（六）综合序列治疗

为了增强肿瘤的治疗效果，对晚期肿瘤目前多倾向于综合治疗或多学科治疗。因为任何一种治疗都是一分为二的，有其长处，也有其不足之处。综合治疗可以取长补短，互相补充，获得最好的效果，但必须建立在具体分析的基础上。

目前对口腔颌面部恶性肿瘤强调以手术为主的综合治疗，特别是三联疗法，即手术＋放疗＋化疗。应当指出，综合治疗不是硬凑，其目的是提高疗效。因此，在有条件时，应邀请相关肿瘤专业人员共同研究讨论，根据患者全身情况，针对不同性质的肿瘤和发展的不同阶段，有计划和合理地利用现有治疗手段，因人而异地制订出一个合理的个体化治疗方案。其特点不但是个体的、综合的，而且还应当是治疗方法有序排列的，更准确地应称为综合序列治疗。

四、预防

1. 消除或减少致癌因素

去除病因是最好的预防方法。对口腔颌面部肿瘤的预防，应消除外来的慢性刺激因素，如及时处理残根、残冠、错位牙，以及磨平锐利的牙尖、去除不良修复体和不良的局部或全口义齿，以免口腔黏膜经常损伤和刺激，从而避免诱发癌肿，特别是舌、颊及牙龈癌。

注意口腔卫生，不吃过烫和有刺激性的食物。此外，戒除烟、酒；在户外暴晒或在与有害工业物质接触下工作时，应加强防护措施；避免精神过度紧张和抑郁，保持乐观主义精神，对预防肿瘤的发生均具有一定的意义。

2. 及时处理癌前病损

口腔颌面部最常见的癌前病损有白斑和红斑。口腔黏膜白斑被认为是最常见的癌前病损。白斑的癌变率文献报道不等，低者不到1%，高者甚可达60%。

口腔面颊部常见的癌前状态被认为有口腔扁平苔藓、口腔黏膜下纤维化、盘状红斑狼疮、上皮过角化、先天性角化不良以及梅毒、着色性干皮病等。对于扁平苔藓，尤其是糜烂型和萎缩型扁平苔藓久治不愈者，应提高警惕。据文献报道，扁平苔藓的恶变率为1%～10%。

3. 开展防癌普查或易感人群的监测

早期恶性肿瘤是可以治愈的，但晚期肿瘤的治疗效果很差。早期肿瘤由于症状多不明显或与某些疾病的症状相类似而易被忽略。采取防癌普查，能早期发现癌瘤，早期诊断，并得到早期有效的治疗。肿瘤的发生和发展要经过一定时间，一般需要几年甚至更长的时间。很多癌瘤往往是早期发展较慢，到后期才发展迅速，说明多数癌瘤可以早期发现的。及时确诊、早期治疗，是提高治愈率的有效措施。

（陈　彬）

第二节　口腔颌面部囊肿

一、软组织囊肿

（一）皮脂腺囊肿

皮脂腺囊肿中医称"粉瘤"。主要是由皮脂腺排泄管阻塞，皮脂腺囊状上皮被逐渐增多的内容物膨胀而形成的潴留性囊肿。囊内为白色凝乳状皮脂腺分泌物。

1. 临床表现

常见于面部，小的如豆，大的可为小柑橘样。囊肿位于皮内，并向皮肤表面突出。囊壁与皮肤紧密粘连，中央可有一小色素点。临床上可以根据这个主要特征与表皮样囊肿相鉴别。

2. 治疗

在局部麻醉下手术切除。沿颜面部皮纹方向作梭形切口，应切除包括与囊壁粘连的皮肤。

（二）皮样或表皮样囊肿

皮样囊肿或表皮样囊肿是由胚胎发育时期遗留于组织中的上皮细胞发展而形成的囊肿，后者也可以由于损伤、手术使上皮细胞植入而形成。

1. 临床表现

皮样或表皮样囊肿多见于儿童及青年。皮样囊肿好发于口底和颏下区，表皮样囊肿好发于眼睑、额、鼻、眶外侧、耳下等部位。生长缓慢，呈圆形。囊肿表面的黏膜或皮肤光滑，囊肿与周围组织、皮肤或黏膜均无粘连，触诊时囊肿坚韧而有弹性，似面团样。

穿刺检查可抽出乳白色豆渣样分泌物，有时大体标本可见毛发。

2. 治疗

手术摘除。

颜面部表皮样囊肿，应沿皮纹在囊肿皮肤上做切口，切开皮肤及皮下组织，显露囊壁，然后将囊肿与周围组织分离，完整摘除，分层缝合。

（三）甲状舌管囊肿

胚胎至第 6 周时，甲状舌管自行消失，在起始点处仅留一浅凹即舌盲孔。如甲状舌管不消失时，则残存上皮分泌物聚积，形成先天性甲状舌管囊肿。

1. 临床表现

甲状舌管囊肿多见于 1～10 岁的儿童，也可见于成人。囊肿可发生于颈正中线，自舌盲孔至胸骨切迹间的任何部位，但以舌骨上下部为最常见。囊肿生长缓慢，呈圆形，临床上常见者如胡桃大，位于颈正中部，有时微偏一侧。质软，边界清楚，与表面皮肤及周围组织无粘连。位于舌骨以下的囊肿，舌骨体与囊肿之间可能扪及坚韧的索条与舌骨体粘连，故可随吞咽及伸舌等动作而移动。

甲状舌管囊肿可根据其部位和随吞咽移动等而作出诊断，有时穿刺检查可抽出透明、微浑浊的黄色稀薄或黏稠液体。对甲状舌管瘘，还可行碘油造影以明确其瘘管行径。

2. 治疗

应手术切除囊肿或瘘管，而且应彻底，否则容易复发。手术的关键是，除囊肿或瘘管外，一般应将舌骨中份一并切除。

（四）鳃裂囊肿

鳃裂囊肿多数认为是由胚胎鳃裂残余组织所形成。囊壁厚薄不等，含有淋巴样组织，通常覆有复层鳞状上皮，少数则被以柱状上皮。

1. 临床表现

鳃裂囊肿常位于颈上部，大多在舌骨水平，胸锁乳突肌上 1/3 前缘附近。有时附着于颈动脉鞘的后部，或自颈内、颈外动脉分叉之间突向咽侧壁。囊肿表面光滑，但有时呈分叶状。肿块大小不定，生长缓慢。患者无自觉症状，如发生上呼吸道感染可以骤然增大，则感觉不适。鳃裂囊肿穿破后，可以长期不愈，形成鳃裂瘘。

2. 治疗

根治的方法是手术彻底切除，如遗留残存组织，可导致复发。

二、颌骨囊肿

（一）牙源性颌骨囊肿

牙源性颌骨囊肿发生于颌骨但与成牙组织或牙有关。根据其来源不同，分为以下几种。

1. 根尖周囊肿

由于根尖周肉芽肿、慢性炎症的刺激，引起牙周膜内的上皮残余增生。增生的上皮团中央发生变性与液化，周围组织液不断渗出，逐渐形成囊肿，故又称为根尖周囊肿。

2. 始基囊肿

始基囊肿发生于成釉器发育的早期阶段，釉质和牙本质形成之前，在炎症或损伤刺激后，成釉器的星网状层发生变性，并有液体渗出，蓄积其中而形成囊肿。

3. 含牙囊肿

含牙囊肿又称滤泡囊肿，发生于牙冠或牙根形成之后，在缩余釉上皮与牙冠面之间出现液体渗出而形成含牙囊肿。可来自 1 个牙胚（含 1 个牙），也有来自多个牙胚（含多个牙）者。含牙囊肿是最常见的牙源性颌骨囊肿之一，占 18%，仅次于根尖周囊肿。

4. 牙源性角化囊肿

角化囊肿是来源于原始的牙胚或牙板残余，有人认为即始基囊肿。角化囊肿有典型的病理表现，囊壁的上皮及纤维包膜均较薄，在囊壁的纤维包膜内有时含有子囊（或称卫星囊腔）或上皮岛。囊内为白色或黄色的角化物或油脂样物质。占牙源性颌骨囊肿的 9.2%。

（二）非牙源性颌骨囊肿

非牙源性颌骨囊肿是由胚胎发育过程中残留的上皮发展而来，故又称非牙源性外胚叶上皮囊肿。

1. 分类

（1）球状上颌囊肿：发生于上颌侧切牙与尖牙之间，牙常被排挤而移位。X 线片上显示囊肿阴影在牙根之间，而不在根尖部位。牙无龋坏变色，牙髓均有活力。

（2）鼻腭囊肿：位于切牙管内或附近（来自切牙管残余上皮）。X 线片上可见到切牙管扩大的囊肿阴影。

（3）正中囊肿：位于切牙孔之后，腭中缝的任何部位。X线片上可见缝间有圆形囊肿阴影。也可发生于下颌正中线处。

（4）鼻唇囊肿：位于上唇底和鼻前庭内。可能来自鼻泪管上皮残余。囊肿在骨质的表面。X线片上骨质无破坏现象。在口腔前庭外侧可扪出囊肿的存在。

2. 临床表现

囊肿多见于青少年。初期无自觉症状，若继续生长，骨质逐渐向周围膨胀，则形成面部畸形，根据不同部位可出现相应的局部症状。

3. 诊断

可根据病史及临床表现，X线检查对诊断有很大帮助。囊肿在X线片上显示为一清晰圆形或卵圆形的透明阴影，边缘整齐，周围常呈现一明显白色骨质反应线，但角化囊肿有时边缘不整齐。

4. 治疗

一旦确诊后，应及时进行手术治疗，以免引起邻近牙的继续移位和造成咬合关系紊乱。一般从口内进行手术，如伴有感染须先用抗生素或其他抗菌药物控制炎症后再行手术治疗。术前应检查X线片，以明确囊肿的范围与邻近组织关系。

（陈　彬）

第三节　口腔颌面部良性肿瘤和瘤样病变

一、瘤样病变

（一）色素痣

1. 分类

（1）皮内痣：为大痣细胞分化而来，是更成熟的小痣细胞，并进入真皮及其周围结缔组织中。

（2）交界痣：痣细胞在表皮和真皮交界处，呈多个巢团状，边界清楚，分布距离均匀；每一巢团的上一半在表皮的底层内，下一半则在真皮浅层内。这些痣细胞为大痣细胞，色素较深。

（3）复合痣：在痣细胞进入真皮的过程中，常同时有皮内痣和残留的交界痣，为上述两型痣的混合形式。

2. 临床表现

交界痣为淡棕色或深棕色斑疹、丘疹或结节，一般较小，表面光滑、无毛，平坦或稍高于皮表。一般不出现自觉症状。突起于皮肤表面的交界痣容易受到洗脸、刮须、摩擦与损伤的刺激，并由此可能发生恶变症状：如局部轻微痒、灼热或疼痛；痣的体积迅速增大；色泽加深；表面出现感染、破溃、出血，或痣周围皮肤出现卫星小点、放射黑线、黑色素环；以及痣所在部位的引流区淋巴结肿大等。恶性黑色素瘤多来自交界痣。

一般认为，毛痣、雀斑样色素痣均为皮内痣或复合痣。这类痣极少恶变，如有恶变多来自交界痣部分。

3. 治疗

面部较大的痣无恶变证据者，可考虑分期部分切除，容貌、功能保存均较好，但不适用于有恶变倾向者。也可采用全部切除，邻近皮瓣转移或游离皮肤移植。如怀疑有恶变，应采用外科手术一次全部切除送病理活检。手术应在痣的边界以外，正常皮肤上做切口。比较小的痣切除后，可以潜行剥离皮肤创缘后直接拉拢缝合。

（二）牙龈瘤

牙龈瘤是来源于牙周膜及颌骨牙槽突结缔组织的非真性肿瘤。

1. 临床表现

牙龈瘤女性较多，以青年及中年人为常见。多发生于牙龈乳头部。位于唇、颊侧者较舌、腭侧者多。最常见的部位是前磨牙区。肿块较局限，呈圆形或椭圆形，有时呈分叶状。大小不一，直径由几毫米至数厘米。肿块有的有蒂如息肉状；有的无蒂，基底宽广。一般生长较慢，但在女性妊娠期可能迅速增大，较大的肿块可以遮盖一部分牙及牙槽突，表面可见牙压痕，易被咬伤而发生溃疡，伴发感染。随着肿块的增长，可以破坏牙槽骨壁；X 线片可见骨质吸收、牙周膜增宽的阴影。牙可能松动、移位。

2. 治疗

可在局部麻醉下手术切除。切除必须彻底，否则易复发。一般应将病变所涉及的牙同时拔除。

二、良性肿瘤

（一）成釉细胞瘤

成釉细胞瘤为颌骨中心性上皮肿瘤，在牙源性肿瘤中较为常见。

1. 临床表现

成釉细胞瘤多发生于中青年，以下颌骨体及下颌骨角部为常见。生长缓慢，初期无自觉症状；逐渐发展可使颌骨膨大，造成畸形，左右面部不对称。如肿瘤侵犯牙槽突时，可使牙松动、移位或脱落；肿瘤继续增大时，使颌骨外板变薄，甚至吸收，这时肿瘤可以侵入软组织内。由于肿瘤的侵犯，可以影响下颌骨的运动度，甚至可能发生吞咽、咀嚼和呼吸障碍。肿瘤表面常见有被对牙造成的压痕，如果咀嚼时发生溃疡，可能造成继发性感染而化脓、溃烂、疼痛。当肿瘤压迫下牙槽神经时，患侧下唇及颊部可能感觉麻木不适。如肿瘤长得很大，骨质破坏较多，还可能发生病理性骨折。

2. 诊断

根据病史、临床表现、X 线特点，可作出初步诊断。典型成釉细胞瘤的 X 线表现：早期呈蜂房状，以后形成多房性囊肿样阴影，单房比较少。成釉细胞瘤因为多房性及有一定程度的局部浸润性，故囊壁边缘常不整齐，呈半月形切迹。在囊内的牙根尖可有不规则吸收现象。

3. 治疗

主要为手术治疗。因成釉细胞瘤有局部浸润周围骨质的特点，需将肿瘤周围的骨质至少在 0.5 cm 处切除，否则治疗不彻底将导致复发，而多次复发后又可能变为恶性。

（二）血管瘤

血管瘤多见于婴儿出生时（约1/3）或出生后不久（1 个月之内）。它起源于残余的胚胎成血管细胞。其组织病理学特点是瘤内富含增生活跃的血管内皮细胞，并有成血管现象和肥大细胞的聚集。

发生于口腔颌面部的血管瘤约占全身血管瘤的 60%，其中大多数发生于面颈部皮肤、皮下组织，极少数见于口腔黏膜。深部及颌骨内的血管瘤目前认为应属血管畸形。

血管瘤的生物学行为是可以自发性消退。其病程可分为增生期、消退期及消退完成期 3 期。

增生期最初表现为毛细血管扩张，四周围以晕状白色区域；迅即变为红斑并高出皮肤，高低不平似杨梅状。随婴儿第一生长发育期，约在 4 周以后快速生长，此时常是家长最迫切求治的时期。如生长在面部，不但可导致畸形，还可影响运动功能，诸如闭眼、张口运动等；有的病例还可在瘤体并发继发感染。快速增生还可伴发于婴儿的第二生长发育期，即 4 ~ 5 个月时。一般在 1 年以后即进入静止消退期。消退是缓慢的，病损由鲜红色变为黯紫色、棕色，皮肤可呈花斑状。据统计，50% ~60% 的患者在 5 年内完全消退；75% 的患者在 7 年内消退完毕；10% ~30% 的患者可持续消退至 10 岁左右，但可为不完全消退。因此，所谓消退完成期一般在 10 ~12 岁。大面积的血管瘤完全消退后可有局部色素沉着、浅瘢痕、皮肤萎缩下垂等体征。

（三）脉管畸形

1. 分类

（1）静脉畸形：旧分类称海绵状血管瘤，是由衬有内皮细胞的无数血窦所组成。血窦的大小、形状不一，如海绵结构。窦腔内血液凝固而成血栓，并可钙化为静脉石。好发于颊、颈、眼睑、唇、舌或口底部。位置深浅不一，如果位置较深，则皮肤或黏膜颜色正常；表浅病损则呈现蓝色或紫色。边界不太清楚，扪之柔软，可以被压缩，有时可扪到静脉石。当头低位时，病损区则充血膨大；恢复正常位置后，肿胀也随之缩小，恢复原状，称为体位移动试验阳性。

静脉畸形病损体积不大时，一般无自觉症状。如继续发展、长大时，可引起颜面、唇、舌等畸形及功能障碍。若发生感染，则可引起疼痛、肿胀、表面皮肤或黏膜溃疡，并有出血的危险。

（2）微静脉畸形：即常见的葡萄酒色斑。多发于颜面部皮肤，常沿三叉神经分布区分布。口腔黏膜较少。呈鲜红或紫红色，与皮肤表面平，边界清楚。其外形不规则，大小不一，从小的斑点到数厘米，大的可以扩展到一侧面部或越中线至对侧。以手指压迫病损，表面颜色退去；解除压力后，血液立即又充满病损区，恢复原有大小和色泽。

所谓中线型微静脉畸形，主要是病损位于中线部位，项部最常见，其次可发生在额间、眉间，以及上唇人中等部位。与葡萄酒色斑不同的是，它可以自行消退。

（3）动静脉畸形：旧分类中称蔓状血管瘤或葡萄状血管瘤，是一种迂回弯曲、极不规则而有搏动性的血管畸形。主要是由血管壁显著扩张的动脉与静脉直接吻合而成，故也有人称为先天性动静脉畸形。

动静脉畸形多见于成年人，幼儿少见。常发生于颞浅动脉所在的颞部或头皮下组织中。病损高起呈念珠状，表面温度较正常皮肤为高。患者可能自己感觉到搏动；扪诊有震颤感，听诊有吹风样杂音。若将供血的动脉全部压闭，则病损区的搏动和杂音消失。肿瘤可侵蚀基底的骨质，也可突入皮肤，使其变薄，甚至坏死出血。

动静脉畸形可与其他脉管畸形同时并存。

（4）淋巴管畸形：由淋巴管发育异常所形成，常见于儿童及青少年。好发于舌、唇、颊及颈部。按其临床特征及组织结构，可分为微囊型与大囊型两类。

1）微囊型：旧分类中称为毛细管型及海绵型淋巴管瘤，由衬有内皮细胞的淋巴管扩张而成。淋巴管极度扩张弯曲，构成多房性囊腔，颇似海绵状。淋巴管内充满淋巴液。在皮肤或黏膜上呈现孤立或多发性散在的小圆形囊性结节状或点状病损，无色、柔软，一般无压缩性，病损边界不清楚。口腔黏膜的淋巴管畸形有时与微静脉畸形同时存在，出现黄色、红色小疱状突起，称为淋巴管-微静脉畸形。

发生于唇、下颌下及颊部者，有时可使患处显著肥大畸形。发生于舌部者常呈巨舌症，引起颌骨畸形、开𬌗、反𬌗、牙移位、咬合紊乱等。舌黏膜表面粗糙，呈结节状或叶脉状，有黄色小疱状突起。在长期发生慢性炎症的基础上，舌体可以变硬。

2）大囊型：旧分类中称为囊肿型或囊性水瘤。主要发生于颈部锁骨上区，也可发生于下颌下区及上颈部。一般为多房性囊腔，彼此间隔，内有透明、淡黄色水样液体。病损大小不一，表面皮肤色泽正常，呈充盈状态，扪诊柔软，有波动感。与深部静脉畸形不同的是体位移动试验阴性，但有时透光试验为阳性。

（5）混合型脉管畸形：存在一种类型以上的脉管畸形时可称为混合型脉管畸形。如前述的微静脉畸形与微囊型淋巴管畸形并存；动静脉畸形伴发局限性微静脉畸形；静脉畸形也可与大囊型淋巴管畸形同时存在。

2. 诊断

表浅血管瘤或脉管畸形的诊断并不困难，位置较深的血管瘤或脉管畸形应行体位移动试验和穿刺来确定。对动静脉畸形以及深层组织内的静脉畸形、大囊型淋巴管畸形等，为了确定其部位、大小、范围及其吻合支的情况，可以采用超声、动脉造影、瘤腔造影或磁共振血管成像（MRA）来协助诊断，并为治疗提供参考。

3. 治疗

血管瘤或脉管畸形的治疗应根据病损类型、位置及患者的年龄等因素来决定。目前的治疗方法有外科切除、放疗、激素治疗、低温治疗、激光治疗、硬化剂注射等。一般采用综合治疗。对婴幼儿的血管瘤应行观察，如发展迅速时，也应及时给予一定的干预治疗。

（四）神经纤维瘤

神经纤维瘤是由神经鞘细胞及成纤维细胞两种主要成分组成的良性肿瘤。分为单发与多发两种，多发性神经纤维瘤又称为神经纤维瘤病。

1. 临床表现

神经纤维瘤多见于青年人，生长缓慢，口腔内较少见。颜面部神经纤维瘤的临床表现主要是表面皮肤呈大小不一的棕色斑，或呈灰黑色小点状或片状病损。扪诊时，皮肤内有多发性瘤结节，质较硬。多发性瘤结节可沿皮下神经分布，呈念珠状，也可呈丛状，如来自感觉神经，可有明显触痛。沿着神经分布的区域内，有时有结缔组织呈异位增生，皮肤松弛或折叠下垂，遮盖眼部，发生功能障碍、面部畸形。肿瘤质地柔软，虽瘤内血运丰富，但一般不能压缩。邻近的骨受侵犯时，可引起畸形。头面部多发性神经纤维瘤还可伴先天性枕骨缺损。

神经纤维瘤病有遗传倾向，为常染色体显性遗传。因此，对患者的家属，特别是直系家属最好进行全身检查，才能确定是否有家族史。

2. 治疗

手术切除。对小而局限性的神经纤维瘤可以一次完全切除；但对巨大肿瘤只能做部分切除，以纠正畸形及减轻功能障碍。

（五）骨化性纤维瘤

骨化性纤维瘤为颌面部比较常见的良性肿瘤。

1. 临床表现

骨化性纤维瘤常见于青年人，多为单发性，可发生于上、下颌骨，但以下颌骨较为多见。女性多于男性。此瘤生长缓慢，早期无自觉症状，不易被发现；肿瘤逐渐增大后，可造成颌骨膨胀肿大，引起面部畸形及牙移位。发生于上颌骨，常波及颧骨，并可能波及上颌窦及腭部，使眼眶畸形，眼球突出或移位，甚或产生复视。下颌骨骨化性纤维瘤除引起面部畸形外，可导致咬合关系紊乱，有时可继发感染，伴发骨髓炎。

2. 诊断

在 X 线片上表现为颌骨局限性膨胀，病变向四周发展，界限清楚，圆形或卵圆形，密度减低，病变内可见不等量和不规则的钙化阴影。

3. 治疗

由于骨化性纤维瘤属真性肿瘤，故原则上应行手术切除。

（陈　彬）

第四节　口腔颌面部恶性肿瘤

一、舌癌

舌癌是最常见的口腔癌。舌癌85％以上发生在舌体，且多数发生在舌中 1/3 侧缘部，大多数为鳞状细胞癌（简称鳞癌）；少数为腺癌、淋巴上皮癌或未分化癌等。

（一）临床表现

舌癌早期可表现为溃疡、外生与浸润 3 种类型。有的病例的第一症状仅为舌痛，有时可反射至颞部或耳部。外生型可来自乳头状瘤恶变。浸润型表面可无突起或溃疡，最易延误病情，患者常不能早期发现。舌癌常表现为溃疡及浸润同时存在，伴有自发性疼痛和程度不同的舌运动障碍。

舌癌晚期可直接超越中线或侵犯口底，以及浸润下颌骨舌侧骨膜、骨板或骨质。向后则可延及舌根或咽前柱和咽侧壁，此时舌运动可严重受限、固定，涎液增多外溢，而不能自控，进食、吞咽、言语均感困难。疼痛剧烈，可反射至半侧头部。

舌癌的淋巴结转移率较高，通常为 40％ 左右。转移部位以颈深上淋巴结群最多见。舌癌至晚期，可发生肺部转移或其他部位的远处转移。

（二）诊断

舌癌的诊断一般比较容易，但对早期舌癌，特别是浸润型要提高警惕。触诊对舌癌的诊断比望诊更为重要。为了明确诊断应送病理活检。

（三）治疗

1. 原发灶的处理

早期高分化的舌癌可考虑放疗、单纯手术切除或冷冻治疗。晚期舌癌应采用综合治疗，根据不同条件采用放疗加手术或三联（化疗、手术、放疗）或四联（三联加中医中药或免疫治疗）疗法。

（1）放疗：可以用作对晚期舌癌病例术前、术后的辅助治疗。

（2）手术治疗：是治疗舌癌的主要手段。T_1 的病例可行距病灶外 1 cm 以上的楔状切除，直接缝合；$T_2 \sim T_4$ 病例应行半舌切除直至全舌切除。

舌为咀嚼和言语的重要器官，舌缺损 1/2 以上时应行同期再造术。

（3）化疗：对晚期病例可做术前诱导化疗，化疗对舌癌的疗效较好，可望提高患者的生存率。

（4）冷冻治疗：对 T_1、T_2 的舌癌可以考虑采用冷冻治疗。

2. 转移灶的处理

由于舌癌的转移率较高，故除 T_1 病例外，其他均应考虑同期行选择性颈淋巴结清扫术；对临床淋巴结阳性的患者，应同期行治疗性颈淋巴结清扫术。

（四）预后

据我国的资料，以手术为主的治疗，5 年生存率一般在 60% 以上；T_1 病例可达 90%以上。

二、牙龈癌

牙龈癌在口腔癌中仅次于舌癌而居第 2 位，但近年来有逐年下降趋势。

（一）临床表现

牙龈癌在临床上可表现为溃疡型或外生型两种，其中以溃疡型为多见。起始多源于牙间乳头及龈缘区。溃疡呈表浅、淡红，以后可出现增生。由于黏骨膜与牙槽突附丽甚紧，较易早期侵犯牙槽突骨膜及骨质，进而出现牙松动，并可发生脱落。X 线片可出现恶性肿瘤的破坏特征——虫蚀状不规则吸收。

牙龈癌常发生继发感染，肿瘤伴以坏死组织，触之易出血。体积过大时可出现面部肿胀，浸润皮肤。

牙龈癌侵犯骨质后，常出现下颌下淋巴结转移，后期则有颈深上淋巴结群受累。

（二）诊断

牙龈癌的诊断并不困难，送病理活检确诊很方便。

（三）治疗

1. 原发灶的处理

即使是早期的牙龈癌，原则上应行牙槽突切除，而不仅仅是牙龈切除术。较晚期的应做下颌骨或上颌骨次全切除术。牙龈癌已侵入上颌窦者，应行全上颌骨切除术。

2. 转移灶的处理

下牙龈癌的颈淋巴结转移率在 35% 左右。临床上早期的上颌牙龈癌淋巴结属 N_0 者可以严密观察，一旦发生转移，即应行治疗性颈淋巴结清扫术。

（四）预后

牙龈癌的 5 年生存率较高，根据上海交通大学附属第九人民医院 20 世纪 70 年代的统计为 62.5%。

三、颊癌

原发于颊黏膜的癌称为颊癌。上海交通大学医学院附属第九人民医院统计 1 751 例口腔癌中，颊癌 365 例，占 20.85%。

（一）临床表现

颊黏膜鳞癌通常有溃疡形成，伴深部浸润，仅有少部分表现为疣状或乳突状的外突型。腺源性颊癌则少有出现溃疡者，主要表现为外突或浸润硬结型肿块。由白斑发展而来的颊癌，常可在患区查见白斑。

颊癌早期一般无明显疼痛，因此患者往往延误就医，当癌肿浸润肌肉等深层组织或合并感染时，出现明显疼痛，伴不同程度的开口受限，直至牙关紧闭。牙周组织受累后，可出现牙痛或牙松动。由于癌瘤浸润、溃疡形成，特别是伴发感染时，可引起局部继发性出血，疼痛加重。患者常有下颌下淋巴结肿大，也可累及颈深上淋巴结群。

（二）诊断

颊癌的诊断主要根据病史、临床表现及病理检查。

（三）治疗

由于颊癌呈浸润性生长，局部复发率高，主张采用以手术为主的综合治疗。

1. 术前或术后放疗

一般采用在 4 周内照射 40 ~ 50 Gy 剂量。如术前放疗，放疗结束后通常需休息 4 ~ 6 周，如无特殊情况即可进行癌瘤的手术切除。

2. 术前化疗

术前化疗又称诱导化疗，是目前颊癌综合治疗方案中最常用而效果肯定的重要措施。术前可单一用药，也可联合用药，给药途径可采用静脉注射全身用药，也可经颈外动脉分支行动脉灌注给药。

3. 手术治疗

颊癌手术治疗的原则与要点如下。

（1）足够的深度：即使早期病例，也必须使切除深度包括黏膜下脂肪、筋膜层。

（2）足够的边界：应在癌瘤可判断的临床边界以外 2 cm 的正常组织处做切除。

（3）颈淋巴结清扫术：凡临床出现颈淋巴结（含下颌下淋巴结）肿大，或原发灶在 T_3 以上，鳞癌 II 级以上；或颊癌生长快，位于颊后份者，应常规做同侧颈淋巴结清扫术。

（四）预后

因病例组合不同，文献报道的颊癌 5 年生存率差别较大。20 世纪 80 年代上海交通大学医学院附属第九人民医院 214 例的随访结果，其 5 年生存率为 62.2%。

四、腭癌

腭癌不多见。在上海交通大学医学院附属第九人民医院统计的 1 751 例口腔癌中，腭癌排列第 4 位，计 186 例，占 10.2%。

（一）临床表现

腭癌常先起自一侧，并迅速向牙龈侧及对侧蔓延。多呈外生型，边缘外翻，被以渗出和血痂，触之易出血；有时也呈溃疡型。腭癌周围的黏膜有时可见烟草性口炎或白斑存在。由于腭黏骨膜与腭骨紧贴，故易早期侵犯骨质。

腭癌的淋巴结转移主要侵及下颌下淋巴结及颈深上淋巴结；咽后淋巴结转移在临床上很难判断，多在手术中发现。

（二）诊断

腭癌的诊断并不困难，也可直接取材送病理获得证实。

（三）治疗

1. 原发灶的处理

腭癌的治疗以手术为主。腭癌手术，一般应行连同腭骨在内的病灶切除术。对较大的病损应行上颌骨次全切除术。上颌窦已受侵时，应做上颌骨全切除术。

2. 转移灶的处理

腭癌的颈淋巴结转移率在 40% 左右，晚期病例常发生双侧颈部转移，可考虑行双侧选择性颈淋巴结清扫术，术式可采用一侧改良根治性或双侧改良根治性颈淋巴结清扫术。

（四）预后

腭鳞癌的预后较腭唾液腺癌为差，上海交通大学医学院附属第九人民医院统计显示 5 年生存率为 66%。晚期及有淋巴结转移者预后较差，5 年生存率仅为 25% 左右。

五、口底癌

口底癌指发生于口底黏膜的鳞癌。

（一）临床表现

口底癌以发生在舌系带两侧的前口底为常见，局部可出现溃疡或肿块。由于口底区域不大，极易侵犯舌系带而至对侧，并很快向前侵及牙龈和下颌骨舌侧骨板；进一步侵入骨松质后，可使下前牙发生松动，甚至脱落。向后侵犯，除波及后口底外，还可深入舌腹肌层。晚期向深层侵犯口底诸肌群。

口底癌，特别是前口底癌极易发生双侧颈淋巴结转移。最易侵及的是颏下及下颌下淋巴结，后期则多转移至颈深上淋巴结群。

（二）诊断

与舌癌一样，口底癌的触诊，特别是双手合诊十分重要，可通过触诊了解肿瘤的性质和实际浸润部位。若需明确有无骨质破坏，可拍 X 线片以协助诊断（早期以咬合片为宜，晚期则可选用曲面体层片）。

（三）治疗

1. 原发灶的处理

鉴于口底癌易早期侵及下颌舌侧牙龈及骨板，故在切除口底原发灶时，常需一起行下颌骨牙槽突或方块切除术。

2. 转移灶的处理

口底癌的颈淋巴结转移率与舌癌相似，在40%左右，国外报道高达70%。一般应考虑选择性颈淋巴结清扫术。

（四）预后

早期口底癌的预后较好，晚期较差。上海交通大学医学院附属第九人民医院资料显示5年生存率为61%左右。

六、上颌窦癌

上颌窦癌因发病部位及临床表现不同而常就诊于耳鼻喉科及口腔科，以鳞癌常见。

（一）临床表现

早期，由于癌瘤局限于上颌窦内，患者可以毫无症状而不被发觉。当肿瘤发展到一定程度后，才出现明显症状而引起患者注意。

临床上，可根据肿瘤不同的原发部位而出现不同的症状，当肿瘤发生自上颌窦下壁时，先引起牙松动、疼痛，颊沟肿胀，如将牙痛误认为牙周炎等而将牙拔除时，肿瘤突出于牙槽部、创口不愈合形成溃烂面。当肿瘤发生自上颌窦上颌窦内壁时，常先出现鼻阻塞、鼻出血，一侧鼻腔分泌物增多；鼻泪管阻塞，有流泪现象；肿瘤发生自上颌窦上壁时，常先使眼球突出，向上移位，可能引起复视；肿瘤发生自上颌窦外壁时，则表现为面部及颊沟肿胀，以后皮肤溃破，肿瘤外露，眶下神经受累可发生面颊部感觉迟钝或麻木；肿瘤发生自上颌窦后壁时，可侵入翼腭窝而引起开口受限。

上颌窦癌常转移至下颌下及颈部淋巴结，有时可转移至耳前及咽后淋巴结。远处转移少见。

（二）诊断

常规X线片，华特位、颅底位虽有一定参考价值，但在判断有无原发肿瘤及定位上远不及CT，因此，对上颌窦癌的影像学检查，CT应作为首选。

（三）治疗

上颌窦癌的治疗应是以手术为主的综合治疗，特别是结合放疗的综合疗法。

1. 放疗

已确诊为上颌窦癌的病例可以先行术前放疗，放疗结束3~4周后手术。

2. 手术治疗

是上颌窦癌的主要治疗方法。原则上应行上颌骨全切除术。如病变波及眶下板时，需行全上颌骨并包括眶内容物切除；如病变累及其他部位，应施行上颌骨扩大根治性切除术，甚至于施行颅颌面联合切除术。

3. 化疗

主要采用经动脉插管区域性化疗的方法。药物可选用氨甲蝶呤、平阳霉素或氟尿嘧啶持续灌注，化疗结束后即行手术治疗。

（四）预后

上颌窦癌的预后迄今仍不能令人满意，据文献报道，5 年生存率大多在50%以内。其失败原因主要是治疗后局部复发，很少死于转移病灶。

七、唇癌

唇癌指发生于唇红黏膜的癌，主要为鳞状细胞癌。唇内侧黏膜应属颊黏膜癌；发生于唇部皮肤者，应归于皮肤癌。

（一）临床表现

唇癌常发生于唇中外1/3 间的唇红缘部黏膜。早期为疱疹状、结痂的肿块，随后出现火山口状溃疡或菜花状肿块。以后肿瘤向周围皮肤及黏膜扩散，同时向深部肌组织浸润；晚期可波及口腔前庭及颌骨。

下唇癌常向颏下及下颌下淋巴结转移，上唇癌则向耳前、下颌下及颈深淋巴结转移。

（二）诊断

依据病史及临床表现不难作出诊断，有必要做活组织检查以明确肿瘤性质。

（三）治疗

早期病例无论采用外科手术、放疗、激光或低温治疗，均有良好的疗效。但对晚期病例及有淋巴结转移者，则应用以外科治疗为主的综合治疗。

（四）预后

唇癌预后较好，上海交通大学医学院附属第九人民医院经治病例的 5 年生存率为85.7%。

八、口咽癌

口咽癌是指原发于软腭与舌骨水平之间，包括舌根、软腭、扁桃体、咽侧、咽后壁及会厌周围等部位的恶性肿瘤。

（一）临床表现

口咽癌根据发病部位不同，可分为舌根癌，舌、咽腭弓（咽柱）癌，扁桃体癌及软腭癌。不同部位的口咽癌在临床表现上存在着不同的部位特征，但其主要临床表现基本相似。有溃疡型、外生型及浸润型 3 种。口咽癌初期症状不明显，可有咽部不适、异物感。肿瘤破溃感染后出现咽痛，固定于病变侧，也可有舌咽神经反射的耳内痛。如肿瘤在扁桃体咽侧壁，向上侵及鼻咽部，可造成一侧耳闷、听力减退。如肿瘤侵及咽侧、侵犯翼内肌，可出现张口困难。舌根部肿瘤向深部浸润后，可出现伸舌偏斜和发声障碍，而且常有唾液带血、口臭、呼吸不畅等。肿瘤长大，因阻塞可产生呼吸及吞咽困难。

（二）诊断

局部详细检查口咽部，即可见肿瘤。活体组织检查是确诊的必要手段。

（三）治疗

采用以手术治疗为主的综合治疗。

（四）预后

由于口咽部解剖隐蔽，毗邻关系复杂，故远期疗效较差。

九、颜面部皮肤癌

颜面部皮肤癌根据恶性程度和病理学类型，一般分为黑色素瘤及非黑色素瘤两大类。可来自皮肤表皮，也可来自皮肤附件，例如汗腺癌。在我国，颜面部基底细胞癌的比例高于鳞状细胞癌。

（一）临床表现

颜面部皮肤癌多发于鼻部、鼻唇皱褶、眼睑、唇皮肤、颊及耳颞部。可表现为中央凹陷，边缘呈卷状；也可因创伤、溃疡引起出血，形成破溃；还可表现为溃疡和瘢痕组成巢状斑块。

（二）诊断

皮肤癌的诊断比较容易，一旦临床怀疑，可做病理检查确诊。

（三）治疗

首选治疗方法是手术。此外，对切除困难区域和原发性皮肤癌的原发灶，可用低温或激光治疗。

（四）预后

皮肤癌的治疗效果一般较好，尤其是基底细胞癌，5 年生存率达 95% 以上。鳞状细胞癌的 5 年生存率也在 90% 以上。汗腺癌的预后较前两者差，5 年生存率仅为 50% 左右。因此，皮肤癌治疗后必须注意随访。

十、纤维肉瘤

纤维肉瘤是来源于口腔颌面部成纤维细胞（纤维母细胞）的恶性肿瘤。

（一）临床表现

以青壮年多见，肿瘤呈球形或分叶状，发生于口内者，生长较快，多见于牙龈、颌骨；发生于皮肤者可呈结节状。晚期导致颌面部畸形和功能障碍。还可经血行转移至肺部。

（二）诊断

主要依据活组织检查以明确诊断。

（三）治疗

以手术治疗为主，应采用局部彻底广泛切除。如有淋巴结转移，也应行颈淋巴结清扫术。手术前后采用化疗。如环磷酰胺 $600 \sim 800 \text{ mg/m}^2$，生理盐水 40 mL，静脉推注，每周 1 次。

（四）预后

通常预后较癌为差。

十一、骨肉瘤

由肿瘤性成骨细胞、骨样组织所组成，为起源于成骨组织的恶性肿瘤。

（一）临床表现

临床上常发生于青少年，下颌骨较上颌骨多见，并有损伤史。早期症状是患部发生间歇性麻木和疼痛，进而转变为持续性剧烈疼痛伴有反射性疼痛；肿瘤迅速生长，破坏牙槽突及颌骨，发生牙松动、移位、面部畸形，还可发生病理性骨折。在 X 线片上显示为不规则破坏，由内向外扩展者为溶骨型；骨皮质破坏，代以增生的骨质，呈日光放射排列者为成骨型。临床上也可见兼有上述两型表现的混合型。晚期患者血清钙、碱性磷酸酶可升高，肿瘤易沿血行转移至肺。

（二）诊断

除根据临床表现外，主要靠 X 线、CT 作出初步诊断，最后还要依靠病理检查才能确定。

（三）治疗

采用以手术为主的综合治疗。手术需行大块根治性切除，特别要强调器官切除的概念，以避免因管道或腔隙传播而导致局部复发。

（四）预后

据文献报道，骨肉瘤的 5 年生存率为 30%～50%。

十二、恶性淋巴瘤

恶性淋巴瘤是原发于淋巴网状系统的恶性肿瘤，病理上分为霍奇金淋巴瘤（HL）与非霍奇金淋巴瘤（NHL）两大类。

（一）临床表现

可发生于任何年龄，但以中青年为多。起源于淋巴结内者称结内型，以颈部淋巴结最为常见；起源于淋巴结外者称结外型，可发生于牙龈、腭、颊、口咽、颌骨等部位。结内型早期表现颈部、腋下、腹股沟等处的淋巴结肿大，质地坚实而具有弹性，无压痛，大小不等，可移动，以后互相融合成块，失去动度。结外型临床表现多样性，有炎症、坏死、肿块等各型。晚期多为全身性，如发热、肝肿大、脾肿大、全身消瘦、贫血等。

（二）诊断

疑为恶性淋巴瘤时，及时病理活检非常重要。对结内型可以采用细胞学穿吸活检，也可摘除整个淋巴结做病理活检；对结外型，则钳取或切取活检都可考虑。采用免疫组化特殊染色可以提高诊断正确率。

恶性淋巴瘤由于是全身性疾病，除了口腔颌面部、颈部病损外，要排除纵隔、胸部、肝、脾、后腹膜等部位淋巴结受侵，为此除常规摄 X 线片外，CT 或 MRI 都是必须采用的检查手段。

（三）治疗

恶性淋巴瘤对放疗及化疗都比较敏感，因此是以放疗或化疗为主的综合治疗。

对经过放疗后不消退的结外型口腔颌面部恶性淋巴瘤，特别是已侵犯骨组织者，也可考虑局部扩大根治性切除术，术后再考虑进行化疗。

（四）预后

恶性淋巴瘤中 HL 的预后较 NHL 好，但总的来说，预后不够理想。

（张　涛）

第七章

错殆畸形的早期矫治

绝大多数牙殆畸形是儿童在生长发育过程中，受遗传及环境因素影响所导致的发育畸形。怀孕 40 天后，胚胎颌骨初始发育、牙板开始发生，直至恒牙列建殆完成（约 15 岁左右），这是人一生中生长发育最活跃、最关键的阶段。特别是人的颜面部，此阶段是口颌及颜面形态的主要形成和功能完善期。由于这段时期比较长，牙颌面生长受障碍的可能性和概率也相应增多。在此期内，任何不利于全身及口腔局部正常生长发育的因素，均可能导致牙的发育、萌替、排列及咬合异常，造成颌骨及颜面的异常发育，并影响个体的颜面美观形象，后果十分严重。此期，也是儿童大脑发育和性格形成的主要时期，颜面形象的美与丑常常影响儿童的性格及心理健康成长。心理学家弗洛伊德曾说："儿童时代是人生的重要阶段，早期心理的健全对一个人未来的发展很重要。"因此，早期预防牙颌畸形的发生，及时对已发生的畸形进行早期治疗，阻断其发展，或通过早期控制，引导牙颌面良性发育，从而保障儿童口颌、颜面及身心的健康发育成长，是口腔正畸学重要的学科内容，也是口腔正畸医师的重要职责和任务。

另外，从早期防治的观点，如果患儿的错殆畸形能尽早得到矫治，常可在较短的时间内，用比较简单的矫治方法和矫治器矫正，达到事半功倍的效果。反之，如果没有进行早期防治，一些简单的错殆畸形可能发展严重，给以后的治疗增加难度，甚至发展为颌面畸形，需要成年后采用外科-正畸联合治疗。因此，对牙颌畸形的早期诊断、早期预防、早期治疗，不仅对儿童口颌系统的正常生长发育、儿童心理的健康成长十分重要，而且可简化治疗方法并缩短疗程。

牙颌畸形的早期防治，临床上，除了口腔正畸专科医师应承担这一任务外，也是小儿牙科及口腔全科医师应该了解的内容。作为口腔科医师，应充分了解早期防治牙颌畸形的重要性，应熟悉早期诊断和简单的防治原理及常用方法。同时，应通过各种宣传渠道向广大的父母和儿童进行宣传，让他们了解预防牙颌畸形的基本知识。通过医生—患者—家长的配合，共同作好儿童口腔的健康保健和牙颌畸形的早期防治工作。

第一节　概述

一、早期矫治的概念

早期矫治是指在儿童早期生长发育阶段，一般指青春生长发育高峰期前及高峰期阶段，对已表现出的牙颌畸形、畸形趋势及可导致牙颌畸形的病因进行的预防、阻断、矫正和导引治疗。早期矫治的概念，理应包括在母体内发育、分娩及出生后的较长一段时期，但一般而言，在乳牙殆完成前，牙列尚未成形，儿童尚难合作，主要是观察、预防、护理。因此，临床上真正实施口腔正畸治疗的早期，从牙龄上看，大多是指对已有错殆表现的乳牙列完成期（牙龄ⅡA），约3岁以后开始，直至替牙列早期（牙龄ⅢA）和替牙列后期（牙龄ⅢB、ⅢC），即第二恒磨牙建殆前，10～12岁左右为止。从骨龄看，应为处于骨的生长高峰期前及正处于生长高峰期的儿童。而对第二恒磨牙已建殆完成（牙龄ⅣA），已过生长高峰期儿童的正畸治疗，一般不列入早期正畸治疗的范畴，多归属于恒牙列初期常规综合正畸治疗的范围。

儿童期牙颌畸形的临床表现主要涉及牙、颌骨、功能3方面的障碍，其早期防治的目标是：维护和创建口颌系统的正常生长发育环境，阻断造成牙颌畸形的不良干扰，建立有利于正常建殆的咬合功能运动环境，改善不良的颌骨生长型关系，以促进儿童颅面和心理健康的成长发育。要达到以上目标则需要：①保持乳牙列的健康、完整和正常功能运动；②保障乳牙、恒牙的正常替换和建殆；③引导上下颌骨的协调发育；④消除一切妨碍牙、颌、面正常生长发育的不良因素。因此，从临床治疗学上，牙颌畸形早期矫治可归纳为以下3方面的内容。

1. 早期预防及预防性矫治

包括母体营养、幼儿健康保健、正常牙弓形态的维持、正常口颌功能刺激的维持及去除可能导致牙颌畸形的因素等。

2. 早期阻断性矫治

对已出现的早期畸形及造成畸形的因素，以及不良习惯等进行矫治器阻断治疗及肌功能调整训练治疗。

3. 早期颌骨生长控制和矫形治疗

通过外力刺激或抑制手段，协调和控制上下颌骨在三维空间（长、宽、高）方面的正常生长发育关系。

二、早期矫治的特点

在儿童生长发育的早期阶段，牙列正处于乳牙列、恒牙列两次建殆和乳恒牙列替换变化时期，颅面骨骼正处于快速生长改建期，同时此期也是儿童智力和心理的快速发育期。在这一阶段进行正畸矫治，临床上既有有利因素，又其不利因素。

（一）有利因素

（1）早期矫治可充分利用生长发育的潜力，利用细胞代谢活跃、牙周组织及颌骨可塑性强、对矫治力反应好、适应性强等自身优势，在变化活跃的动态中调整，十分有利于畸形的矫正。

（2）早期矫治可降低某些复杂牙颌畸形的治疗难度，改善骨性错殆的上下牙弓及颌骨的不调关系，有利于后期的正畸治疗，甚至免除后期的正畸以及正颌外科治疗。

（3）早期矫治选择的矫治方法和矫治器简单，常仅用简易的方法、较短的时间，即可获得良好的疗效。对患者社会活动的影响更小。

（4）早期矫治及时消除了畸形，防止畸形给儿童造成的心理和生理伤害，有益于儿童身心健康成长。

（二）不利因素

（1）早期矫治时，牙颌关系正处于调整阶段，畸形特征往往未完全表现出来或表现不充分，常难以正确判断哪些情况应及时治疗，哪些情况属暂时性问题应观察暂不矫治，因而易造成误诊或矫治失误。

（2）早期矫治后，儿童仍处于生长发育期，一些骨性畸形或生长型可能会延续到生长发育停止，因此畸形复发的可能性大，矫治期可能延长，很多患儿都需要双期矫治。

（3）早期矫治所涉及的有关生长发育的知识较多，要求医师对这些知识全面掌握和灵活运用。不当的矫治，例如一些矫治器设计、戴用不当，反而可能影响牙萌替，妨碍牙颌生长发育，甚至造成口腔及颜面的医源性损伤。

（4）早期矫治时，主要依靠患儿及其家长的配合，由于患儿年龄小，合作性差，疗效常难保证。

（三）早期矫治的临床特点

1. 矫治时机十分重要

错𬌗畸形早期矫治时机的把握非常重要，通常应根据牙龄、骨龄及智龄（合作状态）判断。一般乳牙列的矫治，最好在4岁左右（3.5～5.5岁），此时乳牙根已发育完全，且未开始吸收，矫治效果好。如矫治过早，幼儿常不能合作；矫治过晚，乳牙已开始吸收，加力时乳切牙容易脱落。混合牙列的矫治，如前牙反𬌗，一般应在恒切牙的牙根基本发育完成时再进行，为8～9岁，如在牙根发育不全时过早矫治或使用的矫治力过大，常影响恒切牙根的发育造成牙根吸收。颌骨畸形的早期矫形治疗，应根据全身骨龄判断，应在生长高峰期前及生长高峰期进行，一般在青春生长高峰期前1～3年，在10～12岁前（男性高峰期约晚于女性2年左右）进行。如治疗过早，因颌骨生长型的原因，矫正后常易复发，需长期观察和维持，从而人为地延长了治疗时间。上颌基骨宽度的扩大，应在腭中缝完全融合前进行，一般不应大于15～17岁，否则牙弓的扩大主要为牙的颊向倾斜。

2. 矫治力应适宜

早期矫治的施力应根据治疗的对象（牙或颌骨）不同而异，通常对牙的矫正应采用柔和的轻力，而对颌骨的矫形应施用重力。

（1）乳牙及初萌恒牙的移动：应选用轻而柔和的矫治力，特别是移动反𬌗的乳切牙时，如果对乳切牙施力过大，可造成乳牙根加速吸收、过早脱落。此外，施力位置一般应尽量靠近牙颈部，以引导乳牙整体移动。乳牙整体移动可诱导恒牙胚随之同向移动。但如果着力点靠近切缘，冠根反向移动，可能造成乳牙根压迫恒牙胚使之舌向移位，使后继恒前牙萌出拥挤或恒前牙萌出后仍为反𬌗。

（2）颌骨的功能矫形治疗：如果是设计功能矫治器，由于所利用的主要是肌能力、咬合力，可通过本体感受器自身反馈调整，对力的设计一般要求不严格，但也要注意在重建咬合中，不能过度移动下颌位置。例如对严重下颌后缩的下颌前导，一般初次不超过7 mm，然后分次前导完成治疗。

（3）颌骨的矫形力口外牵引治疗：应采用较大的力，才能刺激上颌骨缝生长或抑制下颌生长。例如对后缩上颌骨的前牵引治疗一般每侧力值为500 g以上，甚至可达1 500～

3 000 g。但如用颏兜抑制过突的下颌骨，矫形力一般每侧 300～400 g 即可，不超过每侧 500 g，因过大的力可导致下颌体向后下旋转，下颌骨变形，下颌角前切迹过深，影响颜面形态或给以后的正颌手术造成困难。

3. 矫治疗程不宜太长

早期矫治选用的矫治装置应简单，在口内戴用的时间不宜过长，一般不超过 6～12 个月。由于此期牙列萌替及𬌗形成变化很快，过长时间戴用口内矫治器将妨碍牙𬌗发育。临床上，早期矫治多选用活动矫治器、功能矫治器或局部固定矫治器，一般不选用复杂的全口固定矫治器。

4. 矫治目标较有限

早期矫治仅是在牙颌面某一生长阶段进行，可能只是整个治疗计划的一部分。由于生长期变化的个体差异及畸形表现的部位、形式不确定，并不是所有的错𬌗畸形都可以通过早期矫治一次治愈，大多数的患儿常需到替牙后再进行后期常规正畸治疗。因此，早期矫治有些是尝试性的、有限的，故又称有限矫治。对一些具有严重遗传倾向的严重错𬌗畸形，例如复杂拥挤、重度骨性错𬌗、深覆𬌗、深覆盖等一时难以确诊的畸形，难免会出现矫治效果不理想。因此在早期治疗过程中，完全可以调整和重新制定治疗计划或暂停治疗，仅观察。一般而言，判断和评价早期矫治是否成功的标准主要包括：①病因是否得到控制；②牙位置是否已基本正常或有足够的必需间隙，并可持续到牙替换结束；③牙弓形态是否协调，没有咬合障碍及干扰；④原有的颌骨异常是否得到控制和改善，并能保持到生长结束。

三、早期矫治的方法

（一）简单矫治器治疗

1. 不良习惯的阻断

对于一些可造成或已造成错𬌗畸形的不良习惯，如吮指、吮颊、吮咬唇或咬物、吐舌等，可以通过戴用简单矫治器，如腭刺、腭屏、唇挡、颊屏等改正。

2. 间隙保持及阻萌

对于替牙期的障碍，如乳牙或恒牙早失、恒牙早萌的患儿，为维持正常的牙弓长度及恒牙正常萌出，可通过戴用缺隙保持器、舌腭弓以及阻萌器等简单矫治器维持牙间隙。

3. 牙弓不调的矫正

对于乳牙列及混合牙列期一些影响患儿正常咀嚼功能和颅面正常生长发育，表现为牙位、牙数及牙弓前后、左右和垂直关系不调的错𬌗畸形，如牙错位、牙间隙、乳前牙反𬌗、单侧后牙反𬌗、上牙弓前突、深覆𬌗、开𬌗等，可通过设计一些简单活动式矫治器，如上颌𬌗垫式舌簧矫治器、上颌扩弓矫治器、唇弓斜面矫治器、上颌平面𬌗板，以及局部简单粘接托槽的唇、舌弓固定式矫治器等改正。

（二）序列拔牙治疗

序列拔牙是应用于替牙𬌗期，通过拔牙手段矫治严重牙列拥挤的一种传统治疗方法，又称为萌出诱导及𬌗诱导。即通过有序地拔除乳牙，诱导恒牙进入到较好的牙𬌗关系中，并最后通常拔除 4 个第一恒前磨牙，解除拥挤，部分地阻断主要畸形的发生。

1. 适应证

（1）严重的牙列拥挤：即有遗传倾向，经替牙期间隙分析（如 Moyers 法）有中度以上的牙列拥挤者。

（2）无恒牙胚缺失：应通过拍摄全颌曲面断层片，证明无恒牙胚先天缺失才能考虑序列拔牙治疗。

（3）无明显牙颌面关系异常：例如，对于颌骨后缩、前牙槽发育不良及平直面型的患儿不适于序列拔牙，因拔牙后将进一步减少牙萌对颌骨前份特别是牙槽骨的生长刺激，并有可能使面型更差。对双颌前突的患儿，过早拔牙可造成后牙支抗丧失，不利于后期需切牙大量后移的正畸治疗等。

（4）肌功能基本正常：异常肌功能所致的畸形常不涉及牙量-骨量严重不调，多可因功能恢复重建而改善。

2. 序列拔牙治疗的拔牙顺序

第一期：拔除乳尖牙。在 8～9 岁，当侧切牙萌出时前牙严重拥挤、错位，则拔除乳尖牙，以让侧切牙利用乳尖牙的间隙调整到正常的位置。

第二期：拔除第一乳磨牙。9～10 岁时，拔除第一乳磨牙，让第一恒前磨牙尽早萌出。

第三期：拔除第一前磨牙。10 岁左右，系列拔牙法的目的是最终减数拔除第一恒前磨牙，让尖牙向远中调整，萌出到第一前磨牙的位置上。目前，也有人主张在拔除第一乳磨牙的同时拔除第一恒前磨牙，认为更有利于牙列的调整。

3. 注意事项

（1）长期监控：序列拔牙是一种较长期的治疗过程，需要正畸医师历时数年的严密监控，定期复查和患儿的良好合作。一般每半年应摄全颌曲面断层片及取牙𬌗模型记录观察，以便对拔牙间隙、拔牙部位、拔牙时机进行正确判断，必要时应及时调整治疗计划，甚至终止采用序列拔牙治疗。

（2）深覆𬌗问题：使用序列拔牙法时，在拔牙后的自行调整过程中，拔牙隙邻近的牙可能向缺隙倾斜或遗留间隙，造成前牙舌向移动，牙弓前段缩小。此外，由于尖牙萌出时，牙弓宽度通常还要发育，如果过早拔除了下乳尖牙，可因下牙弓前段缩小而加深前牙深覆𬌗。因此，也有人主张将采用序列拔牙时间推迟到 10 岁以后，即在下尖牙萌出、颌骨宽度增长后再作间隙分析。此时，如下尖牙萌出完全无间隙，则可拔除下第一乳磨牙，让下第一恒前磨牙提早萌出后再拔除，也可同时拔除下第一乳磨牙及第一恒前磨牙牙胚，让下尖牙萌出于下第一前磨牙的位置上。而上颌由于恒牙萌出的次序是第一前磨牙先于尖牙萌出，如果上尖牙完全无间隙萌出，则及时拔除上颌第一前磨牙，以利于上尖牙萌出于上第一前磨牙的位置上。

（3）后期矫治：采用序列拔牙法的病例一般不可能完全自行调整得很理想，特别是扭转、错位的牙多不能完全到位。因此，常需在恒牙列期时再进行必要的后期固定矫治器矫治，即对牙位、牙弓形态及咬合关系做进一步精细的调整。

（三）功能矫治器治疗

功能矫治器是一类设计利用肌能力（如肌力及咬合力等）进行牙颌关系调整治疗的矫治装置。矫治器戴入口腔后，通过矫治器上的部件，利用肌的牵张力及咬合力为力源，传递到牙及颌骨，强行改变下颌骨的位置，牵张口周肌及黏膜，或改变咀嚼肌的受力平衡，以达到调整异常的肌动力平衡、改变异常的骨骼生长、阻断不良的唇舌习惯、引导颌面正常生长的目标。功能矫治器多为活动式，大多在夜间戴用（应不少于 12 ~ 14 小时）；也有设计为固定式的，如 Herbst 矫治器等，为全天戴用。通常，全天戴用者效果更佳。

根据矫治作用，功能矫治器可分为以下几种。

（1）消除异常肌张力的矫治器，如前庭盾、唇挡、生物调节器等。

（2）矫正错位牙的矫治器，如上颌平面导板、斜面导冠、下切牙联冠式斜面导板等。

（3）导引（促进或抑制）颌骨或牙弓趋于正常发育关系的矫治器，如上颌斜面导板、肌激动器、功能调节器（FR）、双𬌗板矫治器、Herbst 矫治器等。后两种矫治器为全天戴用。

（四）口外矫形力装置治疗

口外矫形力装置是利用口腔外的头、颈、颏为支抗，所设计的一系列通过重力（矫形力）牵引，促进或抑制颌骨生长发育，从而达到矫正由于颌骨关系（前后、左右、上下）不调所致的牙颌面畸形的矫治装置。根据口外力的作用方向和作用部位，常用口外矫形力装置主要有口外前牵引装置和口外后牵引装置两大类。临床上最常用的矫形力装置如下。

1. 抑制上颌发育的矫治器

主要有以枕骨及颈为支抗的面弓及 J 形钩等。

2. 促进上颌发育的矫治器

常用以额、颏为支抗的面具式前牵引矫治器等。

3. 抑制下颌发育的矫治器

常用以枕骨及颈（向后牵引）以及以顶骨（垂直牵引）为支抗的颏兜式矫治器等。

（五）肌功能训练

肌功能不平衡是牙颌畸形的重要病因之一。特别是对一些口周肌松弛、颏肌亢进的儿童患者，早期配合积极的肌功能训练，可矫正一些肌性畸形，改善面容形貌，以及防止矫治后复发。

1. 唇肌张力不足的训练

一些 7 ~ 8 岁的幼儿，在切牙刚萌出时，因上唇短、肌张力不足而闭口困难，上切牙常略有前突或间隙，可让患儿作上唇肌肌功能训练。

训练方法：嘱患儿作闭唇练习。闭唇时应是上唇向下拉长与下唇接触，不是下唇向上使下唇与上唇接触而造成颏肌异常收缩。如果患儿不能拉长上唇时，可用示指横放在下唇下方颏唇沟位置压制下唇活动，自身努力移上唇向下，使之与下唇接触，坚持每天反复多次训练，每次训练半小时。

唇肌功能不足的患者还可放一张纸片在上下唇之间，用唇将纸含住。也可用弹性线拴一纽扣，将纽扣放置于切牙唇面前庭部，用唇将纽扣含住，进行牵拉训练（图7-1）；也可采用吹笛、吹喇叭等方法，均可达到训练唇肌的目的。

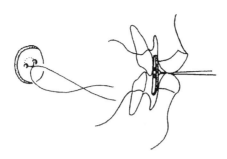

图 7-1 用纽扣训练唇肌的方法

2. 正常下颌位置的训练

出生时下颌位于上颌的远中，随着上下颌骨的差异性生长，下颌逐渐向近中调整到正常位置，当有咬合障碍，如上牙弓前部狭窄、侧切牙舌侧错位等，可妨碍下颌向前调整。此外，有的患儿常习惯于将下颏托靠在手肘部或桌上，将妨碍下颌向前生长，也可使下颌处于轻度远中位。另外，喂养姿势不正确，吮吸时压迫下颌，也可形成下颌后缩畸形。

训练方法：用正确的姿势喂养，保持体位、头位的正确位置。对儿童期下颌后缩、远中殆位的患者可训练下颌主动前伸，即嘱患者站立，两手垂放身体两侧，保持头、颈部正确姿势、位置，然后让患者前伸下颌至上下切牙切缘相对或反超殆，并保持下颌在前伸位数分钟。反复多次训练可以增强翼外肌及浅层咬肌的张力，使下颌逐渐向前调整（图 7-2）。反之，对于儿童期下颌习惯性前伸的患儿，可嘱其后退下颌至上下前牙切缘对切缘，反复训练。同时可配合矫治器或调殆去除殆干扰。

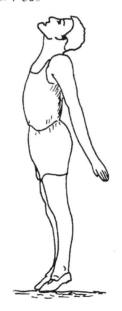

图 7-2 下颌前伸训练

3. 正常吞咽的训练

对由于扁桃体或咽喉炎症引起的慢性疼痛，使患儿在吞咽时，通过舌的习惯性前伸来避免吞咽时的疼痛，所形成的舌刺入症，其治疗方法除治愈咽部疾病外，也可辅以舌肌功能训练，建立正常吞咽动作。

训练方法：嘱患儿在口内含一点水，面对镜子将牙正常咬合，用舌尖抵在上切牙腭乳头处，然后将水吞下。此方法可在每餐饭后练习 10 次以上。此外，可用舌尖将无糖薄荷顶在腭盖上，直到薄荷溶化，由于顶着无糖薄荷时所产生的唾液必须咽下，从而养成正常的吞咽习惯。

（何志伟）

第二节　早期预防及预防性矫治

预防矫治是指自胚胎第 6 周（牙板开始发生）至恒牙列（不包括第三磨牙）建𬌗完成前的这段时期，通过定期检查，对影响牙（包括乳牙及恒牙）、牙槽骨、颌骨等正常生长发育变化中的全身及局部不良因素及时发现并去除，或对已有轻微异常趋向者从速纠正，或以各种方法诱导其趋于正常，从而使牙列顺利建𬌗，颌骨协调发育，颜面和谐生长，功能健全形成及儿童心理发育健康。预防矫治包括早期预防和预防性矫治两方面的内容。

一、早期预防

（一）胎儿时期的预防

母体的健康、营养、心理及内外环境对胎儿的早期发育十分重要。在妊娠的 40 周中，胎儿在母体内一刻不停地完成着各脏器的发育成形。尤其是妊娠初期头 3 个月，稍有差错就会留下相应的畸形，而妊娠后期又是神经系统的重要发育期，故母体的健康是优生和避免畸形的关键。为此，孕期母亲应注意以下问题。

（1）保持良好的心理状态，心情愉快。孕妇的精神活动是最重要的胎教。

（2）重视孕期营养，摄入丰富的含糖、蛋白质、脂肪、钙、磷、铁等食物和多种人体需要的维生素，以保障胎儿在母体内正常生长发育。

（3）避免患急性发热性疾病，如流感、疱疹等。妊娠早期，这类病毒感染的疾病，常常会影响胎儿的面、颌部早期生长发育。据报道，母亲在妊娠 3 ~ 4 个月内患风疹其胎儿畸形可高达 15% ~ 20%，可能造成牙发育不全、牙缺损、唇腭裂、小颌畸形、小头畸形、先天性心脏病等。

（4）避免接受过量的放射线照射，避免接触有毒、有害物质及污染的环境。这些都是导致胚胎死亡而流产、致畸，以及胎儿发育迟缓或功能不全的重要诱因。

（5）避免摄入过量的烟、酒、咖啡，避免服用一些化学药物以及吸毒等。这些均可妨碍胎儿在子宫内的正常生长发育，造成一些影响牙及颜面美观和功能的发育畸形。

（6）正常分娩，对保障胎儿颅面健康生长发育十分重要。应加强围生期保健（从妊娠 28 周到产后 7 天为围生期），避免分娩时对颅面的创伤致畸。

（二）婴儿时期的预防

1. 正确的喂养方法

提倡母乳喂养，喂养的姿势为约 45°的斜卧位或半卧位。正确的喂养位置和足够的喂养时间（每次约半小时），是婴儿正常吮吸活动的保障。因为婴儿正常吸吮时，唇颊肌及口周肌功能收缩运动，可以刺激面颌部的正常生长发育。如果只能采用人工喂养，则应请妇儿科医师给予指导，最好使用解剖形的扁形奶头使与口唇外形吻合，才不会泄露空气（图7-3）。此外，奶头孔不宜过大，以使有足够的吮吸功能活动，刺激面颌部的正常生长。不论母乳喂养还是人工喂养，婴儿都不能睡着吮奶，因为长期睡着吮奶，可能使下颌过度前伸、偏斜而形成上下颌骨矢状向及侧向位置不调。

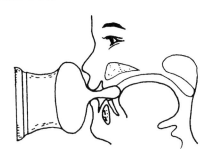

图7-3　解剖式奶嘴

2. 正确的睡眠姿势

婴儿多数时间是在睡眠和床上活动，应经常更换睡眠的体位与头位，以免因长期处于一种体位与头位，使头受压变形而影响面颌的正常生长。

3. 破除不良习惯

婴儿时期常因吮吸活动不足或缺乏与周围亲人的情感交流，而有口腔不良习惯，如吮指、吮咬唇或咬物等。如果发现婴儿有口腔不良习惯，应尽早破除，长时间的口腔不良习惯将影响牙及面颌部的正常生长发育。

（三）儿童时期的预防

1. 饮食习惯

儿童时期全身和颅颌面的生长发育很快，应注意补充富含营养和一定硬度的食物，促进和刺激牙颌正常发育。应避免偏食，教育儿童养成良好的饮食习惯。

2. 防治疾病

如有扁桃体过大、鼻炎、鼻窦炎时，应尽早治疗，以维持呼吸道通畅，从而避免口呼吸习惯。长期呼吸功能异常的患儿，可造成牙颌畸形，因为通畅的鼻呼吸才能促使腭部在发育过程中正常下降。此外，一些影响生长发育的急性或慢性病也应尽早治疗，否则将影响牙及颌骨的发育。例如恒牙釉质的钙化发育期为：第一恒磨牙在出生当时；上下中切牙、下侧切牙及上下尖牙在出生后第3~5个月；上侧切牙在出生后第2年初；第一前磨牙在出生后第3年左右开始；第二前磨牙在出生后第4年左右开始。这些牙的釉质发育不全就记录了其在生命发育期中的全身障碍。因此，出生后患儿全身健康的维护对牙釉质钙化及口颌系统的发育十分重要。

3. 防龋

防龋是口腔预防保健的首要任务。由于乳牙列从3岁建𬌗直至12岁左右才被恒牙替换完，因此在儿童时期，保持乳牙列的健康完整十分重要。应养成儿童良好的刷牙和口腔卫生习惯，可通过窝沟封闭等避免龋坏的发生。如已发生龋坏，应及时治疗，恢复乳牙冠的正常外形以保持牙弓的长度及正常的咀嚼刺激，才能保障后继恒牙顺利萌出建𬌗。

4. 心理维护

婴幼儿喜欢亲人的拥抱、抚摸、引逗等亲昵活动。通过母乳喂养，母亲的依偎、微笑及照顾，可使其产生愉快和安全感，得到生理上的满足，这种满足有利于小儿的心理发育。反之缺乏亲人爱抚，则会影响其身心及智力发育，表现出胆小、孤独、迟钝等。据报道，疲倦、饥饿、不安全感、身体不适等均可导致幼儿吮指习惯。不良习惯也可对幼儿造成不利的心理刺激，特别是对年龄稍大的儿童，吮指行为及其所形成的牙颌畸形，常引起同学的讥笑和大人的责难，可造成某种程度的心理伤害，对此，家长决不能采取责备、吓唬或打骂的方法。其实，一些年龄较大的患儿常已意识到不应吮唇、吮指等，而且希望不这样做，但做不到，这时家长、老师、医生的正确指导及恰当的治疗才是唯一正确的方法，才能获得良好效果。

二、预防性矫治

预防性矫治包括：维持正常牙弓长度的保隙、助萌、阻萌，维护正常口腔建𬌗环境，去除咬合干扰，矫正异常的唇、舌系带，以及刺激牙颌发育的咀嚼训练等。因为完整的牙列、正常萌替和正常的功能运动，是促进牙颌面正常发育的基础。临床需要进行正畸预防性矫治和处置的情况主要有：乳牙或恒牙早失、乳牙滞留、恒牙萌出异常及系带异常。

（一）乳牙或恒牙早失

1. 病因

常见原因为龋齿、外伤、医生处理不当而过早拔除。

2. 临床表现

常见以下 4 种。

（1）下乳尖牙早失：可致下切牙向远中移动，下牙弓前段缩短，使上下牙弓大小不协调，常造成前牙深覆𬌗及牙中线偏移。

（2）乳磨牙早失：第二乳磨牙早失后，第一恒磨牙常前移，以致后继前磨牙萌出位置不足而错位萌出及前方牙拥挤。多数乳磨牙早失，将明显影响咀嚼功能，造成单侧咀嚼和前伸下颌咀嚼习惯，可能造成单侧后牙反𬌗或前牙反𬌗。

（3）恒上切牙早失：恒切牙早失后，破坏了牙弓的完整性，缺隙两侧的牙向缺隙区移动、倾斜，而使上下牙弓的咬合关系紊乱，上牙中线丧失。

（4）第一恒磨牙早失：邻牙向缺隙倾斜、移位，对𬌗磨牙伸长，𬌗关系紊乱，影响下颌功能运动，咀嚼功能受障碍。

3. 诊断

（1）乳牙早失：主要通过临床检查及 X 线片，如乳牙提前脱落，X 线片显示后继恒牙牙根尚未发育或仅形成不到 1/2，牙冠𬌗面有较厚的牙槽骨质覆盖即可诊断为乳牙早失。

（2）恒牙早失：通过临床病史、口腔检查和 X 线牙片可以确诊。

4. 矫治

（1）乳牙早失的治疗：为保持牙弓长度，使后继恒牙萌出有足够的位置，临床上常采用缺隙保持器。缺隙保持器的适应证及要求如下。

1）适应证：①乳牙早失，恒牙胚牙根形成不足 1/2，牙冠上覆盖有较厚的骨组织；

②间隙已缩小或有缩小趋势；③一侧或双侧多数乳磨牙早失，影响患儿咀嚼功能。

2）要求：①能保持牙弓长度；②不妨碍牙及牙槽高度、宽度的发育；③能恢复一定的咀嚼功能。

3）常用的缺隙保持器：

丝圈式固定缺隙保持器（图7-4），常用于个别后牙早失，注意丝圈应离开牙槽嵴 1～2 mm，不妨碍牙槽嵴宽度的发育，并与邻牙有良好的接触以保持缺隙的宽度。

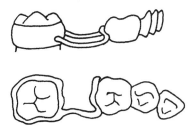

图7-4 丝圈式固定缺隙保持器

固定舌弓（图7-5），常用于下乳尖牙早失，在下颌第一磨牙做带环附固定舌弓，以维持下牙弓长度，在舌弓上焊阻挡丝维持下切牙与第一乳磨牙位置，使之不向缺隙移动。

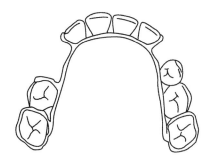

图7-5 固定舌弓

活动义齿式缺隙保持器（图7-6），用于多数乳磨牙早失，可用活动义齿式缺隙保持器保持缺隙并恢复一定的后牙咀嚼功能。

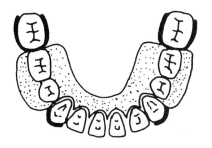

图7-6 多数乳磨牙早失义齿式缺隙保持器

扩大缺隙的矫治器（图7-7），磨牙已近中移动、缺隙已缩小的患者可设计活动矫治器推磨牙向远中。也可采用固定矫治器，在增加前段牙弓支抗的条件下，用螺旋弹簧开展间隙，推第一磨牙向远中，或戴唇挡推磨牙向远中（图7-8）。

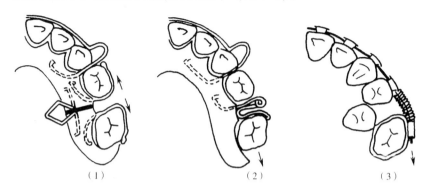

（1）　　　　　　　　　　（2）　　　　　　　　　　（3）

图7-7　扩大缺隙的矫治器

（1）用分裂簧；（2）用双曲簧；（3）用开大弹簧

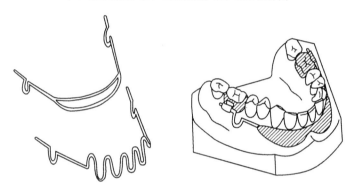

图7-8　推磨牙向远中的唇挡

（2）恒牙早失的治疗：一般应酌情考虑是否采用间隙保持器保留间隙，保持缺隙的目的是待以后作义齿修复，即终身需戴义齿。如果判断困难，也可待牙替换完后再进行全面的矫治计划。但正畸临床中，比较常用的是用邻牙前移的替代疗法代替早失牙。常见的有以下2种。

1）上中切牙早失：可将侧切牙移至中切牙的位置上，并保持中切牙宽度的间隙，并先形成暂时冠，待成年后做全冠修复，恢复中切牙的外形。同时还应顺次让尖牙前移并磨改外形以代替侧切牙，继而让第一前磨牙顺次前移代替尖牙，其余后牙均顺次前移，尽量使上下颌牙列建立良好的尖窝关系（图7-9）。

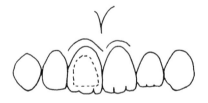

图7-9　恒中切牙早失，侧切牙甲冠修复成中切牙外形，尖牙牙冠改形成侧切牙外形

2）第一磨牙早失：可酌情让第二磨牙前移代替第一磨牙，矫治过程中应注意防止第二

磨牙近中移动时牙冠的近中舌向倾斜，以及牙冠的近中舌向旋转，同时还应防止对𬌗磨牙伸长形成𬌗干扰（图 7-10）。

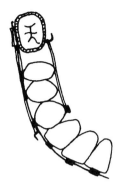

图 7-10　固定矫治器移第二磨牙向近中，关闭第一磨牙间隙

（二）乳牙滞留

1. 病因

多为恒牙胚因外伤、异位、萌出道异常，使乳牙根完全或部分未被吸收而滞留。此外，可因乳磨牙严重龋坏致根尖周感染造成乳牙根粘连而滞留。

2. 诊断

主要通过临床检查评估乳牙是否逾期未脱，恒牙是否易位等。常见为下切牙和上侧切牙舌向萌出，上尖牙阻生、唇向或异位萌出而相应的乳牙未换。如果为乳磨牙粘连，常可见龋损及充填治疗痕迹，主要通过 X 线牙片确诊。

3. 矫治

应先摄 X 线片，在确定有相应恒牙胚存在时，尽早地拔除滞留的乳牙，以便于恒牙萌出调整，有的观察数月后，恒牙常可达到正常位置。例如，恒下切牙舌向萌出，在拔除滞留乳下切牙后，如间隙足够，由于舌的活动，舌向错位的下切牙常能向唇侧移动到正常的位置。但是，上切牙舌向萌出后与下切牙已形成反𬌗关系时，常需要矫正。乳磨牙粘连的患者拔除粘连的乳磨牙后，应密切观察前磨牙的萌出。如果前磨牙牙根已基本形成但又缺乏自行萌出的能力时，应根据患者的牙龄、上下牙列拥挤等情况全面考虑后，再决定是否进行牵引助萌治疗。

（三）恒牙萌出异常

1. 恒牙早萌

在乳恒牙替换期间恒牙过早地萌出，此时恒牙牙根刚开始形成或尚未形成，早萌牙易受外伤或感染而脱落。

（1）病因：多为乳牙根尖周感染破坏了牙槽骨及恒牙胚的牙囊，使后继恒牙过早萌出。

（2）诊断：恒牙萌出时间过早时，临床检查可发现早萌牙常有轻度松动，X 线片显示恒牙根尚未形成或仅有近颈 1/3 牙根形成。

（3）矫治：早萌牙因无牙根或牙根很短易受外伤、感染而脱落，因此应阻止其继续萌出，等待牙根形成后再让其萌出。临床上可用阻萌器阻止早萌牙萌出。阻萌器是在丝圈式缺隙保持器上加焊一根阻萌丝（图 7-11）。定期观察牙根发育情况，如牙根已形成 1/2 以上时，可取下阻萌器让其萌出。

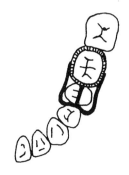

图 7-11　丝圈式阻萌器

2. 恒牙迟萌、阻生及异位萌出

恒牙在应萌出的年龄不萌出而对侧同名牙已萌出时为迟萌。多系恒牙胚位置异常、缺乏萌出力或萌出道间隙不足所致。

（1）病因：①乳磨牙早失后第一磨牙近中移位造成间隙不足；②乳磨牙龋坏继发根尖周感染，牙根与牙槽骨粘连，妨碍了后继恒牙的萌出；③多生牙或残根使恒牙萌出道受阻；④囊肿、牙瘤、牙龈纤维组织增生等妨碍了恒牙的萌出；⑤替牙列期上颌尖牙、第二前磨牙萌出较晚，常因牙弓长度不足而阻生及异位萌出。

（2）诊断：X 线牙片显示未萌恒牙牙根已大部形成，位置异常，阻生在牙槽骨中。萌出道异常的恒牙常压迫邻牙牙根，造成牙根吸收。

（3）矫治：分析迟萌、阻生原因，尽早拔除迟脱的乳牙、残根、残冠、多生牙，切除囊肿、牙瘤和致密的软硬组织。如恒牙牙根已形成 2/3 以上而萌出力不足时，可用外科手术开窗、导萌（图 7-12），或牵引助萌（图 7-13）其阻生或迟萌的恒牙。对已造成邻牙根吸收者，则应根据个体情况全面考虑及选择拔牙或保存措施。

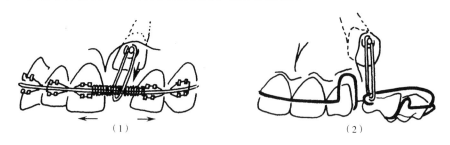

（1）　　　　　　　　　　　　　　　　　　　（2）

图 7-12　导萌

（1）上颌中切牙导萌；（2）尖牙导萌

3. 恒牙萌出顺序异常

恒牙萌出的顺序对正常建𬌗影响较大。如上颌第一磨牙在下颌第一磨牙萌出之前萌出，当乳牙列有散在间隙时，上磨牙容易向前移动形成远中𬌗。上下颌第二磨牙先于尖牙和第二前磨牙萌出时，易前移引起牙弓长度变短，并使尖牙及第二前磨牙萌出时因间隙不足而错位萌出。

（1）病因：乳牙根吸收异常、乳牙滞留、乳牙根与牙槽骨粘连、乳牙冠的不良充填、恒牙胚的牙囊未被吸收等，均可引起乳恒牙替换时间紊乱。此外，也可能与遗传因素有关。

（2）诊断：临床检查可以确诊。必要时参考全颌曲面断层片。

（3）矫治：如第二磨牙先于前磨牙、尖牙萌出，可用第一磨牙前的固定舌弓维持牙弓长度，以便后继尖牙、前磨牙替换后有足够的间隙自行调整、排齐。如上颌第二磨牙已向前移或已形成远中殆，则需设计唇挡等矫治器将上颌第二磨牙推向远中，以便保持磨牙中性殆关系。

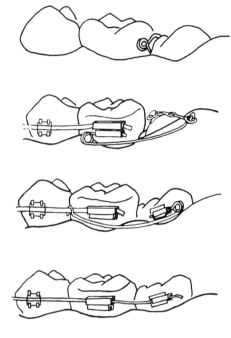

图 7-13　阻生牙牵引

（四）系带异常

1. 上唇系带附着异常

出生时唇系带附着于牙槽嵴顶，唇系带中的纤维组织伸入腭侧龈乳突，随着乳牙萌出和牙槽突的生长，唇系带附着的位置逐渐上移，到恒切牙替换后唇系带一般距龈缘 4～5 mm。异常的上唇系带可表现为粗大、宽厚而弹力差的纤维带，位于上中切牙之间与腭乳头相连，深嵌入腭中缝。此时，随唇的功能活动，系带牵拉而妨碍了上中切牙靠拢，从而形成上中切牙间间隙。

（1）病因：多为遗传因素或先天发育异常所致。

（2）诊断：临床检查时可见上中切牙间有间隙，其中有粗大的唇系带与腭乳头相连，牵拉上唇时切牙乳头区发白。X线牙片检查时，可见上中切牙间腭中缝处的牙槽嵴较宽并有倒 V 形缺口。应注意与替牙期暂时性中切牙间隙相鉴别，后者 X 线牙片可见主要为侧切牙牙胚压迫中切牙牙根所致。

（3）矫治：上中切牙间隙常用固定矫治器矫正，用关闭曲簧或托槽间橡胶圈牵引，将左右中切牙向中线靠拢关闭间隙。待间隙关闭后，采用外科手术升高唇系带的附着及切除多余纤维组织，以保持间隙关闭后的效果。如果间隙关闭后没有手术矫正异常的唇系带或手术不当保留了部分纤维组织，由于上唇的功能活动，系带纤维的牵拉常使中切牙间重新出现间隙。而如果过早进行切除手术，由于切牙间瘢痕的形成，反而影响正畸关闭间隙。

2. 舌系带过短

舌系带过短的患者，由于系带短妨碍了舌正常的功能活动，舌尖代偿性活动增加，姿势位时舌处于低位，在下牙弓舌侧或上下切牙之间，影响发音，易形成吐舌，可导致前牙开𬌗。

（1）病因：多为遗传与先天发育异常所致。

（2）诊断：临床检查时嘱患者上抬舌或医师用口镜协助上抬舌时，可见舌系带附着于舌的较前端，系带短，舌前伸和上抬活动均有障碍。

（3）矫治：舌系带过短的患者常伴有下牙弓过宽、前牙开𬌗，应在矫治错𬌗的同时，做舌系带矫正手术以增长舌系带，使舌恢复正常的功能活动。

（何志伟）

第三节　早期阻断性矫治

阻断性矫治是对乳牙列期及替牙列期因遗传、先天或后天因素所导致的，正在发生或已初步表现出的牙、牙列、咬合关系及骨发育异常等，采用简单的矫治方法进行治疗，或采用矫形的方法引导其正常生长。其目的是阻断畸形发展的过程，使之自行调整，建立正常的牙颌面关系。在正畸治疗中，预防矫治和阻断矫治两者间，只有时间上以及是否已有畸形表现的区别。预防矫治是"防患于未然"，阻断矫治则是消除早期的"星星之火"，防其"烽火燎原"。

一、口腔不良习惯的矫治

口腔不良习惯可由疲倦、饥饿、不安全感、扁桃体肥大、鼻气道阻塞等复杂的生理、心理因素等引起，是一种儿童无意识行为。由于不良习惯可导致口颌系统在生长发育过程中受到异常的压力，破坏了正常肌力、咬合力的平衡、协调，从而造成牙弓、牙槽骨及颌骨发育及形态异常。口腔不良习惯持续的时间越长，错𬌗发生的可能性和严重程度就越大。因此，尽早破除不良的口腔习惯、阻断畸形的发展十分必要。常见的口腔不良习惯有以下4种。

（一）吮咬习惯

常发生在婴儿时期，由于吮吸活动不足、过早断奶、无意识动作或缺乏与家人的情感交流，常常在哺乳时间之外或睡眠时吮吸手指、吮颊、吮唇等，多数儿童可随年龄的增大，被其他活动所取代而消失，一般不会产生不良作用。但这种吮咬活动如果持续到3岁以后并加重，则应属于口腔不良习惯。临床上可因吮咬习惯的不同表现，导致不同的错𬌗畸形。

1. 临床表现

常见吮咬习惯有以下5种，可形成不同的错𬌗畸形。

（1）吮拇指：由于拇指放在上下前牙之间可造成上切牙前突、下切牙内倾、前牙开𬌗，同时因吮拇指时唇颊肌收缩，颊肌的压力增大可使上牙弓缩窄、腭穹高拱、后牙伸长，下颌向下、向后旋转。

（2）吮其他手指：与拇指不同，其他手指的放置多将下颌引导向前而使下颌过度前伸，造成对刃𬌗或反𬌗。

（3）吮咬唇：如咬上唇，下颌常前伸，上前牙区唇肌张力过大，妨碍了上牙弓前段的发育，易形成前牙反𬌗；如吮咬下唇，常造成上前牙舌侧压力过大而使上前牙前突，同时下切牙唇侧压力过大而使下切牙内倾，妨碍下牙弓前段的发育，下颌后缩，临床上较为常见。

（4）吮咬颊：由于吮咬颊部，牙弓颊侧的压力过大，妨碍了牙弓宽度的发育，可使上下牙弓狭窄，或形成后牙开𬌗。

（5）咬物：如咬铅笔、咬袖、啃指甲等，在咬物的位置上常呈局部小开𬌗。

2. 防治方法

针对婴儿期吮咬习惯患者，除注意改进喂养方法外，国外常采用在口中放入奶嘴形橡皮乳头（这种方法所造成的损害较吮吸习惯小，可持续到儿童自发停止使用为止），也可在吮吸的拇指或示指上涂黄连素等苦味药水，或将手指戴上指套以阻断其习惯［图7-14（1）］。儿童期，则应通过讲清道理，调动儿童自身的积极性，自行改正口腔的不良习惯。决不能采用责备和打骂的方法，因为这样做会增加患儿的不安全感和孤独感，不仅达不到效果，反而对患儿的心理健康发育不利。如果不良的吮咬习惯改正十分困难，可做破除不良习惯的矫治器如腭网［图7-14（2）］、唇挡丝（图7-15）、唇挡（图7-16）、颊屏（图7-17）等。

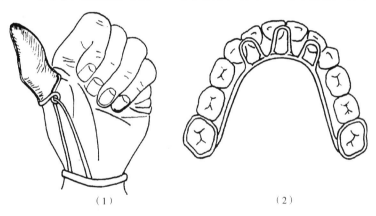

（1）　　　　　　　　　　　（2）

图7-14　破除吮指习惯常用方法

（1）指套；（2）腭网矫治器

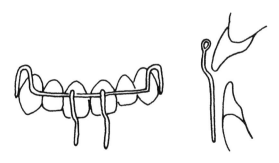

图7-15　唇挡丝破除咬唇不良习惯

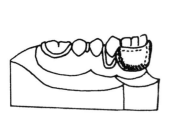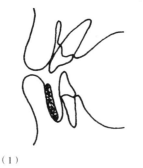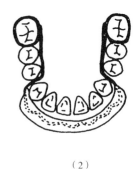

（1）

（2）

图 7-16　唇挡矫治器

（1）活动唇挡；（2）固定唇挡

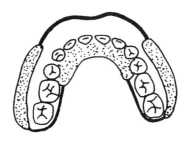

图 7-17　破除吮颊习惯的颊屏

（二）异常吞咽及吐舌习惯

1. 临床表现

（1）异常吞咽：婴儿不仅通过吮奶吸取生长所必需的营养物质，而且充分的吮吸活动还能刺激口颌系统的发育。婴儿型吞咽是乳牙萌出前的吞咽方式，即舌放在上下颌龈垫之间，唇、颊收缩形成唧筒状吸奶并进行吞咽。牙萌出后，正常的吞咽为提下颌肌收缩，使上下颌牙接触、唇闭合、舌背与腭穹接触，舌尖接触硬腭前份上切牙乳头并向上、向后推动使食物进入咽部，再到食管。一些保留了婴儿型吞咽的患者，或因慢性咽喉炎刺激而舌位前伸的患儿，吞咽时舌刺入上下前牙之间，并在吞咽时面部表情肌和唇肌活动明显。伸舌吞咽可表现出两种不同的错𬌗畸形，对于水平生长型的患儿常表现为双牙弓前突，垂直生长型者常表现为前牙开𬌗。

（2）吐舌习惯：最常见为患儿常将舌头放在上下前牙之间形成开𬌗，因此前牙开𬌗间隙多呈与舌外形一致的楔形间隙。由于舌经常放在上下牙之间，颊肌张力增大，可导致上牙弓缩窄。由于后牙咬合打开使后牙继续萌出常导致下颌向下、向后旋转生长。吐舌习惯的部位也可为牙弓侧方，表现为相应的侧方开𬌗。

2. 防治方法

从病因学上，吐舌可以是原发性的或继发性的。治疗方法除教育儿童改正不良吞咽和吐舌习惯，教导患儿正常的吞咽方法外，对有扁桃体过大、慢性扁桃体炎、佝偻病等的继发性患者，应治疗其局部及全身性疾病后再作正畸治疗。必要时可做腭屏（图 7-18）破除伸舌吞咽和吐舌习惯，同时训练正常的吞咽动作。

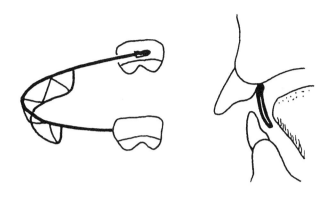

图 7-18 破除吐吞习惯的腭屏

（三）口呼吸习惯

即常因慢性鼻炎、鼻窦炎、鼻甲肥大、腭扁桃体或咽扁桃体肥大等鼻咽部疾病，使鼻呼吸道阻塞而长期习惯于部分或全部用口呼吸。

1. 临床表现

这类患者由于长期习惯于张口呼吸使下颌及舌下降，唇肌松弛、开唇露齿、唇外翻、上前牙前突、上牙弓狭窄；由于气道从口腔通过妨碍了硬腭的正常下降，腭穹高拱；由于张口时后牙继续萌出而使下颌向下、向后旋转，形成开殆和长面畸形。

2. 诊断

检查时应了解鼻及咽呼吸道是否通畅。最简单的鼻气道检查方法是让患者闭口，作深吸气、呼气，正常时外鼻翼会扩张，即鼻孔的大小及形态随呼吸而变化。若用少许棉花放在鼻孔前，呼吸时可明显见到棉花飘动。此外，也可用一块双面镜平放在患者鼻孔与口裂之间，1～2分钟后观察镜子的口面和鼻面的镜面是否有雾气，以判断是否有口呼吸。

3. 防治方法

首先应治疗慢性或急性鼻呼吸道疾病，必要时切除过大的扁桃体，待鼻呼吸道完全通畅后，再酌情进行矫治。年幼的儿童，畸形尚不严重时，除教育其不用口呼吸外，可用前庭盾改正口呼吸习惯。前庭盾置于口腔前庭部分，双侧延至第一磨牙，前份与前突的上切牙接触，双侧后份离开后牙2～3 mm，以促进切牙压入，后牙弓扩大（图7-19）。

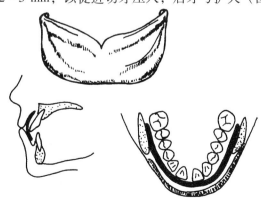

图 7-19 前庭盾

（四）偏侧咀嚼习惯

常因一侧后牙龋坏疼痛或一侧牙为残根、残冠而用单侧咀嚼，长期单侧咀嚼习惯可使下颌的功能侧发育过度、废用侧发育不良，功能侧咀嚼肌、翼内肌发达，废用侧肌张力不足。

1. 临床表现

面颊部左右侧不对称，咬合时下颌偏向一侧，颏点及中线偏斜，甚至形成单侧反𬌗，磨牙关系可能为一侧中性𬌗，或一侧远中𬌗、一侧近中𬌗，长期单侧咀嚼可形成偏颌畸形。

2. 防治方法

尽早治疗乳牙列的龋齿，拔除残冠、残根，去除𬌗干扰，修复缺失牙，并嘱患者注意训练用双侧咀嚼。对已形成错𬌗者，应根据错𬌗的情况，尽早进行以恢复正常咬合运动轨迹及生理刺激的一般性常规矫治。

二、牙数目异常的早期矫治

（一）多生牙

牙胚在发育过程中发生异常而形成一个或数个多生牙，其牙冠萌出方向一般向𬌗方，但在中切牙区有的冠根倒置而冠向鼻底。多生牙的发病率为 0.3% ~ 3.8%，其形态多为圆锥形、钉形，偶尔也与相邻恒牙相似。由于牙弓中存在多生牙，常使正常的恒牙迟萌或错位萌出。

1. 病因

多为遗传因素或先天发育异常。

2. 诊断

多生牙多出现于上颌，形状可同正常牙，但更多为畸形牙、过小牙，常伴有邻接恒牙错位、扭转。未萌多生牙常使恒牙分开，牙弓中出现间隙，最常见为埋伏多生牙所致的中切牙间隙，X 线牙片可准确地做出诊断。有时，临床检查在上颌中切牙区仅有一颗已萌多生牙，X 线牙片显示牙槽骨中还有阻生的多生牙。因此临床检查发现有多生牙的儿童，均应摄 X 线牙片或全颌曲面断层片以确诊其为一个或多个多生牙。

3. 矫治

尽早拔除多生牙，观察恒牙自动调整。对严重恒牙错位、扭转、间隙，或已形成反𬌗且不能自行调整者，可尽早用简单的矫治器矫治恒牙错位。如果阻生牙冠根倒置及位置高、不压迫恒牙牙根、不妨碍恒牙的移动，而且外科手术拔除困难时，可以定期观察，暂时不予处理。

（二）先天缺牙

是牙胚发育异常所致，临床上可表现为缺一个牙、多个牙和全口缺牙。乳牙列中先天缺牙较少，多见于恒牙列中。其发病率为 2.3% ~ 6.0%。较常发生缺失的牙依次为下颌侧切牙、上颌侧切牙、下颌第二前磨牙、上颌第二前磨牙以及第三磨牙。多数牙缺失或全口缺牙称为无牙畸形，常伴有外胚叶组织发育异常，如缺少汗腺、毛发、指甲等。

1. 病因

多为遗传因素，先天发育异常，外胚叶发育异常患者常有明显的家族遗传史。

2. 诊断

口腔及模型检查有缺失牙，无拔牙史，全颌 X 线片未见其恒牙胚。

3. 矫治

先天缺牙与恒牙早失的处理类似。在替牙列期可以观察其自行调整，待恒牙列期后，再根据错殆情况酌情处理。原则上对个别牙缺失的患者，尽量选用后牙前移的替代疗法，而多数牙缺失的患者只能用义齿修复的方法恢复牙列或咬合，以恢复其咀嚼功能。

三、个别牙错位的早期矫治

个别牙错位可形成咬合障碍，造成牙弓间隙缩小，妨碍牙、牙弓与下颌位置的正常调整，早期矫治个别牙错位并去除殆干扰，可阻断畸形的发展，引导牙、殆、颌、面正常生长。

（一）上中切牙旋转、外翻、错位的矫治

上中切牙萌出后旋转、外翻、错位，常可致侧切牙萌出时近中移动，旋转的上切牙舌侧边缘嵴可妨碍下颌向前调整，也可能使下切牙舌向或唇向错位。当 X 线牙片显示上中切牙根已发育 2/3 以上或基本发育完成时，应尽早矫治扭转或外翻的上中切牙，使之回到牙弓中正确的位置上。

矫治方法：可在上中切牙唇面粘接方丝弓托槽，在局部间隙开拓足够后，用局部或整体 0.012 英寸（1 英寸 =2.54cm，下同）或 0.014 英寸钛镍丝，或 0.014 英寸不锈钢丝唇弓结扎入托槽的槽沟中，逐渐加力改正上中切牙的旋转（图 7-20），注意局部弓的末端不能刺激口唇及黏膜。同法，也可设计唇弓式活动矫治器，利用牵引力偶改正之。

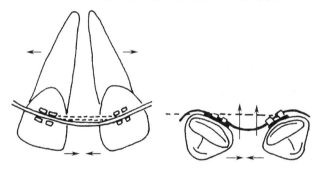

图 7-20　中切牙近中旋转

（二）上中切牙间隙的矫治

替牙列期上中切牙间隙可以是生理性的，即可因待萌的侧切牙的牙胚压迫中切牙牙根所致。随着侧切牙萌出，此间隙可自行关闭。但也可以是病理性的，常为中切牙间多生牙或异常的上唇系带所致，两者均需通过 X 线牙片判断。

矫治方法：可采用在中切牙唇面粘接托槽，并设计局部弓或弹簧关闭间隙。但切不可直接用橡胶圈套入两牙外缘关闭间隙，由于此期两中切牙冠远中倾斜多呈楔形，这将导致橡胶圈迅速滑入龈下，而被误认为橡胶圈已脱失，导致其不断向根尖区滑入，造成不可逆的牙槽骨吸收，最后导致中切牙伸长而脱落或不得不拔除。这是一种严重的医源性事故。

（三）第一恒磨牙近中移动的矫治

第一恒磨牙近中移动的原因多为第二乳磨牙因龋坏早脱或第二乳磨牙残根、残冠。此时第一恒磨牙萌出后失去与第二乳磨牙的正常接触关系，而向近中移动占据第二前磨牙的位置。为了让第二前磨牙萌出时有足够的间隙，早期治疗的目标应是将近中移动的第一恒磨牙推向远中以维持间隙并等待第二前磨牙萌出。

矫治方法：①可用活动矫治器附第一恒磨牙近中的分裂簧，或摆式矫治器，推其向远中；②也可在第一恒磨牙带环上焊颊面管用唇挡（白天）及面弓（夜晚）推第一磨牙向远中；③采用固定矫治器，以前段牙弓和对侧牙弓作支抗，用螺旋弹簧推第一恒磨牙向远中。

四、牙列拥挤的早期矫治

乳牙列期牙列拥挤极为少见，主要为替牙期牙列拥挤。替牙期牙列拥挤很多是暂时性的，为此，首先应鉴别该拥挤是暂时性的还是永久性的。如为暂时性畸形应进行观察，替牙过程中常可自行调整；如为永久性畸形则应分析其拥挤程度属轻度、中度还是重度，再根据情况酌情处理。

替牙期暂时性牙列拥挤的鉴别诊断主要采用模型计测分析法，特别是 Moyer 预测分析法。即通过对下颌最先萌出的下颌 4 颗切牙宽度的计测，查表得出尚未萌替出的恒尖牙及恒前磨牙总宽度，从而预估是否有足够的间隙供其萌出，是否会因间隙不足而造成牙列拥挤。如果通过模型分析显示现有牙弓长度等于或大于后继恒牙的牙冠总宽度，则恒牙列不会出现拥挤现象。此时如下切牙牙冠舌侧萌出且拥挤不齐，应属暂时现象，多为乳切牙迟脱所致，下切牙常可随舌压力自行向唇侧及向远中调整排齐，故称为暂时性牙列拥挤，不必急于矫治。

临床上，如诊断为暂时性拥挤，应定期观察而暂不作处理。如果通过模型分析显示现有牙弓长度小于后继恒牙的牙冠总宽度，可诊断为牙列拥挤，一般将其分为轻度、中度、重度，再根据情况酌情处理。

（一）轻度牙列拥挤的矫治

拥挤量不足 4 mm 的轻度牙列拥挤患者，应定期观察（一般每 6 ~ 12 个月复诊），随着恒牙的萌出、颌骨及牙弓的长度与宽度的发育，可能自行生长调整为个别正常船。但如发现有唇肌、颏肌张力过大，妨碍了牙弓前段发育时，应用唇挡消除异常的肌张力（图 7-19），以便切牙向唇侧自行调整。如果第一前磨牙萌出时间隙不足，可以片切第二乳磨牙牙冠的近中邻面，让第一前磨牙能顺利萌出（图 7-21）。如果第二乳磨牙有龋坏及第一恒磨牙有近中移动倾向，可做固定舌弓维持前段牙弓长度，以阻止第一恒磨牙前移。

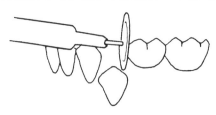

图 7-21　片切第二乳磨牙近中，使间隙不足的第一前磨牙萌出

（二）中度牙列拥挤的矫治

混合牙列期拥挤量为 4 ~ 8 mm 的中度牙列拥挤患者，由于很难预计生长调整变化，一般也不进行早期矫治，除了与上述轻度牙列拥挤相同的间隙监护、片切乳磨牙邻面外，可以定期观察至恒牙列期，再酌情按牙列拥挤矫治法矫治（见牙列拥挤的矫治）。但对一些伴有个别恒牙反殆、阻碍咬合及颌骨发育调整的错位牙，可在此期设计简单矫治器矫正，以保障正常的建殆过程及颌骨位置的生长调整。

（三）重度牙列拥挤的矫治

对拥挤量大于 8 mm、确诊为严重牙列拥挤及有家族史拥挤倾向的患儿，可采用序列拔牙法治疗。但采用该矫治法应十分慎重，因为疗程长达 3 ~ 4 年，患儿必须合作，且必须在有丰富临床经验的正畸医师监控下进行。应定期摄全颌曲面断层片，取牙殆模型，观察患儿的牙殆生长发育情况。此外，采用序列拔牙法的病例一般不可能完全调整得很理想，仍常需在恒牙列期再做进一步调整治疗。目前用现代固定矫治器技术对牙列拥挤的矫治并不困难，如果医师经验不足，患者不能坚持定期复诊时，宁可观察，等待恒牙替换完，拥挤程度确定后，再进行矫治。

五、反殆的早期矫治

早期乳牙反殆或个别恒前牙反殆的患儿多为牙性及肌性反殆，如果不进行治疗，其颌骨可因长期生长受障碍而形成Ⅲ类骨性反殆，原表现为凹面的颜面畸形将越来越严重，治疗也越来越困难。因此，反殆患儿应尽早矫治以阻断畸形的发展。

（一）乳前牙反殆的矫治

乳前牙反殆是乳牙列期常见的错殆畸形，应尽早矫治。一般在 3 ~ 5 岁进行。如果矫治的时间太早，患儿难以配合治疗；太晚（6 ~ 7 岁），乳恒切牙替换期，乳牙根已吸收给治疗带来困难，则应观察而暂不矫治。

1. 反覆殆浅者

可采用调磨法矫治，即调磨下切牙切缘的舌侧部分、上切牙切缘的唇侧部分，使上下前牙解除反殆锁结关系。特别应注意调改未磨耗的乳尖牙，以便下颌闭合运动时无咬合干扰而回到正常的位置。如果反殆为后牙龋坏失牙后习惯性前伸下颌咀嚼所致，则应治疗龋齿，暂时修复后牙区失牙以恢复后牙咀嚼，同时应训练患儿克服前伸下颌的习惯。

2. 反覆殆中度者

可选用上颌殆垫附双曲舌簧的活动式矫治器推上前牙向唇侧，一般采用在下颌后退位制作解剖式殆垫，殆垫的高度以脱离前牙反殆的锁结关系为宜，注意双曲舌簧的弹簧平面应与上切牙长轴垂直，用轻微的矫治力则可引导上前牙向唇侧（图7-22）。当反殆解除后，应及时磨低殆垫以免长期殆垫压低后牙。矫治器通常 7 ~ 10 天复诊加力一次，每次打开舌簧 1 mm，嘱吃饭时必须戴矫治器，反殆解除后，应注意调改上下乳前牙的咬合早接触点，特别是过高的乳尖牙牙尖，一般在 3 ~ 6 个月内完成矫治。

3. 反覆殆深者

可设计下颌联冠式斜面导板或下颌殆垫式联冠斜面导板（图7-23），斜面与上切牙长轴呈45°以引导上切牙向唇侧。如斜面太平，则垂直压入分力过大，不仅压低了切牙，也无引导上切牙向唇侧的力；斜面过陡，上切牙受力过大，不利于上切牙调整（图7-24）。如果需移动4个上乳切牙向唇侧，下颌6个前牙联冠支抗不够时，可以将舌侧基托向后牙舌侧延伸至下颌第二乳磨牙舌侧以增加下颌的支抗。由于吃饭时必须戴矫治器，因此下颌联冠式斜面导板不适于上颌切牙参差不齐严重、反覆𬌗浅以及反覆盖过大不能后退至对刃𬌗的患儿，否则可因下颌后退有限，致使斜面的舌面压迫舌倾上切牙唇面而造成反𬌗加重。

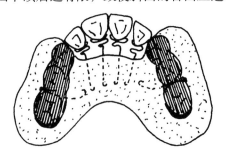
图7-22 𬌗垫式活动矫治器

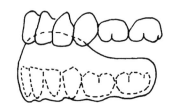
图7-23 下颌𬌗垫式联冠斜面导板

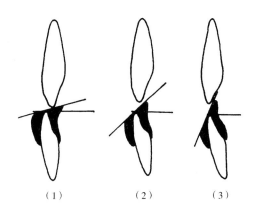

（1） （2） （3）

图7-24 联冠式斜面导板的斜面设计
（1）过平；（2）合适；（3）过陡

4. 反覆盖过大者

多为骨性反𬌗，可根据畸形机制选择矫形疗法：如为下颌过长，可先戴头帽、颏兜抑制下颌骨的生长；如为上颌不足，可用面框前牵引上颌，待反覆盖减小后再视反覆𬌗的深度选择上述口内矫治器进行矫治。

（二）替牙期个别恒切牙反𬌗的矫治

多为乳牙迟脱，恒上切牙舌向错位与下切牙呈反𬌗关系，或下切牙唇向错位与上切牙呈反𬌗关系。

1. 上切牙舌向错位所致个别恒牙反𬌗

反覆𬌗浅或上恒切牙正萌长者可用咬撬法。反覆𬌗中度者可用上切牙斜面导冠（图7-25）或用上颌𬌗垫式活动矫治器。

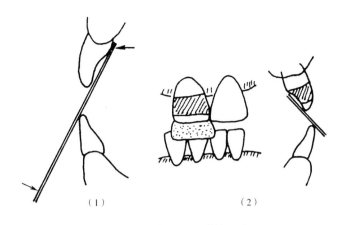

图 7-25　个别牙反殆的矫治

（1）压舌板咬撬法；（2）斜面导冠

2. 下切牙唇向错位伴间隙所致恒切牙反殆

一般可将矫治器做在下颌，即下颌活动矫治器附后牙殆垫以脱离反殆切牙的锁结，如同时伴有上切牙舌移者，还可附加导斜面，然后用双曲唇弓内收移唇向错位的下切牙向舌侧，每次复诊通过磨减下切牙区基托舌面及唇弓加力，逐渐关闭间隙并改正反殆（图 7-26）。

3. 伴拥挤的个别恒前牙反殆

常见为上侧切牙舌向错位呈反殆并前牙拥挤，如果经模型计测分析为牙弓内间隙不足、前牙槽发育不良且前牙不显前突，可采用殆垫式舌簧活动矫治器或简单固定矫治器（如 2 × 4 技术），通过向唇侧扩大排齐牙弓解除个别前牙反殆。而对诊断尚难确定的伴拥挤的恒前牙反殆，一般应观察等待至替牙完成后再进行治疗。

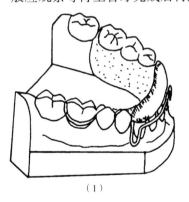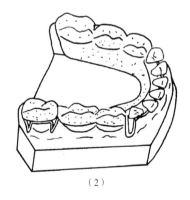

（1）　　　　　　　　　　　　　　（2）

图 7-26　下颌殆垫式矫治器矫治反殆

（1）加斜面；（2）加殆垫

（三）后牙反殆的早期矫治

1. 单侧后牙反殆

多为殆干扰而使下颌偏斜向一侧，其可能是一侧乳磨牙龋坏而长期单侧咀嚼所致。

（1）调殆：仔细调改尖牙及乳磨牙咬合的早接触点，以便下颌尽早地回到正常的闭合道位置。

（2）及时治疗后牙区龋齿，改正单侧咀嚼习惯。

（3）单侧𬌗垫式活动矫治器，在健侧做𬌗垫升高咬合，双曲舌簧移舌向错位的后牙向颊侧。特别是上颌第一恒磨牙舌侧萌出后的反𬌗，应尽早矫正到位，以利于前牙的正常建𬌗（图7-27）。

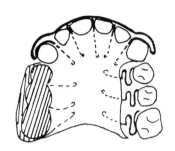

图7-27 矫正单侧后牙反𬌗的矫治器

2. 双侧后牙反𬌗

乳牙列期双侧后牙反𬌗比较少见，可因咬合干扰、舌习惯、乳后牙早失、前伸咀嚼、腭裂修复术后上牙弓狭窄所致。

（1）仔细调𬌗，去除𬌗干扰，使之不妨碍下颌功能运动，观察牙弓的调整。

（2）如果第一恒磨牙萌出后仍为反𬌗时则应进行矫治。如为上牙弓狭窄，可以扩大上牙弓以改正后牙反𬌗。可选用以下矫治器：①活动式扩弓矫治器，附双侧上颌后牙平面𬌗垫，腭侧用分裂弹簧或扩大螺旋以扩大上牙弓，改正后牙反𬌗（图7-28）；②固定式扩弓矫治器，可采用W形簧或四眼簧扩弓矫治器扩大上牙弓，纠正双侧后牙反𬌗（图7-29）。

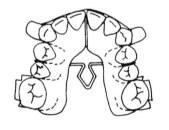 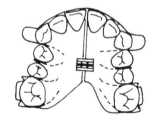

图7-28 扩大牙弓矫治器（活动式）

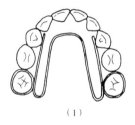 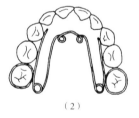

（1）　　　　　　　　　　　　（2）

图7-29 扩大牙弓矫治器（固定式）

（1）W形扩弓器；（2）四眼簧扩弓器

六、深覆盖的早期矫治

乳牙列及混合牙列早期的前牙深覆盖，多数是牙性、功能性的，磨牙多为安氏Ⅱ类殆关系，可表现为上切牙前突、上切牙间隙、上切牙间多生牙、侧切牙舌向错位、上尖牙区狭窄，或下切牙先天缺失，并大多伴有深覆殆、下颌后缩等。问诊及检查时多可发现患儿有吮指、吮下唇习惯，咬合干扰，下切牙先天缺失，下前牙融合牙以及不良的唇位置（即静止及吞咽时下唇常置于上切牙舌面），后者常可致吞咽时吮吸压力的刺激而进一步加重畸形。过度前突的上前牙不仅影响美观、易造成前牙外伤，而且不良的唇习惯及唇齿位可进一步影响正常建殆及上下颌骨的生长发育，因此应当早期矫治。

除上述牙性及功能性前牙深覆盖外，在乳牙列及混合牙列期也存在因颌骨发育畸形所致的骨性前牙深覆盖，即可因上颌前突或发育过度、下颌后缩或发育不良或两者共同引起。其早期诊断较困难，通常需要结合家族史、面型分析、模型测量及头影测量辅助进行判断。这类骨性畸形也可并发有牙错位、咬合干扰及功能异常。因此，对于伴有严重颌骨发育异常的患儿，一般应常规进行牙及功能调整治疗，此外，还应采用早期矫形力导引颌骨的生长。

矫治方法：对于因异常功能刺激及牙位置异常所致的前牙深覆盖，早期矫治的方法主要为阻断病因和咬合诱导调整。

1. 破除不良习惯

对患儿除应进行说服教育外，常需辅以破除不良习惯的矫治装置，如在双曲唇弓上焊向下的唇屏丝、戴下唇挡（图7-18、图7-19）、前庭盾（图7-19）等；同时早期可进行肌功能训练，如上唇肌张力训练（图7-1），通过矫正异常的肌位、肌力，可为恢复正常的肌功能创造条件。

2. 去除咬合障碍

正中殆位的早接触、殆干扰，如上侧切牙舌侧错位、上切牙畸形舌侧尖、上尖牙牙弓狭窄等，常导致下颌闭合运动时向远中滑动，形成前牙深覆盖。因此早期治疗应注意去除这些干扰因素，通过扩大牙弓、调磨畸形舌侧尖、尽早矫正错位上切牙等改正之。对下切牙融合或先天缺失的，一般应观察至恒牙列初期再决定是保隙还是代偿治疗。

3. 使用功能矫治器

因咬合障碍及不良唇习惯所致的深覆盖患儿，常表现为上切牙前突、下颌后缩，可设计功能矫治器矫正。最常用的功能矫治器为肌激动器，在其腭基托上可附分裂簧，利用其分裂簧加力及唇弓内收改善上牙弓形态，并通过其侧翼前导下颌达到最终改正前牙深覆盖的目的。此外，前导下颌的功能矫治器可促进髁突生长改建，适于因下颌后缩或下颌发育不良的骨性深覆盖患儿使用。

4. 使用固定矫治器

对替牙期恒上前牙舌向错位、不齐、前突、间隙的深覆盖患儿，也可考虑采用固定矫治器治疗。一般在已萌的第一恒磨牙上粘颊面管，前牙上粘托槽，采用弓丝上的曲或利用颌内及颌间牵引，排齐上前牙、解除咬合干扰、矫正深覆盖关系并改善颌位。

5. 应用口外矫形力

对确诊为上颌骨前突或发育过度所致的前牙深覆盖患儿，在进行上述治疗的同时应考虑早期口外矫形力的应用，即以头、枕或颈部作为支抗，使用头帽口外弓向后牵引抑制上颌生长。

七、开𬌗的早期矫治

当乳牙或恒牙正在萌出或已经萌出时，因牙-牙槽骨的垂直向萌长及发育受干扰，在正中咬合位时不能与对𬌗牙发生接触而出现𬌗间间隙者，称为开𬌗。开𬌗出现于前牙区，称为前牙开𬌗，出现于后牙区，称为后牙开𬌗。早期开𬌗可分为牙性开𬌗及骨性开𬌗两类。在乳牙列期和混合牙列初期，由于牙萌及牙槽骨发育受障碍而致的牙性开𬌗最常见，常见于有吮拇指习惯、咬物习惯，以及乳磨牙与牙槽骨粘连的患儿，此外，也存在因遗传及先天因素、疾病（如佝偻病）等所致的骨性开𬌗。但后者相对较少，且矫治困难。因此临床上，幼儿期开𬌗早期矫治的对象，主要是针对由于牙-牙槽骨垂直生长受干扰所致的开𬌗畸形。

矫治方法：矫治开始之前，必须根据检查结果，仔细地分析其病因及机制。通常，病因的诊断，如吮拇指、咬物、吐舌习惯等的发现并不困难，但同时应仔细地分析其发病机制，是仅为牙-牙槽骨高度发育不良，还是由骨骼发育异常造成，以便确定适宜的治疗方案。

乳牙列期和混合牙列期之初，观察开𬌗隙的形态和位置常可辅助诊断，如果开𬌗是由于吮拇指及咬物（如咬铅笔杆）习惯所致，常在相应的咬合接触区出现同形局部小开𬌗。而对于有吐舌习惯、舌刺入症的患儿，开𬌗隙则与舌刺入的相应前牙受压区的大小和形态相应，多呈梭形。通常对这类开𬌗畸形只要能早期及时应用舌刺、舌屏、腭网、指套等装置，破除口腔不良习惯，开𬌗畸形一般能得到自行纠正，但至成年后则需常规正畸治疗才能矫正。

口腔不良习惯如果延续过久未得到改正，如吐舌从混合牙列初期到混合牙列晚期，甚至延续到恒牙列期，不但阻止了切牙-牙槽骨的垂直向生长，而且由于后牙长期脱离咬合接触而又受颊肌压力使后段牙弓缩窄，后牙不断伸长，还可能加重前牙开𬌗。此时的矫治则是既要使受限区切牙伸出移动，又要抑制过度萌出的双侧后牙，常用高𬌗垫式活动矫治器并应注意纠正不良习惯。

在正畸治疗中，并不是所有的错𬌗畸形都可以通过早期阻断矫治得到治愈，阻断矫治对牙颌的矫治是有一定限度的，故又称有限矫治。大多数的患儿都需到替牙后再进行后期常规正畸治疗。此外，对一些具有严重遗传倾向的严重错𬌗，例如复杂拥挤、重度骨性反𬌗、开𬌗、深覆𬌗、深覆盖等诊断一时难以确定的畸形，可观察至替牙结束后再开始治疗。而对一些有明显颌骨发育异常的患儿，可采用颌骨生长控制的方法进行早期功能矫形治疗。

（王　子）

第四节　早期生长控制和颌骨矫形治疗

对处于生长期因遗传或先天、后天原因有严重骨骼（主要是上颌骨及下颌骨）发育异常、异常倾向和肌功能性畸形表现的儿童患者，在早期（生长发育高峰期左右）可采用牙颌面生长导引和颌骨矫形治疗的方法，即用较大的重力，促进或抑制颌骨的生长，改变其生长方向、空间位置和比例关系，引导颅颌面正常生长。根据作用力的类型，早期生长控制和颌骨矫形治疗可以分为两类：①由肌能力（如肌力和咬合力）作为力源的功能矫形治疗；②以口外力（如头、颈、额为支抗的牵引力）作为力源的口外力矫形治疗。

1. 功能矫形治疗

是利用肌功能力对颌骨生长的导引治疗，即通过口内戴入功能矫治器进行咬合重建，改变下颌的位置并牵张咀嚼肌、口周肌和黏骨膜，借助于被牵张肌及相应软组织收缩的力量，通过矫治器部件传递到牙、牙槽基骨和颌骨，导引并刺激其协调生长，达到矫正异常的颌骨生长和位置的目的。这类装置还可以调整异常的肌功能压力，同时矫正一些不良口腔习惯、唇舌肌异常活动以及矫正错位牙，因此，适用于因功能异常及有早期骨骼生长异常的Ⅱ类及Ⅲ类错𬌗，如早期Ⅱ类下颌后缩畸形的下颌前导、Ⅲ类骨性及功能性反𬌗的咬合诱导治疗等。

2. 口外力矫形治疗

即对颌骨生长的早期重力控制治疗，则是通过口外装置，以头、额、颏、颈作支抗，配合口内矫治器传力于上、下颌骨等结构，通过施以较大的力，刺激或抑制髁突或骨缝的生长改建，调控颌骨的生长方向，以矫正畸形。根据口外力的作用方向和作用部位，常用的口外力矫形装置有：①口外前牵引装置，主要有面框和改良颏兜两种类型，用于对上颌骨的前方牵引，适用于治疗上颌发育不良或伴有下颌发育过度的Ⅲ类骨性反𬌗患儿；②口外后牵引装置，常用有面弓、J形钩及头帽、颈带颏兜，主要用于对上颌骨或下颌骨的后方牵引，适用于矫治Ⅱ类上颌前突（及上牙弓前突）和Ⅲ类下颌前突的患儿；③口外垂直牵引装置，常用有头帽、颏兜，主要用于骨性开𬌗的早期矫治。

一、骨性（或功能性）Ⅱ类错𬌗的矫形治疗

（一）下颌后缩

是儿童早期常见的牙颌畸形，可因功能性因素，如上切牙内倾、错位，上牙弓狭窄和吮下唇等不良习惯所致的下颌位置后移，以及骨性因素，如下颌骨过短、发育不良、位置后移等所致，并可同时伴有上牙-牙槽骨或上颌前突畸形。下颌后缩不仅影响牙弓的正常发育及建𬌗，而且严重影响面下1/3的发育及美观。为了尽早调整上下颌矢状向关系不调，纠正下颌后缩，刺激下颌的生长并抑制上颌及上牙弓的生长，应进行早期矫治。

下颌后缩的诊断主要通过面型分析、比较正中𬌗位与姿势位的面型差异、检查有无咬合干扰以及X线头影测量分析等进行，确诊并不困难。

治疗方法：下颌后缩畸形的早期治疗，多使用功能矫形治疗方法，除纠正不良习惯、去除咬合干扰、扩大狭窄的上牙弓外，功能矫治器的主要作用是前导下颌，刺激下颌髁突的生长，并调正颌骨位置，这是一种十分有效的治疗手段。一般常用的功能矫治器有肌激动器、功能调节器（FR）、双𬌗垫矫治器和Herbst咬合前导矫治器等，矫治器的戴入时机，以混合牙列期中后期，恒前牙已基本替换完成后（牙龄ⅢB、ⅢC），骨龄显示在青春生长发育高峰期为佳。

矫治器的制作及适应证：通常戴用6~12个月后，下颌前移达较好的前移位，可明显改善矢状向关系不调及侧貌美观。

（二）上颌前突

也是临床常见的Ⅱ类骨性错𬌗畸形，一般指表现为上颌骨前移及上牙-牙槽骨向前发育过度的Ⅱ类骨性错𬌗，多为遗传或长期不良习惯所致。大多数上颌前突患儿的上前牙唇向倾

斜，前牙可有拥挤或间隙，但也可排列整齐而基骨前突。由于Ⅱ类骨性关系，其上颌前突而下颌相对后移或伴后缩，必然导致前牙深覆盖，同时其下切牙区下牙-牙槽骨常代偿性过长，Spee曲线过大，故严重者多并发有前牙深覆𬌗及腭黏膜咬伤。此外，该类患儿上唇多短而松弛、外翻，唇闭合不良，开唇露齿，十分影响美观及功能，应尽早进行矫治。

上颌前突的诊断主要应与下颌后缩相鉴别，尽管都表现为前牙深覆盖、深覆𬌗，但前者主要是上颌前移而后者则是下颌骨不足或位置后退所致。主要应通过侧貌分析、X线头影测量分析确诊，否则将导致错误治疗而加重畸形。上颌前突多采用口外力矫形治疗，早期矫治的目的是抑制上颌的矢向及垂直向发育，协调上下牙弓的关系。

1. 不良习惯

对由于有吮下唇、吮颊及不良吞咽习惯而致的上牙弓狭窄、上牙-牙槽弓前突者，可用矫治器破除不良习惯，恢复牙弓的形态，矫正过度前突的上前牙并排齐。

2. 上颌发育过度

早期可选用头帽-口外唇弓矫治器，口内设计为有磨牙颊面管的唇弓式活动矫治器并附扩弓簧。口外装置的作用是以头枕为支抗向后牵引抑制上颌生长，牵引力一般为单侧400～500 g，并注意力的牵引方向正确施力。口内磨牙区颊面管供内弓插入以将口外力传递至上颌，口内唇弓的作用是固位并结合扩弓簧的加力内收前突的上切牙，改善协调上牙弓形态。

3. 上颌前突并发下颌后缩

可选用附口外牵引弓的头帽式肌激活器（HGAC），通过口外力抑制上颌、上牙槽突、上磨牙，而口内矫治器前导下颌（图7-30）。在口内肌激活器上还可附扩大簧，以矫正狭窄的上牙弓使与下牙弓协调。

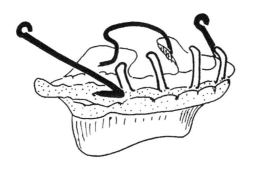

图7-30　头帽式肌激活器

二、骨性（或功能性）Ⅲ类错𬌗的矫形治疗

（一）下颌前突

1. 功能性下颌前突

Ⅲ类功能性下颌前突，多因幼儿早期不良习惯，乳后牙早失，替牙障碍及乳、替牙期咬合干扰等，导致下颌前伸咀嚼所致的畸形。此类错𬌗可表现为前牙反𬌗、全牙反𬌗或一侧反𬌗，后者还表现为下颌偏歪。此类错𬌗畸形如不及时矫正，长期以往可抑制上颌发育及造成下颌发育过度，从而导致骨性反𬌗、偏颌畸形，不仅影响咬合而且严重影响面容美观，因此应尽早进行治疗。

功能性下颌前突的诊断主要通过临床检查、功能分析及 X 线头影测量分析进行，常可发现典型的咬合干扰（如下尖牙磨耗不足）、不良习惯（如咬上唇、吮示指、偏侧咀嚼）、后牙龋坏、髁突前移（幼儿颞颌关节窝平，髁突活动度大，易移位）等，诱导下颌后退时前牙多可达正常及切对切位置关系，其诊断多不困难。

矫治方法：功能性下颌前突的治疗，除首先应破除不良习惯、通过治龋及修复后牙咬合单位以恢复正常咬合等对因治疗外，主要采用功能矫治器矫正，常见的功能矫治器有：斜面导板、改良的肌激动器、功能调节器Ⅲ型（FRⅢ）等。功能矫治器戴用的最佳治疗时机，应是幼儿合作且牙列变化最大的时期，即替牙列中后期。由于此类错𬌗发现时，常已伴有不同程度的牙错位及颌骨异常，因此大多在反𬌗解除后，还需观察至恒牙列初期，再进行二期治疗以作进一步的咬合调整。

2. 骨性下颌前突

是下颌骨发育过度或下颌位置前移所致上下颌骨大小不调所致的上下颌矢状向关系异常。其病因常为：①遗传性下颌前突，发育过长；②乳牙反𬌗未矫治；③舌体过大或位置过低；④垂体功能亢进等。

矫治方法：骨性下颌前突多采用口外力矫形治疗。

乳牙列期患者：戴头帽、颏兜沿颏联合至髁突连线的生长方向牵引下颌向后，抑制下颌骨的生长，牵引力不宜过大（小于 400 g），以免造成下颌角切迹过深，影响面型美观。

替牙列期患者：伴上颌骨后缩发育不良者，可用长拉钩改良颏兜抑制下颌生长的同时，前牵引上颌以刺激上颌的生长（图 7-31）。口内设计后牙平面𬌗垫，用卡环或邻间钩以增强固位，基托包绕上颌后结节，尖牙远中放置牵引钩。采用橡皮圈以一侧 300～500 g 的重力前牵引，牵引方向为向前、向下，与𬌗平面呈向下约 30°角。

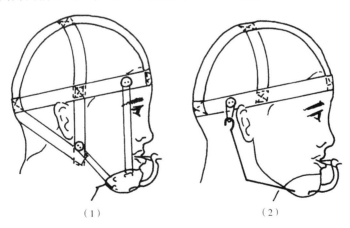

（1） （2）

图 7-31 改良颏兜前牵引
（1）颏兜前牵引杠；（2）颏兜加长拉勾

（二）上颌后缩

骨性上颌后缩的机制可为上颌前颌骨发育不良、上颌骨发育不良或上颌位置后移，是临床多见的Ⅲ类骨性畸形。其病因常为：①遗传性下颌前突，颅面早融；②乳牙反𬌗未矫治，上颌骨发育受到障碍；③先天性唇腭裂。

1. 上颌骨发育不良

可选用面框前牵引矫治器，口内矫治器设计为：①后牙平面𬌗垫式活动矫治器，用卡环或邻间钩以增强固位，基托包及上颌后结节，尖牙远中放置牵引钩；②固定式唇舌弓装置，唇弓末端作后倾弯，尖牙区设计牵引钩，采用橡皮圈以一侧 300～500 g 的重力开始作前牵引，牵引方向为向前、向下与𬌗平面呈向下约 30°角（图 7-32）。

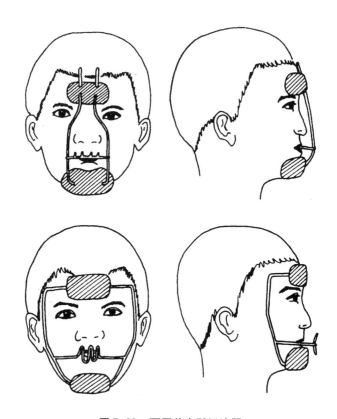

图 7-32　面罩前牵引矫治器

2. 前颌骨发育不良

可设计活动矫治器，后牙平面𬌗垫，用卡环或邻间钩以增强固位，用前牙区双曲舌簧或螺旋扩大器推切牙向唇侧，通过切牙唇移刺激前颌骨的发育。双曲舌簧应尽量靠近牙颈部，并与被推切牙的长轴垂直，每 2 周加力一次，每次打开舌簧 1 mm 或旋转螺旋扩大器 180°；唇腭裂患儿如腭部平坦或因替牙期活动矫治器固位困难，可用固定舌弓上焊弓簧加力刺激之。

三、骨性开𬌗的矫形治疗

骨性开𬌗可因遗传或后天因素所致。对于后天原因造成下颌向下、向后旋转生长，从而导致的前牙骨性开𬌗，不但可引起后牙牙槽骨特别是上后牙牙槽骨的过度垂直向生长，而且前牙也因代偿性生长而垂直高度增加。此类患儿应尽早地在替牙𬌗期进行早期矫治。

矫治方法如下。

可使用口外力支抗矫治器，除口内用𬌗垫压低过度萌出的后牙-牙槽骨外，同时采用颏兜进行口外垂直向上重力牵引（图7-33），此种大而间歇的矫形力可以改变下颌骨的生长方向，从而达到矫治开𬌗、降低面下部高度的目的。

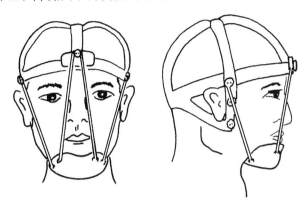

图7-33 口外垂直牵引矫正开𬌗

对于具有强烈遗传倾向的骨性开𬌗患儿，在未能确诊前，通常也可尝试采用早期矫形力抑制下颌生长方向的方法，或观察至恒牙列初期待诊断明确后确定是否采用常规正畸治疗。但很多学者目前倡导对严重骨性开𬌗应观察至成年后进行手术矫正，以彻底改善面型美观及功能。

（王　子）

第八章

错𬌗矫治后的保持

第一节　错𬌗矫治后复发的原因

一、新的动力平衡尚未建立

在错𬌗的形成过程中，除牙、颌、面表现出形态和功能上的异常外，咀嚼器官的肌系统及许多相邻组织，都随着畸形的发生和发展，产生了与畸形相适应的肌动力平衡，并配合畸形发挥异常功能。如远中错𬌗有远中错𬌗的肌动力平衡，近中错𬌗有近中错𬌗的肌动力平衡等。错𬌗在矫治过程中，在改变了牙、牙弓或颌骨位置的同时，也破坏了畸形的肌动力平衡。通常畸形形态矫治的完成往往早于功能和动力的改建，也就是说旧的肌动力的改造和新的肌动力的形成落后于牙𬌗形态的改造。错位牙、异常牙弓及颌骨的位置和形态虽然已矫治完成，但新的肌动力平衡的建立仍需要一定的时间，旧的肌动力平衡仍会对矫治效果产生影响和破坏，从而导致错𬌗的复发。所以，必须保持矫治后的新位置和新形态，直至建立新的动力平衡。

二、𬌗平衡尚未建立

错𬌗矫治后，上下颌牙、牙弓或颌骨的位置关系发生改变，建立在错𬌗基础上的异常咬合关系也发生了改变。而新建立的𬌗关系，在上下颌的牙尖斜面关系未经咬合调整达到平衡前，错𬌗有复发的趋势。因此必须保持一定的时间，以期待通过咬合磨耗或人工调𬌗而建立新的稳定的平衡𬌗。

三、牙周膜纤维的张力未能恢复平衡

牙经过矫治后，牙周间隙增宽，牙周膜中的主纤维束出现扭曲变形，正是由于牙周组织的这些变化，才使牙得以移动，但在牙周膜纤维的张力建立平衡前，牙仍不能稳定于新的位置上，尤其是扭转牙更易复发。为此，必须保持一段应有的时间，以期待牙槽骨改建完成，牙周间隙恢复正常，牙周膜纤维的张力建立新的平衡。

四、口腔不良习惯未能完全破除

口腔不良习惯是导致错𬌗的原因之一，它与建立错𬌗的肌动力平衡有关。因此，在矫治

过程中应同时纠正口腔不良习惯，否则，虽然错殆已得到矫正，而造成错殆的不良习惯未破除，矫治效果也不可能保持稳定，容易导致错殆的复发。为此，矫治后必须保持到口腔不良习惯彻底破除为止。

五、超限矫治

机体的可塑性是有一定生理限度的，任何一种超出限度的做法均会导致塑造的失败。因此，在矫治错位牙、牙弓或颌骨时，都应考虑到其生理限度，避免超限矫治。否则，即使勉强完成矫治，最终也会复发，即使采用任何方法进行长期保持，也收不到稳定的效果。

六、第三磨牙的萌出

经矫治、保持后的上颌前突、下颌前突、前牙拥挤等错殆，当第三磨牙萌出时，尤其是在前倾和水平阻生时，有向前推压之力，可能引起复发。所以应密切注意第三磨牙的萌出情况，必要时应及时拔除，以得到稳定的治疗效果。

（崔丽娟）

第二节　错殆矫治后保持的种类

错殆畸形矫治后的保持分为自然保持和机械保持两大类。

一、自然保持

利用自然力来保持矫治后达到新的咬合状态的稳定，称为自然保持。有的错殆经矫治后，可视具体情况决定是否需要保持。例如，由上颌前牙舌向错位引起的前牙反殆，只要将舌向错位的上颌牙移向唇侧，在与下颌前牙建立正常覆殆、覆盖关系后，凭借前牙的正常殆关系，即可保持矫治效果。下面一些因素可作为自然保持力。

（一）肌功能

加强咀嚼肌、颜面肌和舌肌的功能训练，例如纠正由于口呼吸造成的唇肌功能不足，吐舌和异常吞咽习惯舌体对前牙区的压力。恢复肌功能，保持牙弓内舌肌和牙弓外唇颊肌的压力协调，对保持牙的位置和咬合关系非常重要，可达到保持、防止复发的目的。

（二）咬合关系及邻牙接触关系

矫治获得的正常咬合关系及邻牙的接触关系，是巩固治疗效果的保证，并且对矫治后的保持具有一定的意义。因此，在矫治过程中，应及时准确地消除早接触点和创伤殆，以达到新的殆平衡。建立良好的牙与牙的邻接关系，能抵消来自于咬合及各方面肌肉所施加的压力，有利于保持。

（三）牙周软硬组织

牙周膜及牙槽骨的生长依赖于牙的生长发育。牙周膜位于牙周间隙内，其组织中粗大的胶原纤维一端包埋在牙槽骨，另一端包埋在牙骨质内，使牙借助于牙周膜直立于牙槽窝中。正常健康的牙周膜对矫治后牙的稳定性非常重要，如牙受力过大，牙周膜内的细胞代谢紊乱，细胞活性降低，甚至出现牙周膜变性、坏死，则给牙移动后的保持带来一定的困难。另外，牙槽突的健康状况对矫治后的保持也有一定的影响，如佝偻病患儿，由于牙槽突发育不良，常不能承担正常的咀嚼压力，保持较困难。患有牙周疾病的牙，往往由于牙槽骨的过度吸收在矫治后需要长期保持。

（四）去除病因

去除错𬌗的病因，有助于防止复发。

（五）过度矫治

过度矫治可以减少复发的可能性，尤其是对于扭转牙、过高和过低牙。

（六）减数矫治

恰当的选择减数治疗，也是一种加强保持、预防复发的方法。如下颌前牙拥挤，拔除 1 个或 2 个切牙后进行矫治，更有利于保持。

二、机械保持

利用自然因素保持是最可靠的方法，矫治的最终目的是依靠自然保持来维持由矫治所得到的正常咬合关系。但是，在形成自然保持状态之前，机械保持是必要的。在临床实践中，错位牙矫治后，若直接进入自然保持的状态，效果常不稳定，几乎所有的病例还都有必要应用不同的机械性保持方法。为了形成自然保持状态而应用机械保持的方法称为机械保持，使用机械保持的装置称为保持器。

（崔丽娟）

第三节　错𬌗矫治后保持的方法及时间

一、错𬌗矫治后保持的方法

错𬌗经过矫治后，通常需要戴用保持器来维持和稳定治疗效果。临床常用的保持器有固定保持器、可摘保持器及修复体保持器。

（一）固定保持器

固定保持器是由带环和钢丝组成。带环起固位作用，用黏结剂固定在一定位置的牙上。钢丝做成一定形状与牙接触，起保持作用。

1. 固定唇弓或舌弓保持器

根据保持的需要，在第一恒磨牙带环上焊接与牙弓唇面或舌面相接触的唇弓或舌弓，用于牙弓长度或宽度矫治后的保持。

2. 下前牙区舌侧固定保持器

（1）尖牙间带环式固定保持器：在下颌两侧尖牙上做带环，用不锈钢丝做舌侧固位丝固定舌侧，将舌侧固位丝的末端焊接于尖牙带环的舌面，舌侧丝位于下前牙舌面的舌隆突上方并与其相接触。此种保持器不易脱落、丢失，可以有效防止扭转牙矫治后的复发。

（2）尖牙间粘接式保持器：是将下颌两侧尖牙之间的固定舌侧丝直接粘接于尖牙的舌隆突上，舌侧丝的两端弯成钩状以增加固位。这种保持器避免了带环边缘的菌斑沉积，减少了带环对牙龈的刺激。当下前牙拥挤采用不拔牙矫治后，尖牙间的固定舌弓常需使用到第三磨牙萌出或拔除后。

3. 粘接式前牙固定舌侧保持器

可用麻花丝制作尖牙间粘固式保持器，按两侧尖牙间前牙舌侧的形态弯制弓丝，用直接粘接法将此弓丝粘接于所有前牙的舌侧，麻花丝可提高黏固材料的黏固强度。此保持器可有效地防止个别前牙矫治后的复发。

4. 上颌中切牙间隙的固定舌侧保持器

用麻花丝弯制与上中切牙舌侧贴合的固位丝，黏固前用结扎丝环绕两中切牙的颈部结扎使其靠拢，然后将结扎丝经牙的邻接点用复合树脂黏接，应注意将保持器置于舌隆突上，以免出现殆干扰。

5. 局部固定保持器

常用于个别牙错位矫治后的保持。在矫正后的牙或邻牙上制作带环，在带环的唇面或舌面，焊接一段钢丝，钢丝的一端或两端延伸到相邻的牙上，以保持错位牙矫治后的稳定性。目前，这类保持器更多使用粘接保持丝的办法，避免了带环对美观带来的影响。

（二）可摘保持器

可摘保持器是指患者能够自行取戴的一类保持器。其结构简单、便于清洁、容易调整，不易引起牙及牙周组织的病变。

1. 标准的霍利（Hawley）保持器

它由双曲唇弓、一对磨牙卡环及塑料基托组成。适用于唇向错位或舌向错位的牙矫正后的保持。对于深覆殆的病例矫治后，可在保持器上颌切牙的舌侧放置平面导板，使下颌切牙轻微与平面导板接触，以保持正常覆殆关系。

2. 改良式霍利保持器

拔除第一前磨牙进行矫治的病例，保持器应能保持关闭后的拔牙间隙，而标准的霍利保持器对此作用不大。尤其是标准霍利保持器的唇弓，双曲横过第一前磨牙的拔牙间隙容易使相邻牙分开而产生间隙。影响间隙的完全关闭或使其产生间隙。为此设计出以下3种改良式保持器。

（1）改良式霍利保持器Ⅰ型：它由双曲唇弓、一对磨牙箭头卡环及塑料基托组成，将唇弓焊接在磨牙箭头卡环的颊侧，有利于间隙的关闭和保持，常用于第一前磨牙拔除的病例。

（2）改良式霍利保持器Ⅱ型：它结构简单，只有一个上颌腭部、下颌舌侧的塑料基托，以及一个包埋于牙弓两侧、最后磨牙远中面基托内的长双曲唇弓。唇弓在牙弓的两侧各弯制一个垂直曲，调节唇弓的垂直曲即可使保持器获得固位，并使在唇弓范围内的各牙保持稳定。常用于多数牙移动后的保持。

（3）改良式霍利保持器Ⅲ型：它由双曲唇弓、固位卡环和基托组成。将唇弓通过侧切牙和尖牙间进入腭侧面基托，并在双曲的远中臂上焊接一段钢丝横过尖牙唇侧面，以控制尖牙向唇侧面移动，有良好的保持作用。常用于尖牙唇向错位的患者。

3. 牙齿正位器

牙齿正位器为 Kesling 设计，作为保持器被使用。它是由软橡胶或弹性塑料制作的一种上下颌整体式保持器。装置于上下颌所有牙的冠部，唇颊侧面的上下缘可延伸盖住上下牙列的龈缘，也可单颌使用。常用于矫治后的固位，有利于咬合关系及牙位的保持。正位器每日晚上戴用，白天至少应戴用 4 小时。由于正位器的体积较大，患者很难按要求时间戴用，故对排列不整齐或扭转的切牙及深覆𬌗的保持效果欠佳。

4. 压膜保持器

由弹性塑料制作，覆盖整个上下牙列的牙冠，有利于咬合关系及牙位的稳定，效果良好。压膜保持器半透明，比较美观，体积较小，目前应用较为广泛。

5. 适用于保持的功能性矫治器

功能性矫治器的特点是传递和转移口腔周围环境中的自然力，抑制或刺激生长过程。主要用于矫治下颌远中错𬌗及上颌切牙的舌侧错位。最早作为保持器使用的功能矫治器由将上下牙弓连在一起的塑料基托整体及上下颌 2 个双曲唇弓组成。对于矫治后肌力尚未达到平衡、生长发育仍在继续进行的某些错𬌗，功能性矫治器是一种可取的保持方法，对于口腔不良习惯的矫治，如舌习惯的矫治是非常有效的。

6. 颏兜

颏兜常作为下颌前突矫治后的保持，特别是由于矫治后颌骨仍在生长发育的情况，对下颌的发育有抑制作用。有时也可用于早期的近中错𬌗的矫治。

（三）修复体式保持器

对于牙量小于骨量或因恒牙缺失牙弓内仍余留较大间隙者，一般需要在矫治后应用固定或可摘修复体进行修复。这类修复体也可看做是一种永久性保持器。此外，矫治后个别牙的充填治疗或修复成形有时也是一种保持形式。

二、错𬌗矫治后保持的时间

戴用保持器的时间受多种因素的影响，如患者的年龄，错𬌗的病因，错𬌗的类型及矫治方法、矫治时间，牙移动的数目、速度和距离，上下颌牙弓和颌骨的关系等。因此矫治后保持的时间也有一定的差别。一般可以是数日、数月，甚至 2 年，2 年以上长期保持的情况有时也存在。一般来说，年幼患者、非遗传性错𬌗、采用功能性矫治器的保持时间可短些，年龄大、遗传性错𬌗、采用机械性矫治器者保持时间应长些。

上颌切牙的舌侧错位，可考虑不予保持，如个别前牙反𬌗矫治后建立了足够的覆𬌗。上颌前突、上前牙间隙、深覆𬌗、扭转牙的矫治后及萌出期间移动了的牙，需要进行有限时间的保持。对于扩弓矫治，特别是下颌牙列扩弓矫治，大量广泛的牙间隙，𬌗关系正常时的上中切牙间隙等矫治后则需要长时间的保持。如果有不能控制的唇、舌等不良习惯，更有必要进行长期保持。

整个保持时间可分为 2 个阶段：如拟定保持时间为 12 个月，第一阶段为必戴期，即要求患者在矫治完成后最初 6 个月内，每日白天和晚上都戴用保持器（24 小时）；第二阶段为过渡期，即后 6 个月期间，可采取白天停，晚上戴，或可昼夜隔日戴；再以后为隔日晚上戴用一次，或每 3 天戴一次，再逐渐减为每周戴一次。在保持的过渡期内，应密切观察矫治效果的稳定情况，以决定是否延长保持时间，直到牙的位置稳定为止。另外，也有学者建议保持时间至少应等于或大于矫治时间。

（宁红亮）

第九章

口腔种植修复

第一节 概述

口腔种植学是 20 世纪口腔医学领域最伟大的成就之一，是口腔医学领域具有里程碑意义的重要进展。它不仅为一系列常规修复临床难题的解决提供了新的技术手段，受到口腔医师的重视，也因其良好的功能及其美观、舒适的优势，日益受到广大缺牙患者的欢迎，成为这类患者缺失牙齿修复的首选。有人说它为人类提供了类似于真牙的第三副牙齿，称其为口腔医学领域的一场革命。

一、口腔种植的历史

早在 19 世纪初期，人们就开始尝试将异种材料植入缺失牙部位，以代替缺失牙齿的牙根，在其上方安装人工制作的义齿。1807 年，Maggiolo 使用金属金，做成牙根形状的口腔种植体植入，但仅仅使用了 14 天便告失败。之后，有很多人开始尝试将不同的材料如金、银、陶瓷和象牙等做成牙根形状的植入物，用于牙齿缺失的种植修复，但仍然是以脱落失败而告终，因为当时的人们还不认识机体排异的免疫反应。

1906 年，Greenfield 使用铱铂和纯金制作外形为空篓圆柱状的牙种植体，并在口腔种植体的上方制作了类似的"固定基台"。他首先用环形钻在缺失牙部位制备口腔种植体植入的窝洞，植入自己制作的口腔种植体，几周之后在基台上安装人工牙冠。这种尝试已经有了一些现代口腔种植的味道。但其昂贵的造价无法使其大量应用。即使如此，这样的尝试还是很快引起了牙医们及牙科商家的极大关注，一时间出现了各种各样的牙种植体并纷纷申请了专利。但是这些专利产品缺乏科学理论的支持，基本属于盲目的尝试，且具有浓厚的商业利益驱动背景。因此，终于因其大量的失败在口腔种植的发展历史上成为匆匆过客，没有成为成熟使用的临床技术，也难以形成口腔种植学科。

1937 年，Strock 用钴铬钼合金制作成一段式螺旋状口腔种植体，并用狗作为实验动物进行动物实验研究。植入 115 周后，对其进行组织学研究观察。Strock 发现口腔种植体与骨之间呈现出粘连状态，它将这样的骨-口腔种植体界面称为 Ankylosis（粘连）。在此基础上他将这种一段式口腔种植体应用于临床，其中一颗左侧上颌中切牙的种植义齿使用了 15 年。Strock 是在口腔种植的历史上第一个获得牙种植体在人体内长期存留的学者，同时他也是第一个采用组织学方法研究口腔种植体-骨界面结构的学者。Strock 的工作在口腔种植的发展历史上具有开创性的意义，但是他使用的制作口腔种植体的材料，都是极其昂贵的金属，这就使希望这项技术成为实用临床技术变成一种奢望，加之其治疗周期常达几年之久，这也是医师和患者都无法接受的。

Branemark 教授是一位瑞典解剖生理学家。1966 年，他在哥德堡大学进行一项骨折愈合过程中血运重建的研究。他使用金属钛制作固定于实验动物骨骼上的窥管，用以观察局部血运情况。当实验结束回收标本时，发现钛金属窥管与骨组织牢固地结合在一起，在显微镜下看到钛金属与骨细胞紧密嵌合。Branemark 教授称这种状态为"Osseointegration 骨结合"。Branemark 教授的这一发现被口腔医学界公认为是现代口腔种植发展的基础。这一理论也被称为骨结合理论，成为引领现代口腔种植发展的基本理论。同时 Branemark 教授清醒地认识到钛金属与骨组织牢固结合的现象，对开发口腔种植体具有重要的应用价值。

1967 年，第一个螺钉状的"Branemark 口腔种植体"被植入患者口腔。Branemark 教授严谨地设计了临床观察、疗效分析的方案。1977 年，他所领导的研究小组报告了口腔种植体植入后随访 10 年的效果。1982 年报道了 15 年的随访观察分析。Branemark 教授报道的口腔种植病例数量之多、观察时间之长、成功率之高，对现代口腔种植学的诞生及学科发展起到了至关重要的作用。因此 Branemark 教授也被口腔医学界称为现代口腔种植之父。

二、中国口腔种植的发展

中国口腔种植的起步较晚，其发展历程大体上可以分为 3 个阶段。20 世纪 80 年代到 1995 年是起始阶段。这一时期，由于缺乏广泛深入的国际交流，缺乏对现代口腔种植理念的深入了解、缺乏对规范培训的认识，走了不少弯路。实际上是重复国际上 20 世纪 50—60 年代的错误。当时没有一家国际知名品牌的口腔种植体进入中国市场。许多口腔医师都加入口腔种植大军，结局是出现大量种植失败病例。这不仅损害了口腔种植的声誉，也使曾经从事这一工作的医师饱受打击和困扰。1995 ~ 2005 年的 10 年间，以中华口腔医学杂志编辑部的名义召开的珠海口腔种植义齿学术工作研讨会为标志，开始了中国口腔种植医师与国际同行之间广泛深入的学术交流，中国医师开始认识到对从事口腔种植的医师进行严格规范培训的重要意义和价值。应该说这一阶段是中国口腔种植规范起步的新阶段。从事口腔种植的口腔医师们开始了解并理解现代口腔种植的理念，接受规范的系统培训，选择质量合格的口腔种植体，几个国际知名的口腔种植体系统在此期间也陆续进入中国市场。这 10 年间中国有志从事口腔种植的同道们积极走出国门，积极参加一系列高水平的国际学术会议，也邀请到很多全球范围内知名的口腔种植专家到我国讲学，其中包括现代口腔种植之父 Branemark 教授、欧洲骨结合学会创始人 Spiekermann 教授等。这些工作使我国口腔种植医师在很短的时间里，走过了国外同道几十年走过的路，使中国口腔种植临床工作的质量在较短时间里赶上了国际先进水平。2002 年成立了中华口腔医学会口腔种植专业委员会，从而进一步促进了中国口腔种植学术的交流进步与发展。2005 年以后到现在的这段时间，应该说是中国口腔种植稳步快速发展的阶段。越来越多的口腔专科医院、口腔诊所开展口腔种植，越来越多的口腔医师加入口腔种植队伍。这个时期的标志性事件是我国 6 所大学里为本科生开设了《口腔种植学》课程，口腔种植被卫生部正式列入口腔临床诊疗科目的二级专科。

尽管我国的口腔种植已经取得了长足的发展，但是也要清楚地看到与发达国家甚至一些发展中国家相比较尚存在较大差距。主要表现在两个方面：一是口腔种植临床工作在全国范围内开展还不是很普遍，二是质量仍有待进一步提高。特别是在最近 3 ~ 4 年内没有接受规范培训而盲目种植的情况时有发生，种植失败的病例似乎有所增加。因此，进一步强调规范化培训、严格监管开展口腔种植的人员和基础设施就显得非常重要。2013 年 4 月，国家卫生与计划生育委员会制定颁布了《口腔种植技术管理规范》，要求在全国执行这一技术管理规范。这一规范对从事口腔种植的医疗机构的资质、条件，从事口腔种植的医师需要具备的基本条件，开展的种植技术都提出了一系列具体要求，这对进一步规范中国口腔种植必将起到极大的促进作用，也会对口腔种植的健康发展起到积极的促进作用。

进入 21 世纪以后的中国口腔种植呈现出一片蓬勃发展的大好景象，越来越多的国际知名品牌口腔种植体源源不断进入中国市场，中华口腔医学会也自 2012 年开始连续三年以"中国口腔种植年"作为其年会主题，进一步推动了口腔种植在中国的规范健康发展。口腔种植体在中国市场的销售量也以每年 30% ~ 40% 的速度在增长。口腔种植修复已经被越来越多的口腔医师和牙齿缺失的患者所接受，选择这一修复方式的患者越来越多。在西方发达国家这一比例已达牙齿缺失患者的 50% 左右。我国的口腔种植修复也从几家大型口腔专科医院迅速扩展到大多数口腔专科医院、综合医院的口腔科以及一些条件较好的民营口腔医疗机构。但是在我们这样的人口大国，如同口腔医学的整体发展一样，仍面临着极其艰巨的任务与挑战。我们要在规范的基础上普及推广口腔种植，发展口腔种植学科。同时也要努力促进高质量国产种植体品牌的研发与上市。口腔种植领域的专家们也要不断深入研究临床上遇到的各种新问题，在基础与临床研究领域创造更多的优秀成果，惠及患者，也为这一学科在全球范围的进步与发展作出中国学者的贡献。

（贾丛辉）

第二节　口腔种植的适应证与禁忌证

一、适应证

随着口腔种植学科的发展以及现代医学的进步，口腔种植治疗的适应证与禁忌证范围在不断变化。总的来说，口腔种植治疗的适应证范围在不断拓宽，而禁忌证范围则在不断缩小。最初，口腔种植仅被用于常规全口义齿所难以修复的复杂无牙颌患者的治疗。其后，逐渐被应用到可摘局部义齿难以解决的牙列缺损病例。随后，口腔种植被进一步应用于为基牙支持不足的牙列缺损患者提供固定修复方式，以及为单牙缺失患者提供避免邻牙预备的固定修复方式的治疗。另外，新的种植理念和新型种植系统的开发，减少了口腔种植对于局部骨质骨量的要求，减小了局部禁忌证的范围。目前，一般来说，在生理解剖、精神心理及社会因素条件具备的前提下，绝大多数牙列缺损、牙列缺失的患者均可考虑采用口腔种植治疗，对于保守治疗困难以及预后不佳的牙体缺损患者也可考虑采用口腔种植治疗。

二、禁忌证

口腔种植治疗包括有创手术，甚至复杂的软硬组织重建手术，因此在为牙列缺损、牙列缺失患者提供结构、形态与天然牙接近的修复方式的同时，既要注意保证修复的功能、美学以及长期效果，还应注意避免治疗过程中可能为患者带来的全身和局部风险，不应危害患者生命安全和健康，不应加重患者全身系统性疾病，不应损失患者的邻近器官及重要组织结构。

口腔种植治疗中严格意义上的绝对禁忌证并不多见，禁忌证多为相对而言。因此，学者们常用风险因素来进行口腔种植治疗的术前评估。风险因素可以分为全身因素和局部因素两类。

（一）全身因素

对于多数全身系统性疾病，口腔种植医师可以通过病史和检查，进行独立判断。对于较复杂的全身系统性疾病，口腔种植医师需要与内科医师共同会诊，合作解决。但作为手术及治疗的实施者，口腔种植医师有责任作出最终决定。

1. 年龄因素

对于高龄患者，年龄本身并不是口腔种植的禁忌证。随着现代医学的进步、人均期望寿命的延长以及老龄化的进展，老龄人口的绝对数量和相对数量都在增长。同时，随着人们对于生活质量要求的提高，口腔种植医师将面临相当一部分的高龄患者。对于高龄患者，除了可能伴有的全身系统性疾病之外，还应对其生理、心理及社会特点及状态有所了解。一般来说，60 岁以上的患者各项生理功能及耐受手术和治疗的能力逐渐下降，并且这种趋势随着年龄的增长逐渐明显。

口腔种植治疗通常应在患者成年，颌骨、牙槽骨生长发育完成后进行。由于牙槽骨的垂直向生长，尤其在前牙区，仍然有一定比例的成年患者在种植修复完成后若干年会出现邻牙较修复体过长的现象。对于外胚层发育不良症的患者，考虑到咀嚼功能及其对颌骨生长发育的作用，以及修复对于患者生理、心理的作用，可在患者的青春期前进行口腔种植修复，口腔种植的修复体需要根据患者的生长发育阶段性更换。

2. 高血压及心脑血管因素

未控制的高血压将增加口腔种植治疗中心脑血管疾病发生的风险，如心绞痛、心肌梗死、脑血管意外等。控制良好或高血压 I 期（140～159/90～99 mmHg）的患者可以接受绝大多数种植治疗。但对于较复杂的外科手术，则需要术前系统评估风险。对于收缩压在 180～209 mmHg 及舒张压在 110～119 mmHg 的患者，应视为手术禁忌。

近期发生的心肌梗死，手术后再次发生的风险大大增加，因此被认为是手术的绝对禁忌。对于心肌梗死的患者，治疗后 3～6 个月的手术刺激可能会造成患者不可控的血管收缩、心律失常等，通常应在治疗稳定后 6～12 个月考虑种植治疗。不稳定性心绞痛，尤其是在 60 天内发生的，在查清前不宜手术。对于行冠脉支架治疗的患者，需术后稳定 6 个月以上，再考虑口腔种植治疗。

对于亚急性细菌性心内膜炎的患者，口腔菌库来源的一过性菌血症是感染的主要病因。因心脏瓣膜疾病行置换瓣膜置换者，增加了细菌性心内膜炎的发生风险，种植手术通常应在心脏手术稳定 1 年以上进行。种植手术及种植体周围疾病增加了上述感染的风险，术前需预防性使用抗生素。

3. 血液性疾病因素

红细胞疾病主要包括红细胞增多症和贫血两类。原发性红细胞增多症，多发生于老年人，预后差，不宜选择复杂的口腔种植治疗。口腔种植治疗对于大多数的贫血患者不是禁忌，但对于重度贫血（Hb＜60 g/L）建议血液科先行对症对因治疗。

白血病按照起病的缓急可分为急性和慢性。临床上常按病变细胞系列将白血病分为急性淋巴细胞白血病、急性髓细胞白血病、慢性粒细胞白血病、慢性淋巴细胞白血病等。虽然近些年白血病的治疗及预后已大为改观，但对于口腔种植治疗来说白血病被视为禁忌。

血小板计数低于 $100\ 000/mm^3$ 被认为是外科手术的禁忌证。正常的初期止血需要外周血的血小板计数值大于以上数量并且血小板功能正常。血小板疾病会因血小板的数量和质量的缺陷引起出血。除此以外，其他作用于血管收缩、血小板聚集、凝血蛋白、纤维蛋白形成和纤维蛋白溶解等环节的疾病均可能影响止血，造成患者的出血倾向。目前常用凝血酶原时间和部分促凝血酶原激酶时间检测出血倾向。前者检测外源性凝血途径效率，正常值为 11 ~ 14 秒。后者检测内源性凝血途径效率，正常值为 25 ~ 40 秒。

心脏瓣膜置换、深部静脉血栓、心肌梗死、脑卒中、房颤、不稳定性心绞痛的患者，通常长期服用口服抗凝药物。目前证据表明口腔种植手术前需要停用抗凝药。对于停药，口腔种植医师需要与内科医师沟通，权衡凝血与血栓形成可能对于患者的利弊。

4. 内分泌疾病因素

糖尿病可造成患者微血管改变，组织愈合能力下降，感染风险增加。未控制的糖尿病被认为是口腔种植的禁忌。正常的血浆血糖水平为 80 ~ 120 mg/dL，糖尿病以高血糖为特征。糖化血红蛋白（HbAlc）是血糖与血清白蛋白非酶促反应结合的产物，反映前 1 ~ 3 周的平均血糖水平，6% ~ 6.5% 被认为正常，超过 8% 提示患者血糖控制差。糖尿病患者行口腔种植 HbAlc 不应超过 7%，一般来说，糖尿病病史时间越长，种植失败率越高。

可控制的甲状腺疾病不是口腔种植的禁忌。但对于未控制的甲状腺功能亢进患者，手术刺激可能致使甲亢加重，交感神经活动功能加强而致危象，危及生命。

5. 骨组织疾病因素

骨质疏松症不是口腔种植的禁忌证，但骨质疏松和骨质减少不利于初期稳定性和骨结合的获得，增加了治疗的风险。内分泌紊乱如甲状旁腺功能亢进症等引起钙磷代谢失衡，在骨形成和骨吸收失衡得到有效控制前不宜采用口腔种植治疗。其他骨组织疾病如纤维性结构不良、畸形性骨炎、多发性骨髓瘤等目前被认为是口腔种植的禁忌证。

6. 药物和化疗因素

随着老龄化的进展和现代医学的进展，为提高生活质量选择口腔种植的癌症患者数量显著增加。目前，对于抗癌药物与种植关系的研究较少，尚没有科学证据证实化疗是种植的禁忌证。但由于化疗药物的细胞毒性作用，口腔种植医师对此应采取十分谨慎的态度。对于其他如自身免疫性疾病需要长期、大量使用皮质激素和免疫抑制剂者，目前认为是口腔种植的禁忌证。近年来，抗骨质疏松二膦酸盐药物导致颌骨骨坏死的不良反应引起国际口腔种植医师的重视。目前多数报道认为口服用药发生颌骨骨坏死的机会较低，而静脉用药则较高，后者不建议采用口腔种植治疗。

7. 其他禁忌因素

患者有严重心理障碍，精神、情绪极不稳定；患者对治疗有不现实的计划和要求；患者对于治疗的理解、动机及依从性存在问题；不良的生活方式，如患者营养过差、节食、严重缺乏运动、口腔卫生差、过度嗜烟嗜酒及吸毒；处于特殊时期，如妊娠期的患者，均为口腔种植的禁忌。

（二）口腔局部因素

口腔种植治疗的口腔局部绝对禁忌证不多见。多数局部风险因素可以通过术前牙周、牙体牙髓、正畸治疗及组织增量处理进行改善。

（1）未控制的牙周病及口腔黏膜病变，牙槽骨存在病理性改变未完善治疗的，如局部的残根、异物、肉芽肿、囊肿及炎症反应，为口腔种植禁忌。

（2）咬合创伤、有夜磨牙等口腔副功能的患者接受口腔种植治疗的并发症发生率更高。咬合关系异常的，应通过正畸治疗、正颌外科纠正不良的咬合关系及颌骨位置关系。开口度过小，口腔种植治疗操作无法进行的，为禁忌。

（3）因自身免疫性疾病或长期服用药物引起口干综合征，不利于自洁，易导致种植体周围炎的发生，为种植禁忌。

（4）颌骨经过放疗，由于骨细胞及血管受损，组织愈合和再生能力降低，易导致种植治疗失败。

（贾丛辉）

第三节　口腔种植外科基本技术

一、种植术前准备

（一）种植术前常规准备

常规种植手术，在术前准备方面与阻生齿拔除等牙槽外科手术相类似。在本章的前一节，对于种植治疗适应证及禁忌证的判断，是术前检查评估的重要一环。对于没有明显手术禁忌症的患者，术前还需要进行血液检查，包括血常规及出凝血功能、肝肾功能、血糖以及各种传染病的血清学检查。根据以上检查结果，可以初步判定患者大体健康状况，如果检查结果中出现外科手术禁忌证，则应该调整治疗计划。

术前要对患者的口腔卫生状况进行评估，并进行必要的牙周基础治疗。对余留牙齿尤其是邻牙的龋病及牙髓炎进行及时治疗，避免术后的邻牙疼痛与术区反应性疼痛的混淆；对殆牙伸长或咬合关系不良的患者，通过正畸科会诊，明确正畸-种植联合治疗计划。虽然吸烟影响种植体骨结合的具体机制到目前还不十分清楚，但其导致种植体早期骨结合成功率降低的现象已经被大量文献证实。告知患者抽烟对种植治疗的风险，较复杂的种植手术前，患者最好停止吸烟，手术后还应戒烟至少4周左右，这样就可以明显降低由于吸烟导致的各种手术并发症的出现。

在种植手术前，医师要充分与患者沟通，讲明治疗方案、风险、注意事项等，说明可能发生的并发症及对应措施。请患者签署知情同意书等相关医疗文件。

（二）预防性使用抗生素

种植手术在口腔内这样一个非清洁区域进行，属于清洁-污染切口的手术，而且种植手术又属于外源性植入物手术，一旦发生植入物感染会导致较为严重的后果，因此建议预防性使用抗生素。预防性使用抗生素的主要目的是防止愈合初期软组织和骨组织发生感染。另外，手术时间长短也与术后感染的发生密切相关，且被认为是影响术后感染发生率的第二大危险因素（第一危险因素为术区细菌污染）。预防性抗生素的应用因人而异，应根据患者的基本情况、既往病史、种植手术方案的不同尤其是手术复杂程度等制订个性化的术前抗生素应用方案。尤其是对于一些难度较大、手术时间较长的骨扩增手术，术前预防性抗生素的应用尤为必要。建议在术前0.5~1小时应用抗生素，首量可以加倍，以确保手术时达到最佳的药物浓度。术后，是否延长抗生素的使用时间应该根据患者健康情况、手术复杂程度、手术并发症的风险和危害大小来综合考虑。

口腔感染属混合性感染，通常采用广谱抗生素如头孢菌素类抗菌药物（β-内酰胺类抗菌药物）与对厌氧菌及原虫有独特的杀灭作用的替硝唑联合应用。常规手术采用口服剂型。对于复杂手术，可以考虑静脉剂型。当患者对β-内酰胺类抗生素过敏时可选用红霉素。另外，林可霉素类及喹诺酮类药物在口腔科的应用越来越多，其中克林霉素以及第三、第四代喹诺酮类抗生素可有效杀灭厌氧菌，可以用于预防和治疗上颌窦植骨后感染。

（三）无菌手术原则

学者认为口腔本身就是有菌环境，种植手术只需要按照清洁手术的原则实施即可，不需要严格的消毒、铺单和穿无菌手术衣。然而，为了尽可能消除术中污染导致的术后种植体感染、确保种植手术的高成功率，目前还是建议种植手术严格按照无菌手术的原则来进行。对于骨增量手术更应严格无菌观念。用于种植外科治疗的应当是独立的诊疗间，诊疗间外应当设置手臂清洁及消毒设施。手术室内要按照规范严格消毒，种植相关手术器械包括种植机导线高温高压消毒。术者消毒应该按照常规外科手术的原则进行。

患者在消毒前戴帽遮发。牙种植手术属于口内手术，消毒区域包括全部口腔以及面部的部分区域，面部与口腔内应该分别消毒。对于骨增量手术，面部消毒范围应有一定的扩大，一般可以上至眶上缘平面，下至颈上线，两侧至耳前线，以保证足够的安全消毒范围为原则。常规种植手术，面部及口内消毒可采用氯己定液，广谱消毒剂，刺激性小。75%乙醇也常应用，但消毒力较弱。对于复杂手术，建议面部消毒采用碘伏，并用75%乙醇脱碘。消毒后以消毒巾包头，术区铺消毒巾并达到足够的层数以防污染。二期手术可简单铺洞巾。而对于复杂手术，尤其是骨增量手术，在术野周围铺巾后，再用消毒的中单和大单遮盖全身，术区周围最少3~4层，外周至少2层。

二、种植外科手术的基本程序

种植外科操作需轻柔、准确与精细，手术应避免损伤鼻底、上颌窦黏膜及下牙槽神经管等重要结构，而且必须保证种植体安放的位置与方向正确。

为此，手术前要通过影像学检查对种植位点的颌骨进行精确的测量。目前国际上有多种专为种植修复设计的头颅CT软件，尤其是近年来锥形束CT（CBCT）越来越普遍地应用于种植领域。可精确测量上下颌骨每一部位的颌骨高度与宽度，对于复杂牙列缺损、缺失的诊断测量提供更为准确和全面的信息。临床上若采用全口牙位曲面体层X线片来测量，则特别注意排除X线片的放大率。具体做法是在每一需作种植的缺失牙部位用蜡片黏固一直径大小确定的钢球（笔者使用5 mm直径钢球）然后拍片，再测量X线片上钢球的垂直向、水平向高度与宽度以及该部位颌骨X线片上的高度与宽度，使用计算公式，计算颌骨该部位的实际高度与宽度，其计算公式为：

颌骨实际高度（宽度）＝X 线片上颌骨测量高度（宽度）×钢球实际直径/X 线片上钢球测量高度（宽度）

这一测量对在靠近鼻底、上颌窦以及可能累及下牙槽神经管的部位十分重要。精确测量一方面可精确选用适当长度的种植体，合理利用颌骨高度；另一方面可为避免这些重要结构损伤提供精确数据。

在多个牙缺失的情况下，特别是上前牙缺失需行种植修复的情况下，为保证种植体植入的位置与方向准确，应事先由修复医师设计制作种植引导模板。手术时，外科医师严格按照模板确定的位置与方向植入种植体。此类模板可分为用透明塑料压制的简单模板，用原可摘式义齿改制的模板，或用专用金属套筒制作的精确模板。

Branemark 经典的种植外科程序采用两期手术完成。Ⅰ期手术为植入种植体后，用黏骨膜瓣完全覆盖种植创面，并使种植体在无负重条件下于颌骨内顺利产生骨结合（上颌一般需 5~6 个月，下颌需 3~4 个月），然后行Ⅱ期手术，暴露种植体顶端，并安装愈合基台。最近 10 余年来，随着种植体表面处理的改善以及种植技术的不断提高，越来越多的临床病例采用一阶段手术，种植体植入后获得较好的初期稳定性，直接安放愈合基台。

种植手术的基本操作程序因不同种植体系统而不同，大体上可因冷却系统设计的不同分为内冷却系统和外冷却系统，冷却的目的是为了保证种植外科手术操作中的钻孔、扩洞、预备螺纹、旋入种植钉等过程中局部温度不超过 42 ℃，从而保证骨细胞的活性不受损伤，有利于骨结合。内冷却系统即喷水装置与各种种植床预备钻头中心部位相通，操作过程中冷却水流可从钻头中心喷出，冷却效果好，可提高钻速，节省时间。目前的种植系统多采用内冷却系统。现将常规种植外科的基本程序介绍如下。

（一）第一次手术（种植体植入术）

1. 手术步骤与方法

（1）切口：局部麻醉下，采用牙槽嵴顶正中切口，切开黏骨膜。

（2）翻瓣：用骨膜剥离子紧贴骨面小心翻起黏骨膜瓣，注意避免损伤黏骨膜造成穿孔，充分暴露牙槽嵴顶，用咬骨钳修整骨面，去除锐利的骨嵴，注意不要过多暴露牙槽骨，以免因过分剥离黏骨膜而破坏血运，同时要保护颏神经血管束。

（3）预备种植窝：按预先设计，根据牙槽骨的骨量选择适宜的种植体及相应的系列钻头。使用种植用的高速钻，采用厂家建议的转速，通常在 800 ~ 1 600 r/min，不宜超过 2 000 r/min。大量生理盐水冲洗，先用圆钻定位钻孔，再用导航钻、裂钻逐步扩孔，而后预备洞口处肩台。种植窝的预备，常规遵循序列备洞的原则。对于骨质疏松的患者，则考虑级差备洞。

（4）预备螺纹：对于骨质较硬的种植位点，需要进行攻丝预备螺纹。而骨质密度较低的患者慎用。可采用反角手机，采用慢速 15 ~ 20 r/min，同样用大量生理盐水冲洗。也可以通过手动扳手和攻丝钻，预备螺纹。

（5）植入种植体：将种植体缓缓植入并小心加力旋紧，避免用力过度造成骨折或破坏螺纹。注意种植体植入的扭矩。若扭矩过大，可以将种植体取出放好，重新预备种植窝洞。对于自攻性强的种植体，可以不取出种植体，利用种植体的螺纹攻丝，必要时结合反转，避免扭矩瞬间过大而造成种植体或传送螺丝的折裂。可用金属剥离子叩击种植体，发出清脆声响，表示种植体与其周围骨床紧密相连。确认种植体就位良好后，拧入顶部的覆盖螺帽，彻底冲洗术区，间断缝合黏骨膜，缝合时务必使骨膜层包括在内，并在无张力情况下，将种植体顶部完全覆盖。

2. 术中注意事项

（1）种植体之间要尽量保持相互平行，尽量避免向唇、舌侧偏斜，可用方向指示器置入已备好的种植窝内，作为定向标志杆。

（2）减少组织损伤至关重要，根据有关研究，骨组织在 47 ℃时仅 1 分钟即可造成坏死，因此，术中要用大量生理盐水冲洗降温。在预备种植窝时，应使用专用系列钻，不要过度用力下压钻头，以减少骨组织的热损伤。术中要注意保护颏神经血管束，勿穿入上颌窦、鼻底。分离黏骨膜时要适度，以免破坏血运。

（3）预备好螺纹后，种植窝底的血块不要去除，待植入种植体后再用生理盐水冲洗手术区域，以免生理盐水被压入骨髓腔内。

3. 术后处理

术后嘱患者咬纱布卷至少 1 小时，使用抗生素 10 天，给予漱口水含漱，保持口腔卫生，2 周内暂不戴义齿，术后 7 天拆除缝线，定期复查。两周后重新戴义齿，相应种植骨床部位应做适当磨改缓冲，以免使种植体过早负重。

（二）第二次手术（种植基台连接术）

手术步骤与方法如下。

（1）根据第一次手术记录、X 线片及触诊，用探针探得覆盖螺丝帽的部位。

（2）局部麻醉下，在螺帽上方近远中向切开牙龈，切口应尽可能位于螺帽中心。切口要小，长度不要超过螺帽区。

（3）用旋转切孔刀多次旋转，环形切除螺帽表面的软硬组织。

（4）用螺丝刀小心旋拧，卸下覆盖螺帽，在覆盖螺丝与种植体之间常有薄层结缔组织长入，应予以彻底清除，以免影响种植基台固位。

（5）依黏骨膜的厚度，选择适宜长度的种植基台，在固位钳的配合下，拧入种植基台，种植基台顶部应高出其周围牙龈 1~2 mm，以利于保持口腔卫生。旋紧种植基台，以金属剥离子叩击种植基台，听到清脆的声响，表示种植体与其周围骨床已紧密结合为一体。

（6）严密缝合种植基台之间的切口。

（贾丛辉）

第四节 引导骨再生技术

一、引导骨再生（GBR）技术基本原理

骨组织有独特的再生能力，骨组织形成的两个基本前提是充分的血供和良好的机械支撑。

骨缺损的修复通常从骨缺损的边缘开始，骨细胞在母骨的表面形成网状骨，逐渐向缺损的中央扩展，修复的速度取决于再血管化和成骨恢复的速度以及骨缺损的大小。但软组织的修复速度较快，可占据骨缺损区，影响骨缺损的完全修复。在骨缺损区，用膜盖住骨缺损，此膜起屏障作用，阻止软组织中的成纤维细胞及上皮细胞长入及产生竞争性抑制，同时又可

保护血凝块的稳定，维持血凝块充填的间隙，允许具有骨生成能力的细胞缓慢进入骨缺损区内继而修复骨缺损。

引导骨再生的屏障膜通常与骨移植材料联合应用，两者具有协同作用，膜稳定骨移植材料，而骨移植材料支撑膜，防止膜的塌陷，可更好保证骨组织的再生空间，骨移植材料本身具有引导骨再生的能力。

二、膜的材料及类型

（一）膜本身应具备的条件

Scantlebury 提出引导组织再生膜在口腔中应用，必须具备下面 5 个方面的条件：①生物相容性；②阻挡细胞性；③维持骨生成空间；④组织亲和性；⑤临床上易操作性。Mcginnis 认为理想膜的特征为：有生物惰性，具有足够的强度及硬度维持血凝块充填骨缺损间隙，同时又具有一定的柔软性，利于临床操作、一次手术操作过程，价格合理。

（二）膜的类型

1. 不可吸收性膜

（1）不可吸收性 Gore-Tex 膜：又称聚四氟乙烯膜（e-PTFE）。聚四氟乙烯膜是一种惰性材料，包括在临床中应用较为广泛的 Teflon，有良好的生物相容性，不易发生组织排斥反应。在临床应用不可吸收性膜时，往往需要使用钛钉固定增加膜的张力或同时使用植骨材料，可以占据膜下方的空间，以获得更大的骨再生量。若增加膜的硬度或使用钛支架加强，则无需额外使用植骨材料。

（2）纯钛膜：是一种生物相容性非常好的薄膜，可塑形，有较好的强度，能维持较大的骨修复空间，有微孔和无微孔两种。

不可吸收性膜可以设计成不同的大小和形状，以适应骨缺损的大小和形态，另外阻挡软组织的能力较强，在组织中可持续较长的时间，几个月甚至数年。但使用不可吸收性膜，需在术后 6～12 个月进行二次手术将膜取出，一定程度上限制了其在临床的应用。

2. 可吸收性膜

可吸收性膜的产品主要有两大类：天然生物材料（胶原膜）和合成聚合物类（酯与乙交酯共聚物膜）。

胶原是研究较透彻的生物材料，它是一种含羟基脯胺酸并且有螺旋结构的纤维蛋白，多年来胶原一直被用作外科手术缝合线及止血剂。目前对天然生物材料制成的胶原膜研究较多，其产品主要有 Bio-Gide 膜。

Bio-Gide 膜由 I 型胶原和 III 型胶原制作成一双层膜，外层为致密层（孔径 0.5～2.0 μm），而内层为多孔空疏松层（孔径 30～100 μm）。与软组织接触的致密层具有良好的细胞隔离功能，可阻止结缔组织及上皮细胞长入膜保护区内，而与骨缺损接触的多孔层由疏松分布的胶原纤维组成，起到稳定血凝块作用，并使骨细胞能附着其上。另外，纤维的特殊分布使膜的抗拉强度增大而不易被撕裂，可用膜固定钉及缝线缝合固定，从而避免在机械力作用下发生移位。

可吸收性生物膜在组织内经过一段时间会分解，若分解较快，可能会导致成骨不全。另外，可吸收性生物膜的支撑力较差，可能会塌陷进入骨缺损区，不利成骨。因此，可吸收性生物膜可能更适合轻度或中度的骨缺损。

三、植骨材料的选择

GBR 操作程序常规要求应用骨充填材料，与膜有协同作用，可提高疗效和可预期性。Buser 等人认为和屏障膜联合应用的骨充填材料应具备以下特性：支撑膜防止膜塌陷；起支架作用利于新骨长入；能够刺激新骨从受植区长入；能提供机械性保护来抵抗来自表面软组织的压力；保护新生成的骨，防止其吸收。

自体骨被认为是目前最可靠的骨充填材料，它提供了活性的骨细胞，可直接成骨，此外，含有丰富的骨形成蛋白（BMP），Urist 于 1980 年就证实 BMP 对成骨细胞的成骨起关键作用。

GBR 膜技术所需要骨量较少，可直接从口内获得。取材部位通常为种植术区周围、颏部、磨牙后区、上颌结节、前鼻嵴等区域。此外，临床研究已证实膜内成骨的颌骨移植后吸收率仅为 0~25%，保留骨量多。这主要归功于膜内成骨的颌骨移植后再血管化速度明显快于软骨成骨类骨，同一胚胎组织发育而来的骨能很快结合，不需要通过形成软骨这一中间过程。

近年来，骨代用品（异体骨、异种骨、人工合成骨）与自体骨联合应用，治疗种植体周围骨缺损的效果较好，骨代用品临床上应用方便，其缓慢替代过程，更利于维持骨再生空间，保证成骨效果。

一些动物实验及临床研究表明，膜所提供并维持的足够大的骨再生修复空间是 GBR 生物膜技术成功的至关重要的因素。有人发现由于有来自表面软组织的压力，膜可向骨面塌陷，从而使骨再生空间丧失。一些学者研究证实膜下充填骨移植材料可防止膜塌陷，并利于新骨生成。其中 Mellonig 在回顾性研究中观察了 47 例患者，其中 89% 的人采用 DFDBA 与 e-PTFE 膜联合应用，完全获得成功，并认为 DFDBA 具有骨引导作用和骨诱导作用。其他学者也报道膜与骨移植材料联合应用修复骨缺损时新骨生成量大。一些学者采用自体骨移植（从口内取骨）与膜联合应用效果也非常好。此外，个别学者报道了应用加强型膜，可较好地维持骨再生空间。但多位学者赞成膜下充填骨移植材料，既可防止膜塌陷，还可增加骨的生成量。

通常要求膜既有足够的硬度，又有一定的可塑性。膜放置的范围应超出骨缺损区边缘 2~3 mm 以上，并与骨面紧密贴合，用专用钉或种植体覆盖螺帽等方法固定膜，可防止膜移位及塌陷。膜下充填足够的骨移植材料，并且压实，可有效支撑膜，保持膜的稳定。膜的稳定对成骨效果和防止软组织瓣裂开有双重作用。Phlillips 等人发现在骨愈合的早期，微小动度会影响细胞的分化。在骨折愈合的早期，有 10~20 μm 的微动，就会使间充质细胞转化为成纤维细胞而不是成骨细胞。笔者本人在临床中发现，Ⅱ期术中取出钛膜时见膜与新生骨之间有一薄层结缔组织，其厚度与膜的大小、稳定性有直接的关系。

Bio-Oss 人工骨是一种从牛骨中提取，经过特殊处理加工，除去蛋白和其他有机成分，高纯度并且保持多孔天然骨无机结构，与人体骨的结构几乎相同的生物移植材料。许多学者的实验及临床研究证实，Bio-Oss 有非常好的生物相容性，能满足骨引导材料的标准。关于 Bio-Oss 人工骨颗粒与种植体表面如何接触，Berglundh 等学者作了这方面的动物实验研究，发现 Bio-Oss 人工骨颗粒不与种植体表面直接接触，它们之间有约 0.5 mm 宽的正常矿化骨，组织学定量及定性观察，Bio-Oss 人工骨区种植体与对照正常骨区种植体的骨结合完全一样。

应用 Bio-Oss 人工骨应注意的问题：保证植入骨缺损区 Bio-Oss 人工骨颗粒稳定，防止被血液冲走、移位，纤维组织包裹；种植体周围的骨缺损在应用 Bio-Oss 颗粒充填时，最好与引导骨再生膜联合应用，膜能有效防止其移位、活动，同时其支撑膜，维持骨再生空间；通常要求 Bio-Oss 人工骨与自体骨混合后应用，若单独应用 Bio-Oss 人工骨最好采用自体血混合，以保证其成骨效果；Bio-Oss 颗粒在体内愈合越长，其改建得越好。一例钛膜下 Bio-Oss 人工骨愈合 10 个月，在制各种植窝洞时，钻头的感觉如同正常骨，并且血运丰富。而 Bio-Oss 人工骨愈合 6 个月者，人工骨颗粒明显，钻孔时，感觉骨质稍软；Bio-Oss 骨的慢替代率，对植骨区有稳定作用。愈合 6 ~ 10 个月后的硬组织切片显微镜下观察发现：Skoglund 动物实验观察 44 个月，Bio-Oss 人工骨颗粒存在，个别区域 Bio-Oss 人工骨颗粒边缘有吸收现象；Piattelli 临床观察 4 年的组织学切片，Bio-Oss 人工骨颗粒仍存在于植骨区中，但随着时间的推移，Bio-Oss 人工骨颗粒的数量逐渐减少。

四、GBR 膜技术应用的适应证和禁忌证

（一）适应证

1. GBR 膜技术主要解决以下 4 方面的问题

（1）拔牙后牙槽嵴保存。

（2）种植术前牙槽骨局部骨缺损或骨量不足。

（3）种植术中种植体周围骨缺损（种植体颈部裂开性骨缺损、即刻种植种植体颈部周围骨缺损、种植体根尖部穿孔性骨缺损等）。

（4）种植体周围炎引起的种植体颈部骨缺损。

2. 口腔种植术中应用 GBR 膜必须满足以下条件

（1）种植体植入术中出现的种植体周围骨缺损的形状、大小未影响种植体获得良好初期稳定。

（2）种植体植入的位置及方向均理想。

（二）禁忌证

（1）全身状况不能接受种植及植骨手术。

（2）局部有急性或慢性炎症。

（3）邻牙牙周病。

（4）局部牙龈及黏膜病变。

五、种植体周围骨缺损应用 GBR 膜技术的临床操作要点

（1）术前准备 0.2% 氯己定漱口 3 次，每次 30 秒。服用抗生素及止痛剂。

（2）手术切口及软组织瓣局部麻醉下，首先行牙槽嵴正中偏腭侧 2 ~ 3 mm 横向切口，然后在近远中做向颊侧的垂直向缓冲切口，掀起全层软组织瓣，刮净骨面上残余软组织，充分暴露种植术区。

（3）种植体植入。经观察测量局部牙槽骨的条件能满足种植体植入，遵循种植外科手术原则，逐级备洞，植入种植体，保证每一种植体均具有良好的初期稳定性，种植体良好的

初期稳定性是骨结合的先决条件。

（4）种植体周围骨缺损的范围及大小，是能否进行骨增量的重要因素。在骨缺损周围的骨面上，用小球钻钻孔，造成出血骨面，利于成骨，新骨形成主要取决于暴露的骨面和骨髓腔。

（5）植骨膜下充填自体碎骨或人工骨移植材料，防止膜塌陷，维持骨再生空间。少量自体骨可从种植术区周围，较大量的骨从颏部、磨牙后外斜线区获得。首先用松质骨覆盖种植体暴露部位，然后再植入皮质骨或人工骨；或少量自体骨与人工骨混合后移植。

（6）膜的放置。根据骨缺损的大小，选择一块膜并进行修剪，对于不可吸收钛膜，采用膜塑形器塑成理想形状，保证膜边缘超出骨缺损边缘 2~3 mm 以上，同时距离邻牙 1~2 mm。对于可吸收性膜，通常采用双层膜技术。

（7）膜固定。可吸收性膜可用缝合线、种植体上的覆盖帽以及膜钉固定。钛膜用种植体上的覆盖帽和 4~6 个膜钉固定。

（8）软组织无张力下关闭切断软组织瓣骨膜，使黏骨膜瓣在充分缓冲无张力条件下，褥式加间断缝合关闭术区。

（9）预防感染及合理使用临时义齿。术后 1 周内服用抗生素，并用氯己定漱口液漱口，每天 3 次，维持到术后 2 周。原义齿在术后 2 周内不能戴用，2 周以后，在充分缓冲覆盖种植体部位的基托的情况下，方可使用。要求定期复诊，术后 6~8 个月进行种植Ⅱ期手术。Ⅱ期手术后 8 周，可进行种植修复。

六、GBR 技术和其他植骨技术联合应用的原则

（一）骨劈开技术

常规种植要求牙槽突唇舌向骨厚度最小值为 6 mm，但对具有一定牙槽突宽度，即大于 3.5 mm、小于 5 mm 的牙槽突，可采用骨劈开技术，即劈开牙槽突，使牙槽突唇侧骨板向唇侧移位后，完成种植体的植入。骨劈开技术多用于上颌前牙美学区，唇侧骨板逐渐向唇向移位，在移动过程中唇侧骨板可能会发生青枝骨折，唇侧骨板易发生骨吸收；有时唇侧骨板的厚度小于 2 mm，不能满足种植美学的要求，这些情况下都需要植人工骨颗粒状碎骨加厚唇侧骨板，再应用膜技术，保证植骨效果。

（二）自体骨块外置法水平或垂直植骨术

牙槽骨的宽度及高度不满足种植要求，即牙槽突唇舌向厚度小于 3.5 mm；牙槽骨萎缩吸收，或局部骨缺损，垂直方向上骨量小于 8 mm 的条件下，通常采用外置法植骨术来解决骨量不足问题。此技术的特点是把移植的骨块贴在牙槽突的唇侧，加厚牙槽突；或把骨块置于萎缩吸收的牙槽嵴顶上，加高牙槽突。此技术存在的问题：移植的骨块与受植骨床不能完全紧密贴合，它们之间存在一定的间隙，需用自体碎骨或颗粒状人工骨充填，再用膜覆盖整个植骨区，防止碎骨和块状骨块的吸收。实验和临床研究显示未用膜保护的自体骨块会有不同程度的表面吸收或颗粒状碎骨的吸收及移位。因此，与引导骨再生膜技术联合应用，一方面可以最大限度地保存移植骨块的骨量，稳定骨块周围的碎骨，防止骨吸收；另一方面用碎骨塑形牙槽骨，三维方向重建，保证种植修复后的软组织美学效果。

七、风险防范

(一) 软组织瓣裂开及膜暴露

在 GBR 膜的临床应用中，常发生软组织瓣关闭困难，术后又易出现软组织瓣裂开，从而导致膜暴露并继发感染。

伤口裂开、膜暴露会影响骨缺损修复效果，Becker 认为膜一定要维持到种植 Ⅱ 期手术时取出，可保证种植体周围骨缺损有明显的骨修复。膜暴露，早期取出，会影响骨缺损修复效果，Simion 报告生物膜早期暴露而取出后，骨缺损修复仅占原骨缺损面积的 41.6%，而未暴露者 96.6% 的原骨缺损面积可得到修复。

许多学者的研究发现不可吸收性生物膜导致软组织瓣裂开率较高，并且生物膜的过早暴露及取出，会导致膜下新骨生成量明显减少。而可吸收性生物膜软组织瓣裂开率较低，并且裂开后的软组织瓣有自行愈合的趋势。

2 周内出现软组织瓣裂开及膜暴露，需手术重新关闭软组织瓣；若 4~6 周后出现软组织瓣裂开及膜暴露，植骨量不大且患者的口腔卫生条件好，可直接取出不可吸收膜，安装愈合基台进行种植体暴露术。

(二) 感染

种植后出现感染，需立即取出膜和移植的骨组织，骨再生区进行清创处理后，关闭术区，4~6 周后再重新植骨及应用膜技术。

(三) 骨量生成不足

当种植 Ⅱ 期手术中取出膜时，发现骨生成量不足，需再次考虑应用 GBR 膜技术。

(贾丛辉)

第五节　上颌窦植骨与种植技术

一、上颌窦解剖

上颌窦是最大的副鼻窦，左右各一，容易受呼吸道感染影响而发炎。上颌窦呈金字塔型（锥形），其底部为鼻腔侧壁，尖端突向上颌骨颧突。后壁是上颌骨颞下面。上牙槽后神经血管即经过上颌窦后壁向下转至上颌窦底壁。上颌窦顶壁是菲薄的眶下板，与眼眶相邻。眶下神经管即经由眶下板至上颌窦前壁，开孔于眶下孔。眶下管发出分支至上颌窦底相当于前磨牙根方，其中走行上牙槽中神经和血管。

上颌窦的容积因人而异，成人一般为 4.5~35.2 cm³，平均 15.0 cm³。随着年龄增长以及缺牙上颌窦腔会因气化作用而渐渐增大。上颌窦腔 80% 的人是无菌的，剩下 20% 也只检测到很少的细菌。上颌窦有时分为两个或者多个骨性分隔，会增加手术难度，容易发生上颌窦膜穿孔。

上颌窦黏膜称为 Schneiderian 膜，直接与空气相接触，组成第一道免疫学屏障，因而经常由于呼吸道感染而致窦内黏膜处于轻度炎症及反应性水肿状态。Schneiderian 膜是多层柱状上皮，由纤毛细胞和柱状细胞、基底细胞、杯状细胞、基底膜组成。厚 0.13~0.5 mm。

杯状细胞可以产生黏液湿润黏膜，保护纤毛上皮，维持黏液纤毛的活动。在裂孔周围有浆液腺和管状腺。分泌物中浆液成分主要是水、蛋白和碳水化合物，黏液成分包括糖蛋白和黏多糖。微小的上颌窦黏膜穿孔不会影响纤毛的运动和排除分泌物，但较大的穿孔和炎症会使分泌物积聚。纤毛上皮的排除能力只限于灰尘或者空气中的颗粒物质，对于残根则无能为力。当排泄孔堵塞而且上颌窦内分泌物过多无法及时排除会引起上颌窦炎。当发生上颌窦炎时可使用抗生素，并在下鼻道人工引流。

二、上颌窦植骨术基本原理

临床上，上颌后牙区缺牙后常存在剩余骨垂直高度不足的问题，导致无法植入理想长度的种植体，进而影响种植的长期效果。早期这种严重吸收上颌骨重建方法有 Onlay 植骨、Lefort Ⅰ 型截骨术后三明治法植骨，但如果龈距离正常或者缩窄，再采用上述方法会使龈颌距离进一步减少，将使修复上部结构不可能，而上颌窦底植骨术作为增加上颌骨后部垂直骨高度的有效手段，不会减少龈颌距离，有效地解决了上述难题，为种植修复创造了条件，有着明显的优点。

上颌窦提升植骨术是指选择一个可以进入上颌窦腔的入路，完整无损地剥离起上颌窦底区域的上颌窦黏膜，并使其向上移位，然后在上颌窦底黏膜与上颌窦底之间植入自体骨或骨替代材料，同期或Ⅱ期植入牙种植体。上颌窦提升植骨技术分为上颌窦外侧壁开窗植骨种植技术和经牙槽嵴顶的上颌窦内提升植骨种植技术。

上颌窦外侧壁开窗植骨种植的适应证主要有：①牙槽突剩余高度≤6 mm；②牙槽突宽度正常；③无上颌窦疾病病史；④上颌窦区域没有解剖结构异常。

上颌窦内提升植骨种植的适应证主要有：①牙槽突剩余高度≥7 mm，并且≤9 mm；②牙槽突宽度正常；③无上颌窦疾病病史；④上颌窦区域没有解剖结构异常。

全身禁忌证有：①上颌区域有放疗史；②脓毒血症；③重度医疗脆性患者；④尚未识别的系统疾病；⑤过度酗酒者；⑥严重吸烟者；⑦心理障碍患者。

上颌窦底植骨术成功的重要因素之一是能否选择具有较好性能的移植材料。理想的移植材料应是无毒，无抗原性，无致癌性，容易获取，费用不高，有一定的硬度，易于成形，一定的抗感染能力，组织相容性好。

目前在口腔种植中常使用的移植材料来源主要为自体骨、异体冻干骨、人工合成骨、异种骨等。按一定比例混合应用在临床上较多见，可以充分发挥自体骨的骨诱导性和骨替代品的良好骨引导性。另外，自体骨移植后会有吸收，文献报道髂骨移植后 3 个月吸收 4%，6 个月吸收 40%，颏骨抗吸收能力较好。并且自体骨的获取需要开辟第二术区，许多患者不愿意接受；而骨替代品则吸收缓慢，在混合应用时可以作为支架保持空间容许新骨长入。因而应用替代品、异体骨或者异种骨来完全替代或者部分替代自体骨联合作为移植材料更受患者和医师欢迎，临床效果肯定。通常认为自体骨混合替代材料愈合时间约 6 个月，形成的新骨量已经比较充足，骨质改建也比较成熟，可以考虑Ⅱ期种植或者种植体暴露术；单纯骨替代材料需要 8 个月左右，但异体冻干骨需要的愈合时间要 12 个月或更长。

根据术前骨高度，临床上一般遵循如下原则：上颌窦底剩余骨高度小于 3 mm 时采用少量自体骨和骨替代品为佳，剩余骨量大于 3 mm 时可应用单纯骨替代品作为骨移植材料，上述条件一般应在植骨 4~5 个月时二次植入种植体。而上颌窦底剩余骨高度大于 3 mm 时可以在植骨同时考虑同期种植，其取决于种植体植入后的初期稳定性。

三、上颌窦外侧壁开窗植骨基本技术

（1）手术切口：手术一般从牙槽嵴顶正中或偏腭侧切口，并在颊侧缺牙区做两条松弛切口。然后向上翻起黏骨膜瓣，充分暴露拟上颌窦开窗区。

（2）用直径3.5 mm球钻在上颌窦外侧骨壁上开窗，其窗口下缘应高于上颌窦底约至少2 mm。在接近上颌窦黏膜时，改用超声骨刀去除剩余骨组织达上颌窦黏膜层。

（3）细心向上方分离抬起上颌窦底黏膜，并使开窗后的薄骨片连同抬起窦底黏膜一起向内旋转形成植骨区域的顶盖。

（4）检查黏膜未见穿孔，经牙槽嵴顶入路，逐级备洞完成后，先经侧壁开窗入路在已抬起的上颌窦黏膜与窦底至空间内侧部置入骨替代品，然后植入相应长度的种植体。种植体必须有良好的初期稳定性。

（5）必要时可从上颌结节处取少量自体骨。将骨块在骨磨里粉碎后混入一定比例的骨替代品。

（6）然后将骨替代材料或混合的植骨材料植入种植体周围，为防止植骨材料移位也可在窗口覆盖胶原膜，复位黏膜瓣，关闭伤口。

（7）愈合6~7个月后行种植体二期暴露术，进而完成种植修复。

（8）种植体支持烤瓷冠修复体侧面观和咬合面观。

四、上颌窦内提升植骨种植基本技术

（1）局部麻醉下牙槽嵴顶切口，翻起黏骨膜瓣，暴露牙槽嵴顶。

（2）球钻定点，2 mm先锋钻确定种植方向，深度距上颌窦底1~2 mm，即达到窦底皮质骨，根据骨质情况，采用不同直径的钻序列制备窝洞至终末钻，深度距上颌窦底1~2 mm。

（3）选用专用上颌窦内提升骨冲击器，顶端为凹形，直径3.5~5.0 mm，逐级预备，轻轻敲击，造成窦底骨质青枝性骨折，连同上颌窦底黏膜向上抬起2~5 mm，植入相应长度的种植体。如骨质为Ⅳ类骨，则采用差级备洞，最终预备洞形直径小于植入种植体直径，增加种植体的初期稳定性。

（4）同时直接安装愈合基台，软组织瓣对位缝合，种植体直接暴露于口腔，不需进行Ⅱ期手术，愈合4个月后进行修复。

五、上颌窦底植骨术的并发症及其处理

（一）术中并发症

1. 黏膜穿孔

最容易出现的术中并发症是上颌窦底黏膜穿孔。上颌窦黏膜非常薄，窦底黏膜在制备骨窗、剥离黏骨膜、植入材料及植入种植体时均可能发生穿孔，但较少发展为上颌窦炎，这可以借其解剖结构解释。发生率与术者的临床经验、手术技巧，局部解剖结构（窦底骨性分隔等不规则形态），以及窦底黏膜与口腔黏膜直接接触相关。相关上颌窦黏膜穿孔发生率报道不一，但最高可达56%。通常穿孔容易发生于上颌窦底分隔附近、窦底转折处、骨窗青

枝骨折处以及开窗口的前上象限内侧黏膜。

上颌窦底植骨术的目的是将骨材料植于上颌窦底黏膜与窦底之间,术中要尽最大努力避免上颌窦黏膜的穿破,但上颌窦黏膜质地菲薄,容易穿破。迄今为止,世界上也没有明确肯定的方法来处理上颌窦植骨术中的黏膜穿孔,但有两点已达成共识:第一,上颌窦底的黏膜必须完全抬起,因为一旦植骨材料位于上颌窦黏膜之上,则植骨材料无法与上颌窦底骨组织相愈合,且极易感染;第二,任何穿孔都必须在一定时间内关闭,以防止植骨材料落入上颌窦腔内。

若穿孔小于 5 mm,建议首先充分抬起穿孔周围黏膜,使穿孔周围黏膜无张力后自然重叠,然后用可吸收胶原膜盖住穿孔,再行植骨术。若穿孔大于 5 mm,则植骨材料极易进入上颌窦腔引起感染,一般建议采用显微外科技术缝合大于 5 mm 穿孔,或中止手术。

上颌窦内提升植骨种植术由于经牙槽嵴顶入路,手术视野受限,微小的上颌窦黏膜穿孔很难在临床上发现,临床上常采用捏住患者鼻翼鼓气检查上颌窦底黏膜是否完整,如发生穿孔可选择短种植体植入或愈合 3 个月后再行外侧壁开窗植骨种植手术。

目前有文献经鼻上颌窦腔内照明技术,可以减少术中穿孔的发生率,另有内镜监视一侧方基底隧道技术可以同步监测窦底黏膜状态,观察有无穿孔以及穿孔的大小、形状,并可进行修补。另外,可在内镜下更准确地将移植材料植入窦底种植区。

2. 术中出血

术中明显出血多发生于骨壁开窗过程中,器械损伤上颌骨外侧壁上的血管束时。出血会使术野不清楚,建议使用少量骨蜡准确封闭位于骨壁中的小血管束后继续抬起上颌窦黏膜。出血还可发生在暴露抬起上颌窦黏膜过程中,由于炎症粘连、解剖变异等原因造成黏膜撕裂,所以在抬起窦底黏膜过程中出血明显增多,应该警惕黏膜损伤,及时予以处理。

3. 良性阵发性姿势性眩晕症

常见于上颌窦内提升植骨植骨术,因为在用骨挤压器和锤子敲击上颌窦时,震动的力量传导至内耳椭圆囊中的耳石使之脱落,手术患者过度仰躺也容易使脱落的耳石漂流到半规管的内淋巴液中,刺激三半规管而诱发眩晕。主要症状为:当快速转动头部如患者从手术椅上迅速坐起来时,会有短暂眩晕感及眼部震颤的现象,通常 1~6 个月症状会自动消失。

4. 邻牙损伤

上颌窦开窗过大易造成邻牙损伤,术前应仔细阅读 X 线片结果,定位解剖结构,设计手术入路,避免盲目过大开窗是避免邻牙损伤的有效方法。

(二)术后并发症

1. 伤口感染及裂开

伤口感染及裂开会引起移植材料的漏出,并可能引起移植材料感染而失败。上颌窦黏膜的终末血运解剖特点一般不会出现大出血而致窦腔瘀血堵塞窦口;由于窦口位置比较高,即使术后窦黏膜水肿,颗粒状移植材料移位一般也不会引起窦口阻塞。另外,由于上颌窦底植骨后窦底抬高,反而更加有利于引流。但若患者术前存在上颌窦病理性改变如黏膜炎性增厚,一旦窦口发生堵塞,引流不畅,则可能会发展为上颌窦炎,进一步导致移植材料感染,最终手术失败。上颌窦炎发生率在文献中报道情况,发生率报道情况不一,并且多以一过性炎症为主,可高达 20% 左右。上颌窦黏膜穿孔并不会直接导致上颌窦炎,但有文献报道上颌窦底植骨后上颌窦炎发生多见于窦膜穿孔后未修补的病例。

2. 术后上颌窦囊肿

临床不多见，有文献报道上颌窦底植骨后发生囊肿的病例。通常认为并不是上颌窦底植骨直接引起上颌窦囊肿，而多是临床漏诊，即术前已有病变，而手术刺激对囊肿可能有促进作用。术前诊断已存在的上颌窦囊肿，有人认为是绝对禁忌证，但有报道认为不应一概而论，应根据其位置、大小、性质决定处理方法。较小的上颌窦囊肿一般不影响上颌窦底植骨，但直径大于 10 mm 且恰好位于植骨区域的囊肿被认为是禁忌证，应考虑摘除后再行植骨术，以避免囊肿穿破引起植骨感染。

（三）并发症的处理

（1）术后应用抗生素 7~10 天。

（2）术后应告知患者避免在上颌窦腔内增加任何负压与正压，例如用吸管吸水，或用力从鼻腔排出分泌物。

（3）术后伤口裂开较为常见，多为缝合时软组织存在一定张力。缝合时做松弛切口，可以使软组织无张力关闭。同时应告知患者术后不能戴任何义齿，直到软组织伤口完全愈合，时间为 7~10 天。以及嘱患者进软食。小的伤口裂开可以进行伤口冲洗，直到完全愈合。

（4）引导骨再生膜暴露后，一般需要取出，因其易被污染，造成骨块或种植体丢失。

（5）上颌窦口的堵塞会导致上颌窦分泌物的排除不畅或堵塞，造成感染。所以术前 CT 认真分析、诊断患者上颌窦结构可以避免此并发症。同时，术中应限制上颌窦底植骨高度在 20 mm 之内，以避免堵塞上颌窦腔及上颌窦开口，保持上颌窦腔的正常生理状态。

（钟兆伟）

第六节 种植义齿修复

一、种植义齿修复基本原则

种植修复的目的是通过种植体支持的修复体，有效稳定地恢复缺牙区的功能和美观。植入种植体是种植义齿的基础而不是目的，不能进入"为了种植而种植"的误区。因此，种植修复的计划和方案制订应根据修复所需全面考虑，实行修复导向的种植。而种植体上部的结构和修复体的设计和制作应要求在保护口腔软硬组织健康的前提下，尽量延长种植体稳定地支持义齿行使功能的时间，使种植体和修复体在与口颌系统协调的状态下达到长期的成功存留。

种植义齿修复的基本原则如下。

（1）建立并保持口颌系统健康。在种植修复过程中，应对口颌系统健康状况进行全面检查和评价，及时去除影响口颌系统健康的疾病和潜在的致病因素，使种植义齿修复建立在适合患者个体生理和心理条件并符合生物力学原理的基础之上。只有在健康的口颌系统基础上才能达到有效、良好、稳定、持久的种植义齿修复效果。也就是说，在进行种植义齿修复时，不能仅仅关注缺牙区域的解剖条件，更重要的是需要全面关注口颌系统的健康情况，对于已经存在或可能危害口颌系统健康的隐患或不良口腔习惯等给予足够的认识和重视，及时治疗各种各类口腔疾病，建立良好的口腔卫生习惯，对于危害口颌系统的不良因素给予扭转或阻断。使种植义齿建立在健康良好的口颌系统基础上，从而达到种植义齿长期稳定良好的效果。

（2）在缺牙区建立功能美观良好的种植修复体，有效持久地恢复功能和美观。根据缺牙区的骨质骨量情况、咬合关系、黏膜条件、𬌗力大小，确定种植体植入的位置、数目和分布，选择适合的固位方式，合理地选择修复材料，制定有利于种植体长期稳定，合理分散𬌗力，达到种植体长期存留目的种植修复方案并规范实施，使种植修复体有效持久恢复缺牙区的功能和美观。

（3）不损伤口腔软硬组织及余留天然牙。种植修复应以不损伤口腔软硬组织和剩余天然牙为前提。种植修复体的建立需正确恢复缺失牙轴面外形、突度，正确建立外展隙、邻间隙；合理建立接触区形态，适当增大接触区面积，修复体应边缘密合、高度抛光，设计余留清洁空间，易于自洁并方便患者对种植修复体进行机械清洁。保持口腔软硬组织和余留天然牙的健康。

二、单牙缺失种植义齿修复

单牙缺失是牙齿缺失中较为常见的类型，病因多为龋坏、非龋疾患、牙周疾患、外伤、先天缺牙、固定修复失败等。单牙缺失后通常有 3 种修复方法可以选择：可摘义齿修复、固定义齿修复、种植义齿，这 3 种修复方法各具特点。种植修复经过 40 余年的发展，在单牙缺失、多牙缺失、无牙颌的种植修复中均取得了可靠的临床效果。其优势是由植入颌骨内的"人工牙根"——种植体来支持上方的牙冠，种植牙承受𬌗力的模式接近天然牙受力方式；不需将缺牙区所承受的𬌗力分散到邻牙或黏膜上；种植修复对邻牙干扰最小，不需对邻牙进行过多调磨且无需摘戴，咀嚼效率与固定义齿接近；异物感较小，患者容易适应和接受。单牙缺失而邻牙健康的情况下，采用种植义齿修复缺失牙越来越成为更多患者的首选。

单牙缺失虽然是种植修复中缺失牙数最少的一类牙齿缺失类型，但是，单牙缺失种植修复不等同于简单种植修复。单牙缺失的种植修复之中也常常可见复杂病例。为了有针对性地更好地掌握种植修复技术，可以根据缺牙部位不同，将单牙缺失种植修复分为：前牙美学区域单牙缺失的种植修复和后牙单牙缺失种植修复。相比较而言，后牙的单牙缺失种植修复更多考虑牙齿咀嚼功能的恢复；前牙美学区域的单牙缺失种植修复需更多考虑种植修复的美学效果。

（一）前牙单牙缺失的种植修复

前牙缺失种植修复的主要目的是恢复患者缺牙区的美观、发音、功能。

1. 术前检查前牙单牙缺失

种植修复前首先需要进行术前检查，术前检查包括椅旁临床检查和放射学检查。椅旁临床检查内容：口腔卫生情况，缺牙区牙槽嵴丰满度，缺牙间隙大小，邻牙健康状况，前牙覆𬌗覆盖情况，笑线高低，牙龈生物学类型。放射学检查常规使用曲面体层片和锥形束 CT（CBCT），评价种植术区的骨质和骨量（骨高度和宽度）和牙槽突形态。

术前检查的目的是尽量多地收集患者的临床信息，这些信息除了包括患者的临床条件，还需要通过充分的有效沟通交流，了解患者的要求和期望以及患者对前牙美学效果的理解和期待。在充分收集信息的基础上，需要进行综合评估。尤其是需要进行前牙种植修复术前的美学风险评估。

美学风险评估主要指标如下。

（1）骨质骨量：骨量充足者美学风险小；水平骨量不足者需确定植骨方案，预计种植体植入后可以获得足够的初期稳定性时可以采用引导骨再生技术（GBR）；当水平骨缺损严重，种植体植入无法获得初期稳定性时需先进行外置法植骨，二期种植。垂直骨量不足及水平和垂直骨量均不足的情况下美学风险较高，可采用骨环技术、GBR 技术等增加垂直骨高度，改善种植术区条件。

（2）邻牙健康状态：邻牙存在牙周问题或已戴有修复体的情况美学风险较高。

（3）牙龈生物型：薄龈生物型牙龈退缩的风险较高。

（4）笑线：高笑线者属于高美学风险的患者。

（5）患者期望值：期望值高的患者对美学效果满意度通常较低，属于高风险类型。

进行美学风险评估可以帮助医师初步估计患者种植修复后的美学效果，客观地和患者进行沟通，对于临床条件欠佳、美学风险较高的患者需结合患者的临床条件和期望值高低，进行再次医患沟通。在得到患者理解和认可的情况下方可开始治疗过程。

2. 前牙单牙缺失修复方案的确定

修复方案的制订需在术前进行，根据未来修复体的位置、形态进行种植体的植入。①未来修复体的固位方式选择：粘接固位还是螺丝固位；虽然粘接固位和螺丝固位各有特点，但螺丝固位在前牙修复体穿龈形态、避免粘接剂存留等方面具有优势，因此，目前多以螺丝固位为主。不同种植系统也有不同的设计理念，需根据种植系统的特点综合考虑。②永久修复的材料选择：全瓷修复或烤瓷修复；在患者种植体位置理想、天然牙牙色正常、患者个人条件允许等条件合适的情况下，全瓷修复以其透光性佳、生物相容性好等特点，能够达到较理想的美学效果。但并非前牙种植修复一律考虑全瓷材料。在符合适应证的条件下，烤瓷修复也可达到理想的美学效果。③种植过程的不同阶段过渡义齿的合理使用。在种植前和植入种植体后选用不同的临时修复体作为过渡义齿使用，尤其应发挥种植体支持的过渡义齿对牙龈软组织的塑形作用。

术前制订修复计划后，应将治疗计划告知患者并得到患者的同意，方可开始治疗。值得注意的是，修复方案制订后并非绝对不可改变，在整个治疗过程中，根据治疗的进展、新情况的出现，可能需要对修复设计做一些调整，以更适合患者的临床情况。需适当地向患者说明。

3. 正确的种植体植入位置轴向

正确的种植体三围位置是前牙种植修复美学效果的基础和保证，种植体植入的位置和轴向出现偏差将大大影响种植修复的美学效果，甚至导致种植修复的"美学失败"，即虽然种植体达到了牢固的骨结合，但唇侧牙龈不断退缩或"黑三角"进行性增大，种植修复的美学效果无法接受。

（1）种植体近远中向位置：缺牙间隙大小正常时，应尽量将种植体植入到缺牙间隙正中的位置，与邻牙牙根间至少保持 1.5 mm 的距离。如果过于偏向一侧，种植体在愈合和长期使用过程中发生的骨改建将导致种植体和邻牙间的牙槽骨发生吸收，导致牙龈乳头的高度不断降低，"黑三角"日益增大。

（2）唇舌向位置：种植体应植入到修复体外形高点腭侧 1.0～1.5 mm 的范围之内，过于偏唇侧将导致唇侧骨板不断吸收致唇侧牙龈逐年退缩，修复体颈部暴露；过于偏腭侧，将导致唇侧悬突过大，不易清洁，同时修复体腭侧过突过厚，异物感明显，影响发音。

（3）冠根向位置：垂直向无明显骨缺损时，种植体植入平台应位于同名牙的釉牙骨质界根方 1 mm 处，唇侧黏膜龈缘下 2～3 mm。不同类型的种植系统对植入深度的要求略有不同。具有平台转移特点的种植体宜植入于牙槽嵴顶根方 1 mm，非平台转移的种植体植入时平齐牙槽嵴顶。有明显的水平或垂直骨量不足时应采用植骨技术给予纠正，将种植体植入到理想的位置。

（4）种植体的轴向：理想的种植体轴向应位于近远中向的正中，与未来的修复体长轴平行；唇舌向须避免过于向唇侧或舌腭侧倾斜。过度倾斜将无法形成理想的种植修复体穿龈形态，甚至难以修复。

4. 前牙美学修复中过渡义齿的选用

前牙美学区域过渡义齿的类型和特点如下。

（1）压膜过渡义齿：为可摘方式的过渡义齿，其特点是通过覆盖数个邻近的天然牙临床冠的硬质塑料膜稳定于口腔内，恢复缺牙区的形态。优点是利用邻近的天然牙支持义齿，对种植术区的桥体组织面缓冲，使该部分悬空。因此，压膜过渡义齿对种植术区无压迫，无打扰；不妨碍种植术区的恢复和不影响植骨效果。制作工艺和方法简单快捷，无需磨除天然牙。缺点是影响咬合功能，且需每天摘戴和清洁，对患者来说不够方便舒适。不能用于对牙龈软组织的塑形。

（2）简单托过渡义齿：为可摘义齿的一种，通过基托和卡环固位使义齿固位和稳定。种植术后需缓冲桥体组织面，使其对种植术区无压迫方可使用。简单托作为过渡义齿的优点是不影响咬合，制作简单快捷。缺点是需要缓冲调改至桥体组织面对术区无压迫和干扰，必要时可软衬。不够舒适美观。

（3）粘接桥过渡义齿：利用邻牙舌面和邻面的牙体组织，采用单翼或双翼金属固位体将固定的临时义齿黏固到邻牙上，恢复缺牙区的外形和美观。优点是较为美观舒适，无需摘戴，无需磨除邻牙，对牙龈组织有一定的维持作用。缺点是有粘接桥脱落的风险，如果粘接桥脱落则需要再粘接；患者在种植不同时期需取下粘接桥、再粘接等，临床过程较为烦琐。

（4）种植体支持的过渡义齿：当牙齿拔除后未植入种植体或种植体植入后尚处于愈合期内只可采用压膜过渡义齿、粘接桥或简单托义齿作为过渡义齿。在种植体植入后完成了愈合过程或种植体植入时获得了足以进行即刻修复的初期稳定性时，可以采用种植体支持的临时冠作为过渡义齿。其优点为可以对种植体周围的软组织起较好的塑形作用，达到较自然的软组织美学效果，无需摘戴，舒适方便，多选用螺丝固位方式，无修复体脱落风险。对患者正常的社会生活无妨碍。

5. 前牙软组织美学效果评价指标（PES）

对于前牙修复美学效果好坏的客观评价较为困难，Furhauser 医师于 2005 年提出了针对单牙种植修复的美学评价指标即红色美学评分。其办法是对前牙软组织美学进行主观评价。评价项目包括：近中牙龈乳头、远中牙龈乳头、牙龈高度、龈缘形态、牙龈颜色、牙龈质感、牙槽嵴外形。每项分为 0、1、2 评分：2 为最佳，0 为最差。最高分 14 分。根据美学评价标准可以对前牙种植后软组织美学效果进行主观评价。

（二）后牙单牙缺失种植修复

后牙缺失种植修复的主要目的是恢复患者的咀嚼功能。后牙单牙缺失最多见于六龄齿的缺失。六龄齿是口腔内最早萌出的恒牙也是最常缺失的恒牙。它的近远中径为 8～12 mm。

1. 术前检查及制订手术方案

后牙缺失种植修复前需要进行临床检查和放射学检查，包括：缺牙区骨质骨量，缺牙间隙，咬合空间，邻牙健康状况、松动度、有无充填体、附着龈宽度等。放射学检查常规采用曲面体层片，必要时采用锥形束 CT 进行局部骨量和形态的检查。

（1）根据放射学检查，确定种植方案，对于特定部位缺牙情况，根据骨量情况，需合理选择上颌窦底提升植骨、下牙槽神经移位、骨引导再生或模板定位下植入种植体，避开重要解剖结构。

（2）临床检查所见的邻牙倾斜移位，对颌牙过长等需考虑采用适当调磨或正畸办法对邻牙和对颌牙进行调整，以符合种植修复的要求。

2. 种植体的选择

种植体植入方案确定：种植体直径的选择，在缺牙间隙 8～14 mm 不宜选用直径小于 4 mm的种植体，对于缺牙间隙≥16 mm 的情况应考虑植入 2 颗种植体。

3. 修复方案

（1）固位方式的选择：针对垂直向咬合空间不足、临床冠短的情况，预计有效粘接高度小于 4 mm，则需采用螺丝固位方式，避免修复体脱落。

（2）修复体设计：正确恢复缺失牙的轴面外形和突度，建立正确的外展隙；建立良好的邻面接触区，适当增大接触区面积，形成面式接触。咬合面以形成正常的窝沟点隙为目的，殆力大或骨质不良或种植体短等不利因素存在时，为避免咬合力过大对种植体产生不良影响，需对种植修复体适当减轻。

（三）单牙缺失种植修复的咬合控制

种植修复体与天然牙的固定修复有本质区别，由于种植体和骨之间的骨性结合使得种植体不具有类似天然牙的生理动度，而同一牙列中的天然牙在受力后有一定的生理动度，包括冠根向的下沉，下沉量单颌大约 28 μm。事实上，天然牙的生理动度存在较大的个体差异。种植修复要保证种植体长期稳定行使功能，就必须取得天然牙和种植牙以及口颌系统之间的协调。因此，恰当的咬合调整非常重要。既要种植修复体发挥较好的功能，又能在其缺乏反馈机制的条件下保证种植体长期成功存留。

目前，临床最常用的咬合检测工具仍为咬合纸，但仅仅使用咬合纸检查早接触点进行咬合调整远不能满足种植修复调殆的需要和要求。种植修复的咬合调整需结合咬合纸检查和检测提示、医师的经验和患者的感觉综合分析实施才能较好地完成调殆过程，达到相对平衡的咬合状态。调殆完成后，要求达到正中殆多点轻接触、前伸殆和侧方殆无早接触，下颌运动无干扰。

调殆步骤如下。

（1）种植修复体就位前，使用检测用的专业咬合纸检查患者天然牙咬合状态。包括种植修复体近远中邻牙、对侧同名牙的咬合松紧度。观察患者咬合的稳定性。

（2）种植修复基台或种植修复体完全就位后，正中殆时调整为修复体与对殆牙多点轻接触，使邻近的天然牙达到与戴牙前咬合的松紧程度相当。在此基础上，当患者正中殆紧咬牙，种植修复体和对殆牙有多点咬合接触；患者正中殆正常咬合时，种植修复体和对颌牙之间使用专业检测咬合纸检测，咬合纸有一定阻力下完整通过。

（3）前伸殆、侧方殆种植修复体无早接触，下颌运动时无障碍。

调殆过程除医师采用咬合纸检查和观察以外，不可忽视患者的咬合感受。由于每位患者天然牙动度和下沉量不同、咬合力大小有差异、口颌系统的敏感性不同，完成初步调殆后患者的感受也不相同。需要在调殆前、调殆过程中、基本完成调殆后询问患者的感受。特别是当患者的感受和咬合纸检测结果出现矛盾时，应注意仔细观察分析，找到原因，作出适当的调整。如经过反复观察和咬合检测，怀疑为患者感觉异常或将异物感误认为咬殆不适时，可先戴牙观察 2~4 周，复诊时再次检测咬殆情况，确认必要时再进行咬殆调整。

对单个缺牙作种植义齿修复时咬合调整的原则和方法，不完全适用于以种植义齿修复多个牙缺失及全牙列缺失的情况。

三、牙列缺损的种植修复

牙列缺损的种植修复可以分为种植固定义齿修复和种植可摘义齿修复两种，在临床上以种植固定义齿修复最为常见。

（一）牙列缺损的种植固定义齿修复

种植固定义齿可以分为：种植体支持的单冠，种植体支持的联冠和种植体支持的固定桥。

1. 种植体支持的单冠修复

种植单冠常用于修复单颗天然牙的缺失和同牙列间隔性的单颗天然牙缺失。当然，也可以用于相邻的多颗天然牙的缺失。

而当相邻的多颗天然牙缺失时，采用种植单冠修复设计，所需要植入的种植体的数目比较多，对种植体的植入位置要求也比较高。

种植单冠修复时如果采用粘接固位的方式，则基台的轴面高度至少要 4 mm。

种植单冠修复时如果采用纵向螺丝固位的方式，在前牙区，固位螺丝的穿出点最好位于舌隆突处。而在后牙区，固位螺丝的穿出点最好位于殆面的中央。

2. 种植体支持的联冠修复

种植联冠常用于修复后牙区相邻的多颗天然牙的缺失，尤其是当对殆为天然牙列时或是当患者的咬合力比较大时的修复。

3. 种植体支持的固定桥修复

种植固定桥常用于修复相邻的多颗天然牙的缺失。种植固定桥修复所需要的种植体的数目相对较少，对种植体的植入位置也增加了变通的余地，有时采用该种设计可以避开局限性的不宜种植的区域。

当然，在修复设计时，还需要尽量使种植体呈面式分布，而种植体呈直线分布的固定桥则比较适宜用在咬合力不太大的区域。

固定桥近远中方向的距离较短时，应该尽量避免设计为单端固定桥。后牙区双端固定桥修复时桥体的跨度不宜超过 1 个牙单位，前牙区双端固定桥修复时桥体的跨度不宜超过 2 个牙单位。复合固定桥修复时，应避免设计为较长的悬臂。

（二）牙列缺损的种植可摘义齿修复

与牙列缺损的种植固定义齿修复相比较，种植可摘义齿修复的临床应用不甚广泛。后者常用于修复缺失天然牙的数目相对较多，缺牙区域相对较为集中的牙列缺损。

当传统的可摘义齿修复难以获得足够的固位或者支持，患者又能够接受可摘义齿修复方式时，可以通过在缺牙区的关键位点植入 2~3 颗种植体，与剩余的天然牙形成面式的支持或固位。

缺失天然牙的数目较多，又需要进行咬合重建时；或者伴有颌骨缺损时，也可以选择此种修复方式。

该设计所需要植入的种植体数目比较少，修复体与种植体的连接方式有多种。

牙列缺损的种植覆盖义齿修复时，需要注意义齿的就位道方向应该与剩余的天然牙相协调。

四、牙列缺失的种植修复

和牙列缺损的种植修复一样，也可以分为种植固定义齿修复和种植可摘义齿修复两种。

（一）牙列缺失种植的覆盖义齿修复

1. 牙列缺失种植的覆盖义齿修复的功能

种植覆盖义齿由于有种植体发挥固位的功能和部分或者全部的支持功能。与常规的总义齿相比较，其修复效果有以下不同。

（1）由于种植体的上部结构为义齿提供固位，使得患者在行使各种口腔功能时，义齿更不容易发生松动和脱位。

（2）义齿的稳定性得以改善，在功能运动的状态下更不容易发生翘动，增强了咀嚼效能。

（3）基托伸展范围随着种植体数量的增加而逐渐减小，也在不同程度上减轻了异物感，提升了义齿的舒适度。

（4）由于咬合更加有力，增加了患者可食用食物的硬度和品种，使其饮食结构发生变化；人工牙的磨耗速度加快，修复体损坏发生的概率上升。

2. 种植覆盖义齿与天然牙支持或固位的覆盖义齿比较

（1）种植覆盖义齿的种植体数量和位置可以预先设计，而天然牙覆盖义齿的基牙则受患者剩余牙的数量、位置，剩余的牙体组织强度，牙髓的健康状况和根管治疗状况和牙周状况的限制。

（2）周密考虑、合理设计种植覆盖义齿的近期和远期修复效果均是可以预测的；而天然牙作为覆盖义齿的基牙会因龋坏或牙周疾病对其的影响而使义齿的近期和远期修复效果都难以预测。

（3）种植体与附着体的连接方式是用特定的扭矩通过螺栓或者是基台本身带有的螺纹结构而拧紧固定的；而绝大多数的天然牙与附着体的连接方式则是通过粘接剂粘接固定的。

（4）种植覆盖义齿的基牙（也就是种植体）位置不会发生变化，使用种植覆盖义齿的患者，如果由于某种原因间隔一段时间（数天、数周甚至更久）之后再戴义齿时，不会感到义齿戴入的阻力增加或是义齿不能完全就位；而在同样的情况下，某些种类的天然牙的覆盖义齿的基牙位置却会在停止戴用义齿的时间段内发生一些变化，导致患者再戴义齿时，轻者感觉到义齿戴入的阻力增加或有不适感，重者会感到基牙疼痛，甚至义齿根本无法再就位。最常见于天然牙支持的套筒冠式覆盖义齿和球帽式覆盖义齿。

3. 牙列缺失种植覆盖义齿的适应证

（1）牙列缺失的槽嵴骨吸收严重，预计常规修复的效果不佳者。

（2）以往有传统义齿修复的经历，希望进一步改善修复体的功能者。

（3）上颌牙列缺失，不能耐受义齿腭部的基托者。

（4）牙列缺失伴有部分颌骨缺损者。

（5）符合种植条件的牙列缺失患者，其牙槽嵴的软、硬组织的缺损严重，需要用义齿的唇侧或颊侧翼基托恢复唇或颊丰满度时。

（6）受患者自身的局部解剖条件或全身健康状况或其经济状况的限制，种植体植入的位置或者种植体植入的数量不适合种植体支持的固定修复条件时。

（7）具有一定的口腔卫生维护能力者。

4. 牙列缺失种植覆盖义齿的禁忌证

（1）牙列缺失龈𬌗间距过小，又不具备通过降低牙槽嵴骨的高度来获得足够龈𬌗间距之条件者。

（2）口腔卫生维护能力完全丧失者。

5. 牙列缺失种植覆盖义齿的支持方式

（1）种植体支持为辅，黏膜支持为主的支持方式。

（2）种植体与黏膜共同支持式。

（3）种植体支持式。

6. 种植覆盖义齿的附着形式

（1）应用在种植覆盖义齿的附着形式有很多种，虽然与天然牙覆盖义齿的附着形式相比较还存在一些不同，但是发挥的作用却是相同的。目前临床上可用于种植覆盖义齿修复的附着形式主要有：杆卡式附着、球帽式附着、按扣式附着、磁性附着、套筒冠式和切削杆式。

（2）当种植体与其中的球帽式附着的基台、按扣式附着的基台、磁性附着的基台和套筒冠的内冠（基台）发生连接之后，每个种植体在基台这个层面具有独立特性；而当种植体与杆卡式附着的杆或者是切削杆发生连接之后，相连接的几个种植体在基台这个层面便具有连接特性。

7. 影响附着方式选择的因素

（1）种植体的数量及其分布。

（2）对颌牙的状况。

（3）牙列缺失后的剩余牙槽嵴的状况。

（4）龈𬌗间距。

（5）附着体固位力的大小及其持久度。

（6）患者双手的灵活性。

（7）医师本人的偏好。

（8）义齿加工制作的复杂程度、义齿修理和更换配件的复杂程度等。

（二）牙列缺失种植的固定义齿修复

1. 牙列缺失种的植固定义齿修复的适应证

（1）比较协调的上下颌弓关系。

（2）不需要义齿基托的唇颊侧翼来恢复唇颊侧的丰满度。

（3）适当的颌间距离。

（4）较为理想的种植体位置。

2. 牙列缺失种植的固定义齿修复的类别

牙列缺失种植体支持的固定义齿可以分为单冠、联冠和固定桥，而联冠或固定桥既可以是一个整体，也可以分成数段。

（1）牙列缺失种植的单冠修复：其特点是可以最大限度地模仿天然牙列的状态。正是由于在每一个种植体上修复了一个独立的牙冠，因此使牙线通过相邻的两个种植修复体之间的接触点成为可能，从而提高了患者对修复体在心理上的认同感。可以满足部分患者尽最大的可能恢复其所缺失的天然牙列的愿望。

单冠修复比固定桥修复时所需要植入的种植体数目更多，对种植体位置的要求极高，种植体位置在任何方位的偏差，都会影响最终的修复效果。因此，在进行种植手术之前，需要进行缜密的设计并制作精细的手术模板。

（2）牙列缺失种植的联冠修复：是由 2 个或 2 个以上种植体共同支持的，在基台层面或修复体层面相连的 2 个或 2 个以上单位的冠。联冠修复可以避免由某一个种植体独自承受最大的水平向的负荷，提高了种植体的机械力学性能，降低了固定基台的螺丝松动、螺丝折断、基台折断等种植修复后的并发症的发生率。联冠修复通常在后牙区使用，尤其适用于机械强度较低的种植体或种植系统。但是联冠的日常清洁和维护不如单冠那样方便，因此在修复体制作时，需要注意相连的两个牙冠的连接处的龈端，预留出可以允许牙间隙刷通过的空间，以便于患者对修复体颈部的日常清洁和维护。

（3）牙列缺失种植的固定桥修复：是由种植体支持的固定桥。固定桥可以减少植入的种植体数目，在临床上，有时是为了避开在某些不适于种植的区域进行种植或避免施行过于复杂的手术，减小手术创伤。

迄今为止，种植固定修复所需要的种植体数目至少是 4 颗，最具代表性的是"all-on-four"修复设计。

（4）上述几种修复方式也可以联合应用。

3. 牙列缺失种植的固定义齿修复的固位方式

种植修复体与基台或种植体的连接方式有螺丝固位、粘接固位或是两者结合应用。

（1）纵向螺丝固位：纵向螺丝通道及其开口的位置取决于种植体或其上的基台方位。因此，在实施种植手术之前，需要对种植体植入的方位进行精心的设计，并制作手术模板，以确保在种植手术中种植体被植入更为理想的方位，从而使螺丝通道的开口位于最佳位置。如果螺丝通道的开口偏离了最佳位置，则会影响修复体的美学效果，或是影响修复体的强度。某些种植系统提供了配套的不同角度的角度基台，临床上可以利用角度基台来改变螺丝通道及其开口的方位。

（2）横向螺丝固位：与纵向螺丝固位的修复体相比，其美学效果更好，保持了修复体后牙牙合面的解剖形态的完整性。

　　但是，修复体加工工艺更为复杂，临床操作难度有所增加，还需要专用安装水平螺丝的工具。

　　在前牙区，横向螺丝的存在有可能增加修复体舌面的凸度，导致舌侧的异物感更加明显，而舌侧突起的龈端倒凹又增加了患者清洁的难度。

　　由于该修复方式的上述缺点，所以在临床上很少使用。

　　（3）粘接固位：是指种植修复体通过粘接剂固定于基台上而获得的固位。其固位力受下列因素的影响：①基台轴面的聚合度；②基台轴面的高度及其表面积；③基台表面的光洁度；④粘接剂的种类。

　　（4）选择修复体固位方式时需要考虑的因素：①修复体制作的难易程度及其制作成本；②支架的被动就位；③固位力；④咬合；⑤美学效果；⑥义齿戴入过程中的考虑，螺丝固位的修复体，需确认其完全就位后，再锁紧固位螺丝。粘接固位的修复体，则需要注意彻底清除多余的粘接剂；⑦可恢复性，是指将修复体能够被非破坏性地或完整地自种植体或基台上拆卸下来，并能够被再次安装于原处的特性。

　　总之，螺丝固位与粘接固位两种固位方式各有特点。在临床上，除了考虑上述诸因素之外，还要根据所使用的种植系统、患者自身的条件、修复的目的、临床医师的观念及其偏爱等因素综合评估之后作出选择。

（钟兆伟）

第七节　种植并发症

　　种植并发症按照发生的不同阶段可以分为外科并发症和修复并发症。种植外科并发症包括出血与血肿、神经损伤、上颌窦穿孔、邻牙损伤、种植体初期稳定性差、颌骨骨折、器械误吞误吸、水肿、软组织裂开、术后感染、急性上颌窦炎、种植体松动等；种植修复并发症包括种植体位置与轴向不佳、修复部件折断或松动、修复体崩瓷、美学并发症、功能并发症、种植体脱落等。本节主要介绍临床上常见并发症的预防及处理。

一、种植外科常见并发症

（一）术中出血

　　如果病例选择适当，术前准备充分，切口设计合理，操作规范，种植术中大出血十分罕见，文献报道与种植手术相关的出血并发症发生率为24%。颌骨骨松质血供丰富，备洞过程中可能出血，但一般植入种植体后出血即可停止。较大的出血应考虑较大血管的损伤。

　　1. 原因

　　下颌后牙区种植时备洞过深而伤及下牙槽神经管内的血管束造成出血；或备洞钻头穿出下颌后牙区舌侧骨皮质，尤其是在下颌前磨牙或第一磨牙舌下动脉紧靠黏膜，当该处使用锐利器械或牙利钻针不慎损伤口底黏膜时，可累及舌下动脉而导致较为严重的出血，有时舌下动脉缺如，由颏下动脉的穿支代替，则单纯结扎舌动脉将不能止血。下颌前部出血主要是备洞时钻针穿出舌侧骨皮质损伤了下颌前部舌侧的颏下动脉，如未能及时止血而形成口底血肿，可能导致窒息，甚至威胁患者生命。上颌种植体植入时出血多为备洞时损伤了腭降动脉或腭大动脉，多为上颌磨牙后区域及翼上颌处植入种植体用钻头备洞或翻瓣时锐利器械损伤所致。

2. 处理

如为备洞过深损伤下牙槽神经管，则可植入较大直径的稍短些的种植体即可止血。如为损伤舌下动脉则需按压下颌骨内侧第三磨牙远中根方能止血，如压迫仍不能止血则需结扎舌动脉。如仍不能止血，则按压面动脉在下颌骨下缘内侧向外转折处的压迫点上，即咀嚼肌附着处前缘下颌骨体外侧面。如能止血，说明损伤的是颏下动脉或存在颏下动脉穿支，则需结扎面动脉。上颌出血一般只需植入种植体并压迫止血即可。

3. 预防

术前精确设计，术中严格控制种植体的位置、方向与深度，避免穿出下颌舌侧皮质骨，上颌预备洞形采用骨挤压器预备种植体洞形。

（二）神经损伤

种植手术中损伤了下牙槽神经、颏神经、舌神经，导致术后即刻出现感觉变化，包括相应神经支配区域感觉缺失、感觉迟钝及感觉异常，发生率为7%。

1. 原因

手术创伤过大，局部阻滞麻醉操作、下牙槽神经移位术、备洞时器械损伤神经，或种植体过长压迫神经等。

2. 处理

取出或旋浅压迫神经的种植体，给予B族维生素，配合理疗。

3. 预防

熟悉专用器械及深度刻度，规范操作，术前精确设计种植体的长度。后牙区种植时最好采用局部浸润麻醉，舌侧翻瓣范围不宜过大，切口设计要避免损伤神经，种植体植入的深度及钻预备的深度术前要根据曲面体层片确认距离神经管上缘至少2 mm，如曲面体层片上神经管位置不清楚，则需要加拍计算机断层片（CT或CBCT）确认神经管位置及上方骨量。在颏孔区植入种植体时要确认颏孔位置并在其前方至少5 mm植入种植体。

（三）上颌窦黏膜穿孔

1. 原因

多见于上颌后牙区种植时骨量不足，钻头或种植体穿破上颌窦黏膜进入上颌窦腔。临床上表现为患者自述术后鼻腔有少量出血或血块。少数患者可引起上颌窦炎症。

2. 处理

给予抗生素并密切观察。因种植穿破上颌窦黏膜而引起上颌窦炎较为少见，国际上有报道为2%~3%。若无上颌窦炎症表现则无须取出种植体，否则需取出种植体。对于较小的穿孔，对上颌窦黏膜充分松解后，用可吸收胶原膜修补覆盖在穿孔处，继续完成植骨。如黏膜穿孔较大，可先行关闭伤口，愈合3个月后再于原上颌窦开窗部位重新开窗，提起上颌窦黏膜，重新植骨种植。

3. 预防

术前精确测量上颌窦底骨量，特别是注意排除X线放大率，计算种植体长度，术中精细操作，避免器械或种植体损伤上颌窦。

（四）植入种植体初期稳定性差

1. 原因

影响植入骨内的种植体能否形成稳固的骨结合而不是"纤维愈合"的主要因素之一是植入时种植体有无初期稳定性。多见于预备种植体洞形时钻针方向未能保持统一方向提拉，导致预备的洞形直径大于植入种植体直径，使植入的种植体无法稳定就位。

2. 处理

如垂直向还有足够骨量，可以将洞形向深处预备一些，将种植体植入深一些以获得初期稳定性，如无法进一步预备洞形，则更换大直径种植体以增加种植体与骨组织接触面积。如植入种植体达不到同期连接愈合基台暴露在口腔内的扭矩要求，则可考虑安放愈合帽，关闭伤口埋入愈合 6 个月左右再进行二期手术暴露种植体。

3. 预防

预备种植体洞形时应采用种植系统配套的专用钻，逐级备洞，保持每次钻针方向都是同一方向且为轴向预备。

二、种植修复常见并发症

（一）单牙缺失种植修复常见并发症

种植体支持的单冠修复是一种可靠有效的修复单牙缺失方法，种植体 10 年存留率达 94.9%，冠存留率为 89%，并发症有机械力学并发症、生物学并发症及美学并发症，发生率分别为 8.8%、7.1%、7.1%。最常见的生物力学并发症包括基台和螺丝松动，如发生需重新锁紧基台及螺丝，必要时更换新的部件。生物学并发症的预防包括种植前患者应保证口腔牙周健康，治疗口内存在的疾患并定期行种植修复后的维护与随访。美学并发症的预防包括术前正确的诊断与修复设计、成功的外科手术与修复技术以及定期的维护与随访。如发生美学并发症，可通过外科及修复技术进行补救，但长期效果不肯定。

（二）多牙缺失种植固定桥修复常见并发症

虽然种植固定桥修复多牙缺失 10 年种植体与修复体的存留率很高，分别为 93.6% 和 86.7%，但修复后的并发症发生率也非常高，为 33.6%，常见的有生物学并发症，修复体崩瓷、软组织并发症、基台或螺丝松动与折断、修复体失去固位力、螺丝孔充填物脱落等。医师需根据患者具体口腔条件选择合适的材料与修复部件，合理设计固定桥架，以减少并发症的发生。当然，定期的随访与维护是必需的。

（三）无牙颌种植修复常见并发症

无牙颌种植修复分为固定修复和覆盖义齿修复，金属、树脂材料的固定修复常见并发症包括基台螺丝松动与折断、修复螺丝松动与折断、饰面材料折断、支架折断、修复材料的磨耗及美学并发症，15 年累计发生率分别是 13.4%/6.3%、15%/11.7%、66.6%、8.8%、43.5% 及 9%，对于金属瓷材料的固定修复尚缺少长期随访研究。覆盖义齿修复常见并发症有义齿折断、破损，修复部件包括固位基台、基台螺丝、修复体螺丝松动或折断，但修复设计不同，植入种植体数目不同，从植入 1 个、2 个、3 个、4 个或更多种植体，目前尚无长期系统分析数据，但总的说来，下颌覆盖义齿在改善咀嚼功能、增加义齿固位力与舒适度、改善口颌功能及提高生活质量方面明显好于上颌覆盖义齿，覆盖义齿与固定义齿相比修复并发症发生率高达 4~10 倍。上颌最少需要 4~6 个种植体，下颌最少需要植入 2 个种植体才能保证可靠的临床效果。无牙颌种植修复需要长期、定期的维护，包括患者自身维护及专业维护。

并发症的处理：磁性附着体固位力最低且需要最多的维护，多为磁性附着体破损或折断；球帽比杆式固位覆盖义齿需要更多的调改与维修，包括球帽附着体、杆卡的更换和维修，这与植入种植体数目无关；切削杆和双套冠固位覆盖义齿很少需要调改与维修。

三、种植义齿维护

种植义齿的维护分为专业维护与家庭维护。修复后前 2 年需每 3 个月，之后每 6 个月复查，之后每年复查一次，复查的项目包括口腔卫生、天然牙牙体与牙周情况、种植体周围软组织牙周健康状况、修复体及咬合情况等，每年拍摄 X 线片评估种植体周围骨吸收量。根据患者情况进行相应咬合调整及种植体周围炎症的处理，尤其是在种植修复 5 年以上种植体周围炎发病率明显增高，应及早处理，预防或减缓炎症的发展。种植修复体的咬合要保证前伸与侧方运动时无干扰，正中咬合时 60 μm 咬合纸可以抽出来，以缓冲天然牙受力时牙周膜的缓冲下沉。种植修复完成要根据具体患者口腔条件和修复体设计，给予患者个性化的口腔卫生维护指导，包括牙刷、牙线、间隙刷、冲牙器的使用等。

（钟兆伟）

第十章

即刻种植

第一节　即刻种植概述

传统的种植治疗方案是拔除患牙，待拔牙窝愈合 3～6 月后再进行种植体植入术。然而，拔牙可导致该位点牙槽骨的迅速吸收，引起种植区域骨量不足；同时，由于牙龈萎缩，也影响修复后的美观效果。临床工作常可见患者口腔中存在无保留价值的患牙或残根。大部分患者希望能减少手术次数，在拔牙后能即刻植入种植体。1978 年，有学者首次报道在拔牙后的新鲜拔牙窝内植入种植体，由于采用的"Turbingen immediate implant"为氧化铝陶瓷种植体，种植成功率受到一定程度的影响。1989 年 Lazzara 首次将不可吸收膜应用于即刻种植技术，取得了良好的临床效果，并且提出了标准的即刻种植手术术式。此后，大量文献报道了即刻种植的存留率、手术方式的改良以及植骨方式和材料的选择等。近年来，随着种植外科技术的改良和植骨材料性能的不断完善，拔除患牙后即刻在牙槽窝内植入牙种植体——即刻种植被认为是一项疗效可预测性好的技术，可作为口腔种植临床诊疗的常规手段之一。

一、种植时机的分类

2003 年国际口腔种植学会第三届共识研讨会提出的种植时机分类系统是目前广泛应用的分类方法。该分类根据拔牙窝的临床愈合情况和组织学特征将种植时机分为即刻种植、软组织愈合的早期种植、部分骨愈合的早期种植和延期种植（表 10-1）。

表 10-1　种植时机分类

类型	名称	种植时间	特征
I	即刻种植	种植体即刻植入拔牙窝	骨组织和软组织未愈合
II	早期种植（软组织愈合）	通常为拔牙后 4～8 周	部分软组织愈合：拔牙后位点存在软组织愈合，但没有明显骨愈合
III	早期种植（部分骨愈合）	通常为拔牙后 12～16 周	拔牙后位点存在软组织愈合和一定程度的骨愈合
VI	延期种植	拔牙后 6 个月及以后	软硬组织完全愈合

二、即刻种植的优缺点

与传统种植比较，即刻种植减少手术次数，缩短治疗周期，有效利用了牙槽窝形态植入种植体，患者的接受程度高。以往部分学者认为即刻种植可以减少拔牙后的牙槽骨吸收以及获得更好的软组织愈合，可能改善美学效果，部分临床研究也观察到即刻种植后骨吸收减少。但是，目前大多数的动物实验研究及临床研究证据显示即刻种植并不能减少拔牙后的牙槽骨吸收。

尽管即刻种植存在上述优点，但也存在以下缺点。①拔牙创使即刻种植比其他类型种植更难达到初期术口关闭。②种植体与拔牙窝大小和形态的不一致使即刻种植比其他类型种植更难获得良好的初期稳定性。种植体的初期稳定性通过种植体与基骨直接接触获得，即刻种植中通常存在种植体周围骨缺损，只能通过将种植体植入根方骨下 3～4 mm 区域以获得初期稳定性，而该区域主要为松质骨。③动物和人体上的研究显示即刻种植不能防止拔牙后牙槽骨改建。这种改建导致颊侧和舌侧骨吸收，在颊侧尤为明显，提示即刻种植后存在龈缘退缩的美学风险。④与其他类型的种植比较，即刻种植的操作更复杂，对术者的技术要求高。

三、即刻种植的种植体存留率

在过去的 10 余年间，大量文献报道即刻种植的种植体 1 年存留率超过 95%。2003 年，国内学者报道即刻种植修复负重后 3 年累计成功率达 98.3%，这一结果与国外学者报道的种植体存留率相似。一项关于即刻种植存留率的系统性综述纳入 46 篇至少随访 1 年的前瞻性临床研究，结果显示即刻种植术后 2 年种植体存留率平均为 98.4%，4 年种植体存留率平均为 97.5%。有学者报道一项随访 10 年的即刻种植前瞻性临床研究。该研究在 91 名患者中拔牙后即刻植入 159 枚种植体，其中 101 枚种植体在即刻种植的同时采用引导骨再生术进行骨增量，所有种植体进行单冠修复。研究结果显示即刻种植 10 年累积成功率达到 91.8%。因此，即刻种植可以获得可预期的远期疗效，种植体存留率与延期种植无显著差异。

四、即刻种植后软硬组织愈合

近年来，随着学者们对即刻种植后种植体存留率与延期种植无显著差异这一观点获得共识，越来越多的研究关注即刻种植后种植体周围的软硬组织改变。

1. 拔牙创的自然愈合过程

早在 20 世纪 60 年代，国外学者便报道了自然状态下拔牙后牙槽骨改建情况。进入 21 世纪，随着即刻种植的广泛应用，研究者重新从种植角度研究拔牙后的牙槽骨改建。Araujo 等建立了研究拔牙创改建的动物模型，组织学研究结果显示束状骨在拔牙后完全吸收消失，皮质骨表面部分吸收，唇颊侧骨板的吸收程度明显大于舌腭侧。系统综述显示人拔牙 6 个月后，拔牙窝牙槽骨颊侧和近远中垂直骨吸收分别为 1.24 mm、0.84 mm 和 0.80 mm；平均水平骨吸收 3.79 mm；拔牙后牙槽骨吸收主要发生在拔牙后 3 个月内。

2. 即刻种植后牙槽骨的愈合

在 20 世纪 90 年代，即刻种植被认为是保存拔牙创骨量的有效方法。但是，后续的临床和动物实验研究并不支持上述观点。2004 年，一项临床研究报道在 18 名患中度慢性牙周炎患者的 21 个拔牙位点翻开全厚瓣并且微创拔牙后即刻植入粗糙表面的圆柱状种植体，种植体穿龈愈合 4 个月后重新翻瓣测量颊侧和舌侧骨板高度和厚度，结果显示颊侧骨宽度吸收 1.9 mm（占种植体植入时种植体表面到颊侧骨壁距离的 56%），舌侧骨宽度吸收 0.9 mm

（占种植体植入时种植体表面到颚侧骨壁距离的 30%）。上述研究提示拔牙后即刻种植实际上并不能减少拔牙后牙槽骨的生理性改建。随后的动物实验研究结果支持上述结论，在拔牙 3 个月后，即刻种植位点与无种植的拔牙位点颊侧骨壁骨高度丧失类似。

3. 即刻种植后种植体周围的软组织愈合

美学区即刻种植后种植体周围的软组织愈合一直以来是人们关注的焦点问题。软组织愈合包括种植体周围的牙间乳头和唇侧龈缘位置，目前的观点认为前牙种植修复时牙间乳头的高度主要取决于邻牙的牙槽骨高度，而非种植体周围的骨组织高度。因此，能否获得唇侧龈缘位置的稳定性是美学区即刻种植需要面临的问题。系统性综述显示尽管在即刻种植后大部分患者种植体周围软组织水平长期稳定，但仍有 20% ~ 25% 的患者存在龈缘退缩的风险。有研究显示即刻种植即刻修复 1 年后，近中龈乳头、远中龈乳头和唇颊侧龈缘分别退缩 0.49 mm、0.36 mm 和 0.51 mm，这些改变主要发生在术后 3 个月内。一项随访 5 年的前瞻性临床研究支持上述结论，即刻种植 5 年后颊侧和舌侧龈缘分别退缩 0.4 mm 和 0.5 mm。尽管有学者提出前牙是即刻种植的美学高风险区域，提倡采用延期即刻种植，而即刻种植最适合于美学要求不高的前磨牙区域。其他一些学者则持相反观点，认为前牙美学区即刻种植的美学效果优于延期种植，唇侧龈缘退缩并不明显。因此，对于需要进行即刻种植的患者，需要严格掌握适应证以减少美学风险，特别注意是否存在牙龈退缩的风险因素，包括薄的组织生物型、种植体唇颊侧错位以及唇颊侧骨壁缺损等。

（朱兴国）

第二节　即刻种植的适应证与外科技术

一、适应证与病例选择

拟行即刻种植的病例应符合牙种植术的一般体检要求。适应证：①不伴有大量骨丧失的外伤性失牙；②不能进行牙髓治疗的牙体病牙；③无法留存的牙周病牙；④根折需拔除的患牙。禁忌证：①急性炎症期的根尖周病和牙周病牙；②患牙周围软组织蜂窝织炎；③下牙槽神经管、上颌窦和鼻腔底解剖位置限制种植体获得初期稳定性。

选择即刻种植前需要对患者的全身和局部状况进行全面的评估。有学者提出应用美学风险评估（ERA）来指导临床实践。ERA 包括 12 个美学风险因素（表 10-2），根据美学风险程度不同分为低、中、高 3 个级别。由于即刻种植通常应用在上颌前牙美学区，因此，除了常规牙种植术对患者全身状况和局部条件的要求外，即刻种植需要着重注意以下 4 点。

表 10-2　美学风险评估（ERA）

美学风险	低	中	高
全身健康状况	健康，免疫功能正常		免疫功能低下
吸烟习惯	不吸烟	少量吸烟 <10 支/天	大量吸烟 ≥10 支/天
患者美学期望值	低	中	高
唇线	低	中	高
牙龈生物型	低弧型厚龈生物型	中弧型中厚龈生物型	高弧型薄龈生物型

续表

美学风险	低	中	高
牙冠形态	方形	三角形	
位点感染情况	无	慢性	急性
邻牙骨高度与接触点距离	≤5 mm	5.5~6.5 mm	≥7 mm
邻牙修复状况	无修复体	—	有修复体
缺牙间隙宽度	单牙缺失≥7 mm	单牙缺失<7 mm	≥2 颗牙缺失
软组织解剖形态	完整	—	缺损
牙槽嵴解剖形态	无骨缺损	水平骨缺损	垂直骨缺损

1. 患者的治疗期望值

美学成功是前牙区种植成功的关键因素，而美学评估除客观观察指标外，还包括患者的主观满意度。制订治疗计划前必须了解患者的期望。对于期望值过高的患者，需在治疗前客观地告知患者预计治疗效果和可能发生的并发症。

2. 缺牙区的解剖特点

由于上颌前牙区牙槽骨具有唇侧骨板菲薄的解剖特点，该植牙区常出现较明显的唇侧骨缺损。当唇侧骨板厚度 >1 mm，或种植体与唇侧骨板间间隙 >1 mm 时，种植体骨结合过程中发生的唇侧骨吸收明显减少，因而上颌切牙、尖牙区种植体周围骨吸收较前磨牙区明显。若唇侧骨缺损明显，无法在种植体植入的理想三维位置内获得良好的初期稳定性，应于一期植骨后行延期种植手术以获得更好的治疗效果。与单牙缺失相比，多牙缺失的多枚种植体支持式固定修复较难取得满意的软组织美学效果。相邻两枚种植体间距离应 >3 mm 才可恢复种植体间龈乳头高度。唇侧牙龈厚度与种植体边缘骨高度共同决定了种植体唇侧龈缘位置。薄龈生物型不但增加了种植体唇侧龈缘退缩的风险，而且有可能显露种植体颈部的金属色泽。当存在高弧形的薄牙龈组织生物型并伴有唇颊侧骨壁缺损时，不推荐进行即刻种植。

3. 笑线高度

在难以恢复龈乳头高度、缺牙区骨缺陷明显、冠方骨高度不足或牙龈过薄导致种植体颈部金属色泽暴露等情况下，笑线低的患者，其治疗风险小于笑线偏高的患者。

4. 风险因素

制订治疗计划时应充分考虑到影响即刻种植成功的风险因素。系统性疾病、未控制的牙周病、菌斑控制不良、吸烟习惯、患有夜磨牙症等均是可能导致种植治疗失败的风险因素，同时也增加了并发症的发生率，从而导致即刻种植的失败。

即刻种植的病例选择要根据患者的具体情况而做出相应变化，即便是在术前拟定使用即刻种植，如果在术中发现有不利因素也应考虑改变治疗计划，特别是在上颌美学区进行即刻种植，需充分考虑种植后获得的美学效果。根据美学风险因素程度评估，在美学区存在下列情况时不推荐进行即刻种植，因为其美学风险明显增加。这些情况包括：①唇颊侧骨壁明显缺损；②薄牙龈组织生物型伴有唇颊侧骨壁缺损；③高唇线伴有唇颊侧骨壁缺损；④连续多牙位点缺损。

二、术前准备

术前对要拔除的牙以及周围牙槽骨、软组织、咬合情况、邻近组织结构、牙周状况以及患者全身状况作全面的评估，并拍摄牙片、曲面体层片或进行锥形束 CT 扫描，进一步了解术区可用骨高度和宽度、唇侧骨板有无缺损、骨质情况等。设计应采用的种植体型号，制备外科模板，制订完善的治疗计划。术前酌情给予口服抗生素。

三、手术步骤

（一）微创拔牙与拔牙创处理

即刻种植应遵循无创拔牙原则，拔除患牙过程中尤其应注意保护唇颊侧牙槽骨壁的完整性。局部浸润麻醉后，牙周探针检查拟拔除牙的周围牙槽骨。如检查确定有完整的牙槽骨壁，适合的牙槽骨高度，可考虑不翻开黏骨膜瓣，微创拔除患牙；如不能确定，则按尽可能减少创伤、尽量保存牙龈乳头的原则，设计翻瓣范围作切口，并仔细分离黏骨膜瓣，用微创拔牙挺在牙根和固有牙槽窝之间尽量楔入，逐步切断牙周韧带，直到患牙松动，再用根钳微创拔除患牙。如果刃部直接楔入有困难，可用细裂钻钻一个小槽，或使用小增隙器于牙的近远中增隙，特别应避免在唇颊侧骨壁用力。此外，还可在根管内拧入一固定装置，通过专用的器械将牙根牵拉出牙槽骨。即刻种植中种植区域为污染伤口，理论上会增加骨整合失败的风险，因此对拔牙创处理的要求应十分严格。感染牙周膜或病理性组织应从拔牙窝中去除，否则残留物可能最终导致种植体失败。种植窝预备之前，应用刮匙、挖器彻底去除牙槽窝内的软组织、肉芽及其他异物，对有慢性炎症的牙槽窝更应仔细搔刮，操作时应反复用生理盐水冲洗，并使用 3% 过氧化氢及庆大霉素冲洗至拔牙窝骨面发白并见有新鲜血液渗出，同时要避免污染种植器械。若在拔牙后发现根尖周有脓性分泌物，则停止即刻种植，将拔牙窝清创后再行早期种植或延期种植。

（二）备洞与植入种植体

种植体的初期稳定性是决定骨结合能否成功的决定性因素。对于即刻种植来说，种植体植入初期稳定性的获取不应依赖于植骨材料的填充，换而言之，若种植体未能在拔牙窝获得初期稳定性，即刻种植失败的风险将大为增加。与初期稳定性密切相关的因素有种植外科手术、种植体自身特性、种植区骨质和骨量。

备洞时根据拔牙窝的情况及模板指导种植方向，钻头方向紧贴腭侧骨板，根据骨质情况采用逐级备洞或级差备洞方法制备植牙窝，术中保持 4 ℃ 生理盐水冷却。制备过程尽量避免扩大原拔牙窝，但深度应比原拔牙窝增加 3 ~ 5 mm，并且应避免对唇颊侧骨壁产生过度的压力，选择合适长度和直径的种植体植入，植入扭矩应为 30 ~ 50 N·cm，如扭矩 <30 N·cm 则改为延期修复，扭矩 >50 N·cm 则重新攻丝获得合适扭矩后再植入。严格控制种植体在拔牙窝中的三维位置，理想位置是种植体近远中方向与邻牙牙根之间的距离大于 1.5 mm；两枚种植体之间距离大于 3 mm；唇颊侧方向种植体基台应位于两侧邻牙外形高点连线的腭侧至少 1 mm；冠根方向种植体肩台应该位于修复体龈缘根方 3 mm 处；种植体的轴向必须依照种植修复体的位置形成正确的种植体轴向。

采用长度较长、直径较大的种植体有助于增加骨与种植体功能性表面的面积，提高种植体的初期稳定性。较长的种植体由于其约束高度大，应力分布较小而且均匀，故临床上只要条件允许应尽量选用长的种植体以增强其承载能力并增加稳定性。研究表明增加种植体的长度和直径可降低骨与种植体界面的应力和应变，减少颈部应力集中，有利于骨结合界面的长期维持和稳定。在减少应力方面，种植体长度增加不如直径增加的作用明显。然而，上前牙即刻种植时，牙槽窝内径决定了种植体的大小，为了避免拔牙窝唇颊侧骨壁吸收显露种植体颈部的金属光泽，临床上应严格避免在美学区使用过宽颈部的种植体和基台。各种表面粗化改性处理可为种植体提供微观制锁力，同时增大种植体表面积，有利于即刻种植。现临床上各种种植体系统均提供可用于即刻种植的种植体，其表面处理方法则各具特色。

近年来不翻瓣种植已成为一种可供选择的治疗方案。进行不翻瓣即刻种植需要在术前了解种植床的三维影像并在合适的临床条件下进行。这些条件包括厚的牙龈组织生物型、完整的唇颊侧骨壁和患者较低的美学期望值。另外，不翻瓣术只能由有经验的临床医生完成。

（三）关闭创口

临床上根据不同临床条件选择穿龈愈合或者拉拢缝合。即刻种植同期行引导骨再生术时要求松弛龈瓣后严密缝合创口，或者同期行软组织移植封闭创口，减少移植物感染的风险。

（四）术后护理

术后使用抗生素 3~5 天，复方氯己定含漱液含漱至少 1 周，要求患者禁烟，保持良好的口腔卫生，7~10 天拆线。

（五）骨缺损处理

即刻种植中常遇到种植体和骨壁之间存在空隙以及骨壁缺损的情况。当存在骨缺损时，需要评估是否进行即刻种植或者即刻种植时是否进行骨增量手术。有研究显示种植体植入拔牙窝后，当种植体周围的骨缺损宽度小于 2 mm 时，缺损间隙可以发生自发骨再生，新生骨与原来暴露的种植体表面存在骨结合。当骨缺损宽度大于 2 mm 时，缺损间隙发生完全自发骨再生愈合的比例显著降低。因此，在种植体周围骨缺损宽度大于 2 mm 时，需要采用屏障膜和（或）骨移植材料进行骨增量。有学者把拔牙后即刻种植时种植体周围骨缺损分为五类。0——无间隙；Ⅰ：Ⅰa——环性骨缺损 ≤2 mm，Ⅰb——环性骨缺损 ≥2 mm；Ⅱ：Ⅱa——3 壁骨（近中或远中骨壁缺损），Ⅱb——3 壁骨（颊侧或舌侧骨壁缺损）；Ⅲ——2 壁骨；Ⅳ——0 或 1 壁骨。该学者推荐在骨缺损为 Ⅰb、Ⅲ 和 Ⅳ 时进行骨移植。自体骨、异体骨或其他骨替代材料可用作骨缺损处理。即刻种植中自体骨来源主要为术区局部颌骨，其中包括钻预备牙槽窝时留取黏附于钻头上的骨质，以及使用骨凿及空心取骨钻获取植牙区邻近骨质。自体骨诱导成骨能力极强，填充于骨缺损处后不需另行加盖生物膜。值得注意的是，由于即刻种植并不能防止拔牙后牙槽骨吸收，在美学区即刻种植时同期使用低吸收速率的骨充填材料（例如脱蛋白牛骨基质）进行骨增量能明显减少颊侧骨壁的水平骨吸收，支持或改善即刻种植后软组织轮廓。当使用异种骨并加盖生物膜时，必须注意生物膜上部减张缝合，若伤口裂开导致植骨材料暴露则容易引起感染进而妨碍骨结合形成。

1. 种植体周围骨缺损不做任何处理直接拉拢缝合

在处理即刻种植体周骨缺损间隙时，不放膜，也不放入任何骨移植材料。临床研究认为种植体即刻植入拔牙窝，假如间隙在 2 mm 以内，其骨再生与种植体与骨紧密接触的骨再生相同，因此不必用膜及骨移植材料。

2. 引导骨再生术（GBR）

引导骨再生术是采用将膜材料放置于骨缺损处，使缺损区与周围组织隔离的方法，创造一个相对封闭的组织环境，一方面阻止有碍骨形成、再生能力及迁移速度较快的牙龈结缔组织细胞和上皮细胞进入骨缺损区，从而使具有潜在再生能力、迁移速度较慢的骨细胞优先进入骨缺损区生长；另一方面，膜可以保护血凝块，减缓覆盖组织的压力，在膜下和种植体表面形成一个适当的空间，保护骨组织形成。

3. 膜与骨替代材料联合应用处理种植体周围骨间隙

这是目前临床应用较多的处理方法。在使用膜与骨移植材料方面，使用膜的作用及意义更大一些，骨移植材料只起到一定的支架作用。新骨形成与骨移植材料有关，自体骨与膜联合应用，能达到良好的临床效果，异种骨替代材料由于其三维结构和可吸收性也是较好的骨支架材料。近年来生物膜在临床中应用较多，然而，生物膜引导骨再生其骨诱导发生在早期，并且易被蛋白酶水解而很快在体内被吸收，因此要依赖于载体材料作为缓释系统和细胞生长支架。有研究表明在唇颊侧骨壁完整时，无论是否使用膜与骨移植材料，即刻种植6个月后牙槽嵴垂直骨吸收和水平骨吸收并无差异；但当存在唇颊侧骨壁缺损时，膜的应用能更有效减少水平骨的吸收。膜与骨移植材料的应用可以减少牙槽骨的水平骨吸收，但不能防止唇颊侧骨壁的垂直骨吸收。

种植体周围开裂型骨缺损的治疗过程如下：

（1）术前评估，临床与影像学检查初步判断是否需要行GBR。

（2）切口，切口避开缺损区，垂直松弛切口设计应使黏骨膜瓣基底部较宽以保证瓣的血供。

（3）翻瓣，全层翻起黏骨膜瓣，钝性分离、松解软组织瓣，一般至少超出缺损区边缘2~3 mm，保证无张力缝合。

（4）清创，清除术区肉芽组织，确定缺损区范围。

（5）植入种植体，按标准程序制备植牙窝，植入种植体后常见种植体颊侧呈现开裂型骨缺损。

（6）皮质骨钻孔，以球钻在缺损区附近钻透骨皮质，引起出血及促进成骨前体细胞进入缺损区。

（7）放置屏障膜，根据缺损区大小修剪胶原膜，保证胶原膜在各个方向均超出缺损区边缘2~3 mm，放置屏障膜后如不稳定，需以微型钛钉等辅助固定。

（8）植入植骨材料，将移植材料如脱蛋白无机牛骨与消毒生理盐水或血液混合后植于缺损区，以支持屏障膜，维持成骨空间。

（9）关闭创口，严密无张力缝合，必要时行滑行瓣或转瓣技术。

（10）术后护理，口服广谱抗生素7~10天，漱口水含漱至少1周，饮食指导，避免压迫、碰撞手术部位，7~10天拆线。

（朱兴国）

第三节　即刻种植与即刻修复

随着种植体表面处理方法的改良以及种植外科与修复技术的进步，近年来即刻种植后即刻修复或即刻负载在临床上取得了成功的应用。系统性综述显示在 2 年的观察期内，即刻种植即刻负载与常规负载的种植体存留率分别为 98.2% 和 98.5%，两组无显著差异。需要指出的是，在大部分报道即刻种植即刻负载的研究中，修复体并没有正中咬合接触和侧方咬合接触，种植体的微动明显减少。即刻种植同期即刻修复中种植体植入的位置、数量以及修复体制作有各种不同的方法。主要的种植系统均提供即刻修复用的配件，临床医生可根据其经验选择不同的方式进行修复。在选择修复方式时，需要综合考虑影响种植体稳定性的外科相关因素（如种植体初期稳定性及无创外科技术）、宿主相关因素（如骨质与骨量、合适的骨愈合环境、患者口腔卫生和依从性）、种植体相关因素（如种植体宏观和微观结构的影响）以及咬合相关因素（如咬合力的控制及修复体设计）。

一、单牙即刻种植后即刻修复

单牙即刻种植后即刻修复多见于上前牙美学区，上颌前牙区的即刻种植与即刻修复应争取使用临时基台连接的种植体支持的固定-可卸式即刻修复体。即刻修复体可引导牙龈组织以类似天然牙颈部的形态生长，充分保存牙龈乳头的丰满度，有助于取得最终修复体的美学效果。在外伤根折后牙齿无法保留且牙冠完整的情况下，可利用该天然牙冠与临时基台（或种植体携带器）制作即刻修复体。在牙冠不完整的即刻种植即刻修复病例中，可使用成品树脂牙冠或贴面进行重衬制作即刻修复体。此过程可在口内完成，操作时要注意保护伤口；也可取模后在模型上制作，口外制作期间种植体应先接入愈合基台维持袖口形状。

（一）口内法

种植体就位后，连接临时基台（或种植体携带器）于种植体上。如拔除的天然牙冠完整，将其修整至釉牙骨质界处，舌侧开孔，口内调整咬合至正常位置。光固化树脂口内连接天然牙冠与临时基台（或种植体携带器）。树脂硬化后整体卸下牙冠及临时基台（或种植体携带器），在口外进行最后塑形及抛光，完成天然牙冠的螺丝固定-可拆卸式即刻修复体。如天然牙冠不完整，则用成品树脂牙冠或牙贴面重衬后制作临时修复体。

（二）口外法

种植体就位后，接入转移体，基台水平取印模，接入临时基台，灌注石膏模型送技工中心完成螺丝固位的热凝树脂临时冠制作。第二天完成患者口内戴入。口外制作期间种植体接入愈合基台。所有即刻修复的临时冠戴牙后均调至正中颌、前伸颌及侧方颌无咬合接触。并特别强调不可用临时修复体咀嚼硬物。

二、多牙即刻种植后即刻修复

多牙即刻种植后即刻修复常见于牙周病患者，患者口腔中余留多颗愈合较差或愈合极差的患牙。多牙拔牙后进行即刻种植同期即刻修复，患者无需经历无"牙"期，从心理学角度考虑，患者易于接受该种治疗方案。

（一）口内法

以下颌为例，术前取模、确定颌位关系，制作下颌全口义齿，戴牙后以硅橡胶记录咬合关系备用。预成树脂膜片热压成型法制作种植手术模板。拔牙同期即刻种植后，在稳定性良好的种植体接入临时基台并根据最终种植体位置磨除全口义齿对应位置的基托和（或）塑料牙，使义齿能在口内自由摘戴。严密缝合关闭手术创口。调改临时修复基台，蜡封临时基台螺丝孔。调和不产热的自凝塑料至面团期，填塞入临时基台与义齿之间空隙（重衬）。注意勿封闭螺丝孔通道，同时以术前咬合记录硅橡胶确定义齿位置。待自凝塑料硬化后旋下临时基台螺丝，调改义齿边缘，打磨抛光。完成后口内就位，螺丝固定义齿，调𬌗，封闭螺丝孔。要求患者术后 1 个月内进软食，3 个月后制作最终修复体。

（二）口外法

术前制作下颌传统全口义齿，预成树脂膜片热压成型法制作种植手术模板。植入过程同口内法。接入复合基台，硅橡胶基台水平印模，灌制超硬石膏模型。确定颌位关系，上𬌗架。接入临时基台，修整原义齿后在模型上试戴，磨除临时基台高于𬌗平面部分。蜡封临时基台螺丝孔后在𬌗架上以自凝塑料重衬义齿，后续操作同口内法。此方法步骤稍多于口内法，但可避免内重衬操作的不适感，当日可完成修复体戴入。缺点是当患者局部麻醉尚未失效时确定颌位关系有一定难度，可能导致即刻修复体咬合关系的偏差。

除了上述的修复方法，近年来"All-on-four"的即刻修复概念，即在下颌颏孔前区植入 4 枚种植体，其中外侧 2 枚向后 45° 倾斜，贴着颏孔近中部分，在上颌则是贴着上颌窦前壁，使用角度基台后即刻以丙烯酸树脂临时固定义齿修复。在上下颌后牙区骨量不足时，应用该方法可避免植骨，倾斜可允许植入更长的种植体以获得更好固位。应用计算机辅助技术，在术前根据三维 CT 重建图像及专业软件（如 Nobel Guide 和 Simplant）设定种植体的数量、位置及方向，制作手术模板引导种植体植入，并可预先做好修复体，在种植体植入后即刻戴入，实现了即刻修复精确、快速以及微创的目的。

即刻种植后即刻修复可获得与传统种植相似的成功率，严格掌握适应证以及术前制订周全的治疗计划是成功的前提条件。即刻修复与即刻负载最大限度地缩短患者种植治疗时间，可避免患者经历无牙期，充分满足患者对功能、美观的要求，同时对其心理健康产生正面影响，可提高患者的生活质量。

三、进展与趋势

随着口腔种植学的发展，即刻种植技术与理念也在不断更新。即刻种植的适应证在不断扩大，根尖周病变以及牙周炎患牙在拔牙后彻底清创也可成功进行即刻种植。在合理选择病例下，即刻种植的远期疗效与延期种植无差异。然而，目前对于美学区实施即刻种植后软组织的长期稳定性仍然缺乏共识。有学者认为美学区即刻种植后软组织退缩风险较高，推荐采用早期种植。近年来也有研究显示通过计算机导航不翻瓣即刻种植、应用 GBR 进行骨增量、结缔组织移植、采用即刻修复支撑软组织或一次安放永久基台等措施能获得美学区即刻种植的长期美学效果。因此，通过实验和临床研究进一步揭示各项干预措施与牙槽窝骨改建以及软组织水平的关系，将有助于获得即刻种植可预期的临床疗效，从而保障即刻种植的成功和获得理想的修复效果。

（张　睿）

参考文献

［1］ 中华口腔医学会．临床诊疗指南·口腔医学分册［M］．北京：人民卫生出版社，2016．

［2］ 姚江武，麻健丰．口腔修复学［M］．北京：人民军医出版社，2015．

［3］ 凌均桑．口腔内科学高级教程［M］．北京：人民军医出版社，2015．

［4］ 白丁，赵志河．口腔正畸策略、控制与技巧［M］．北京：人民卫生出版社，2015．

［5］ 冯希平．中国龋病防治指南［M］．北京：人民卫生出版社，2016．

［6］ 宿玉成．口腔种植学［M］．2版．北京：人民卫生出版社，2016．

［7］ 樊明文．2015口腔医学新进展［M］．北京：人民卫生出版社，2015．

［8］ 马莉，原双斌．口腔解剖生理学［M］．3版．北京：人民军医出版社，2015．

［9］ 文玲英，吴礼安．实用儿童口腔医学［M］．北京：人民军医出版社，2016．

［10］ 李巧影，陈晶，刘攀．口腔科疾病临床诊疗技术［M］．北京：中国医药科技出版社，2017．

［11］ 王立霞．牙周炎采用综合临床治疗的疗效观察［J］．临床合理用药杂志，2015，8（6）：116．

［12］ 赵佛容．口腔护理学［M］．3版．上海：复旦大学出版社，2017．

［13］ 罗汉萍．眼耳鼻喉口腔科护理学［M］．北京：科学出版社，2017．

［14］ 高玉琴．口腔护理临床操作流程［M］．沈阳：辽宁科学技术出版社，2018．

［15］ 赵吉宏．现代牙槽外科新技术［M］．北京：人民卫生出版社，2015．

［16］ 刘洋．口腔内科学：医师进阶［M］．北京：中国协和医科大学出版社，2018．

［17］ 梁景平．临床根管治疗学［M］．2版．北京：世界图书出版公司，2018．

［18］ 张志勇．口腔颌面种植修复学［M］．北京：世界图书出版公司，2018．

［19］ 彭彬．牙髓病学［M］．2版．北京：人民卫生出版社，2015．

［20］ 周海静．口腔健康教育与促进［M］．北京：科学出版社，2015．